住院医师规范化培训系列丛书

儿科临床指导手册

丛书主编◎王　刚　王献民

本书主编◎王献民　皮光环　雷勋明

副主编
（排名不分先后）

蔡　艳　周　萍　熊　复　罗泽民

张　勇　胡语航　王　红　季雪红

编　者
（排名不分先后）

邹志慧　庞　英　谢　娜　谢双宇

刘蓓蓓　李　薇　张　衡　江南静

徐　静　熊霞霞　冉域辰　谢丹凤

杨玲蓉　朱书瑶　欧明才　徐雪梅

聂　晶　黄　宇　叶玉娇　刘　韦

U0251401

图书在版编目（CIP）数据

儿科临床指导手册 / 王献民，皮光环，雷勋明主编
. — 成都：四川大学出版社，2023.1
（住院医师规范化培训系列丛书 / 王刚，王献民主编）
ISBN 978-7-5690-5944-1

Ⅰ．①儿… Ⅱ．①王… ②皮… ③雷… Ⅲ．①小儿疾病—临床医学—手册 Ⅳ．① R72-62

中国国家版本馆 CIP 数据核字（2023）第 021472 号

书　　名：儿科临床指导手册
　　　　　Erke Linchuang Zhidao Shouce
主　　编：王献民　皮光环　雷勋明
丛 书 名：住院医师规范化培训系列丛书
丛书主编：王　刚　王献民

丛书策划：周　艳
选题策划：周　艳
责任编辑：张　澄
责任校对：倪德君
装帧设计：胜翔设计
责任印制：王　炜

出版发行：四川大学出版社有限责任公司
　　　　　地址：成都市一环路南一段 24 号（610065）
　　　　　电话：（028）85408311（发行部）、85400276（总编室）
　　　　　电子邮箱：scupress@vip.163.com
　　　　　网址：https://press.scu.edu.cn
印前制作：四川胜翔数码印务设计有限公司
印刷装订：成都新恒川印务有限公司

成品尺寸：130 mm×185 mm
印　　张：*12.25
插　　页：4
字　　数：302 千字

版　　次：2023 年 3 月 第 1 版
印　　次：2023 年 3 月 第 1 次印刷
定　　价：84.00 元

扫码获取数字资源

四川大学出版社
微信公众号

丛书主编

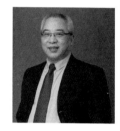

王刚，男，医学博士，主任医师。

现任四川省妇幼保健院党委副书记、院长，妇产科带头人，一级专家。成都医学院硕士研究生导师。四川省卫生健康委学术技术带头人。

2000年毕业于华西医科大学（现四川大学华西医学中心），同年进入中山大学临床医学博士后流动站，2002年11月至2020年1月就职于佛山市第一人民医院，2020年1月调任四川省妇幼保健院。

从事妇产科临床、科研、教学工作20余年。擅长妇科肿瘤诊治和腔镜技术应用，在业界享有较高知名度和学术影响力。发表论文60余篇，主编和参编专著10余部，曾获各级科技进步奖多项。

兼任中国及亚太地区微创妇科肿瘤协会（CA－AMIGO）副主席、中国医师协会微无创医师及妇产科医师分会常务委员、中国优生科学协会肿瘤生殖学分会副主任委员、四川省医学会妇产科专委会副主任委员，《中国计划生育和妇产科》常务副主编，《中国实用妇科与产科杂志》《中国微创外科杂志》常务编委及多家杂志编委。

丛书主编/本书主编

王献民，男，汉族，中共党员。儿科学博士，教授，主任医师。

2007年毕业于四川大学华西临床医学院。现任四川省妇幼保健院、四川省妇女儿童医院副院长。重庆医科大学兼职硕士研究生导师，成都医学院硕士研究生导师。第四届四川省卫计委突出贡献中青年专家，四川省临床重点专科（儿科学）带头人，四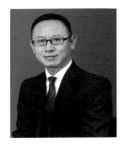川省医疗事故鉴定专家，成都市妇幼健康区域指导中心儿科首席专家。先后在香港中文大学威尔斯亲王医院、以色列瑞本医院、英国奥尔赫儿童医院研修。

【临床科研】

从事儿科临床、科研、教学工作近30年，擅长儿童心血管疾病诊治，尤其对儿童先天性心脏病介入诊治具有丰富经验。主持四川省科技厅、卫健委等10余项科研项目。在国内外专业期刊发表论文60余篇；参编《儿童常见先天性心脏病介入治疗专家共识》《胎儿先天性心脏病诊断及围产期管理专家共识》《小儿心力衰竭诊断与治疗建议》。主编、副主编专著5部，发明专利2项。曾获四川省医学科技进步奖及成都市医学科技进步奖各1项。

【社会兼职（现任/曾任）】

中华医学会儿科分会临床药理学组委员，中华医学会心电生理和起搏分会小儿心律学工作委员会委员，中国医师协会儿科分会心血管疾病专委会委员，妇幼健康研究会全国理事会常务理事，中国中西医结合学会儿科心血管专委会委员，中国医药教育协会临床用药评价专业委员会委员及儿科临床用药评价委员会常委，中国优生优育协会心血管结构与代谢委员会常委，中国妇幼健康研究会儿科能力建设专委会常委。四川妇幼保健协会儿科分会主任委员、四川省医师协会儿童重症医师分会副会长，四川省医学会儿科学会委员，四川省医学会儿童心血管专委会委员等。

本书主编

皮光环，四川岳池人，男，儿科学硕士研究生导师，主任医师。

现任四川省妇幼保健院儿童健康中心主任，儿科住院医师规范化培训基地主任，四川省卫计委第十二批学术技术带头人。四川省医师协会儿科分会副会长、四川省医学会儿科专委会副主任委员、中国妇幼保健协会儿童临床规范与指南专业学组委员、中国西部儿童呼吸联盟常委、四川省妇幼保健协会儿科专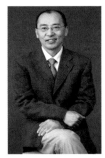委会常务委员、四川省医学会儿科分会风湿免疫学组副组长、四川省医学会儿科分会呼吸学组委员、四川省儿科质量控制中心专家组成员。

从事儿科临床、科研、教学工作30余年，擅长儿童临床免疫、呼吸、血液肿瘤等疾病的诊治，先后承担和完成省厅级科研课题5项，参与国家青年自然科学基金课题1项，在国家级、省级等刊物发表论文50余篇，其中SCI 2篇，主持的"川崎病发展及静注免疫球蛋白治疗的免疫学机制"获四川省政府科技进步三等奖1项。获得四川省首届"新时代健康卫士"称号，先后2次获得成都医学院"优秀教师"称号。

本书主编

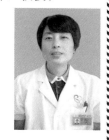

雷勋明，男，硕士研究生，主任医师，教授。

现任四川省妇幼保健院儿科住院医师规范化培训基地教学主任，四川省妇幼保健院儿童呼吸血液科主任。三级专家，成都医学院硕士研究生导师。

从事儿科临床、科研、教学工作近30年，擅长儿童呼吸疾病诊治，尤其对儿童电子支气管镜诊治具有丰富经验。主持省卫健委等科研项目5项，发表专业核心期刊论文20余篇。获得成都医学院"优秀教师""优秀教学管理者"等称号。

中国医师协会儿童重症呼吸及机械通气专委会第一届及第二届委员，中国医学救援协会儿科分会灾害预防委员会第二届委员，四川省儿科学会呼吸专业肺功能协作组委员，四川省卫健委重点学科评审委员会专家组成员，四川省妇幼机构评审专家组成员，四川省0-3岁婴幼儿托育标准化建设与培训指导中心第一届专家，《湖北医药学院学报》编委。

目　　录

第一章 儿童保健

第一节 儿童体格测量技术

一、概述

在儿童保健工作中，常选用儿童体重、身长（身高）、顶臀长/坐高、头围、胸围等生长指标进行测量，对比分析，可评价儿童的体格生长状况。定期对儿童生长情况进行监测和评价，有助于早期发现异常和疾病，及时进行干预和指导，促进儿童健康成长。

二、测量时注意事项

1. 测量前调整测量室环境温度（温度 25～28℃），冬季避免儿童受凉；测量前进行沟通，告知家属测量前需配合完成的准备工作。

2. 接触儿童前后需要进行手卫生，预防交叉感染。

3. 为保证测量准确，宜重复测量 2～3 次，取平均值。

三、体重测量

1. 测量仪器：称的选择与儿童年龄有关，儿童宜采用立

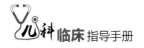

式杠杆秤或立式电子秤，婴幼儿宜采用卧位式电子秤。

2. 测量前准备：测量体重前儿童应排空大小便，婴幼儿去掉尿布，裸体或仅穿内衣，或设法减去衣服重量。

3. 测量方法：测量前校正秤的零点，测量时儿童不能接触其他物体。使用立式杠杆秤进行测量时，放置的砝码应接近儿童体重，并迅速调整游锤，使杠杆呈正中水平状态，将砝码所示重量及游锤所示读数相加即得测量体重（图1-1-1）。使用立式电子秤称重时，待数据稳定后读数，体重记录以千克（kg）为单位，儿童精确至小数点后1位，婴幼儿精确至小数点后2位。

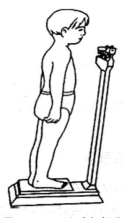

图1-1-1　立式杠杆称

四、身长（身高）测量

（一）2岁及2岁以下儿童身长测量

1. 测量仪器：卧位身长测量仪（图1-1-2）。

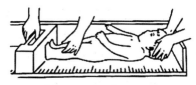

图 1-1-2　身长测量

2. 测量方法：婴幼儿脱去帽、鞋、袜，穿单衣仰卧于卧位身长测量仪底板中线。需两位测量者，助手将婴幼儿头扶正，使其面向上，头顶接触头板。主测量者位于婴幼儿右侧，左手握住婴幼儿两膝，使两下肢伸直，右手推动量板足端接触两足跟。如果刻度在卧位身长测量仪两侧，则应在卧位身长测量仪两侧的读数一致后再读刻度，误差不超过 0.1cm。

（二）2 岁以上儿童身高测量

1. 测量工具：立位身高计（图 1-1-3）。

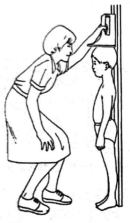

图 1-1-3　身高测量

2. 测量方法：取立正姿势，两眼直视正前方，胸部稍微挺起，腹部稍微收缩，两臂自然下垂，手指并拢，脚后跟靠拢。脚尖分开约 60°。脚跟、臀部和两肩胛间三个点同时靠着立柱，头部保持正中位置，使测量板与头顶点接触，读测量板垂直交于立柱上的刻度数字，视线应与立柱上刻度数字平行。

儿童身长（身高）记录以"cm"为单位，精确至小数点后 1 位。

五、顶臀长（坐高）测量

1. 顶臀长测量：采用卧位身长测量仪。婴幼儿脱帽、鞋、袜，仰卧于身长测量仪底板中线。需两位测量者，助手将婴幼儿头扶正，使其头顶接触头板。主测量者位于婴幼儿右侧，右手握住其小腿，骶骨紧贴底板，膝关节弯曲，小腿与大腿成直角，大腿与底板垂直。移动量板贴紧婴幼儿臀部，身长测量仪两侧的读数一致时读刻度，记录以"cm"为单位，精确至小数点后 1 位（图 1-1-4）。

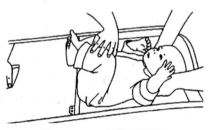

图 1-1-4　顶臀长测量

2. 坐高测量：采用坐高计（坐板、测量板，立柱刻度零点与坐板同一平面）或固定于墙壁上的立尺或软尺（高度合适的板凳，立尺或软尺零点与板凳同一平面）。儿童坐于坐高计的坐板上，先身体前倾，骶部紧贴立柱或墙壁，然后端坐挺身，使躯干与大腿、大腿与小腿分别成直角，两脚向前平放在地面，下移测量板与头顶点接触，记录以"cm"为单位，精确至小数点后1位（图1-1-5）。

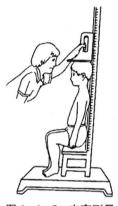

图1-1-5　坐高测量

六、头围测量

1. 测量工具：采用无伸缩性软尺测量，测量时软尺应紧贴皮肤，左右对称。

2. 测量方法：儿童取立位、坐位或仰卧位，测量者位于儿童右侧或前方，用左手拇指将软尺零点固定于头部右侧眉弓上缘处，经枕骨粗隆及左侧眉弓上缘回至零点，使软尺紧贴头皮（图1-1-6），女童应松开发辫。儿童头围记录以"cm"为单位，精确至小数点后1位。

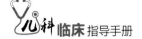

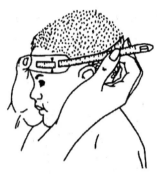

图1-1-6　头围测量

七、胸围测量

1. 测量工具：采用无伸缩性软尺测量，儿童宜取立位或卧位，测量时儿童两手自然平放或下垂，两眼平视。

2. 测量方法：测量者立于儿童前方或右侧，用左手拇指将软尺零点固定于乳头下缘（乳房发育的女童以右胸骨中线与第四肋交叉处为固定点），右手将软尺经右侧绕过背部，以两肩胛下角下缘为准，经左侧面回至零点，取平静呼吸气时的中间读数。儿童胸围记录以"cm"为单位，精确至小数点后1位。

八、体格评价

（一）参考人群值

世界卫生组织（WHO）推荐2006年WHO儿童生长发育标准，中国确定2005年中国儿童生长参考标准为中国儿童参考人群值。

（二）评价方法

1. 标准差法：以中位数（M）为基准值加减标准差（SD）来评价体格生长，可采用五等级划分法和三等级划分法（表1-1-1）。

表1-1-1　五等级划分法和三等级划分法

等级	$<M-2SD$	$M-2SD\sim M-SD$	$M\pm SD$	$M+SD\sim M+2SD$	$>M+2SD$
五等级	下	中下	中	中上	上
三等级	下	中			上

2. 百分位数法：参考人群的第50百分位数（P50）为基准值，第3百分位数（P3）相当于标准差法的中位数减2个标准差，第97百分位数（P97）相当于标准差法的中位数加2个标准差。

3. 曲线图法：以儿童的年龄或身长（身高）为横坐标，以生长指标为纵坐标，绘制出曲线图，从而直观、快速地了解儿童的生长情况。

（三）评价内容

1. 生长水平：指个体儿童在同年龄同性别人群中所处的位置，为该儿童生长的现况水平（表1-1-2）。

表1-1-2　生长水平

指标	测量值		评价
	百分位数法	标准差法	
体重/年龄	$<$P3	$<M-2SD$	低体重
身长（身高）/年龄	$<$P3	$<M-2SD$	生长迟缓

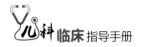

续表

指标	测量值		评价
	百分位数法	标准差法	
体重/身长（身高）	$<P3$	$<M-2SD$	消瘦
	P85～P97	$M+SD～M+2SD$	超重
	$>P97$	$\geqslant M+2SD$	肥胖
头围/年龄	$<P3$	$<M-2SD$	过小
	$>P97$	$>M+2SD$	过大

2. 生长速度：是对某一项体格生长指标定期连续测量（纵向观察）所获得的该项指标在某一年龄段的增长值（两次测量数据差值），将其与参考人群增长参数，得出正常、不增、下降、不足或加速的结果（表1-1-3）。

表1-1-3 生长速度

评价	结果
正常	两次测量数据差值＝参考人群增长参数
不增	两次测量数据差值＝零
下降	两次测量数据差值＝负数
不足	两次测量数据差值＜参考人群增长参数
加速	两次测量数据差值＞参考人群增长参数

3. 匀称度：是对发育指标间关系的评价，包括体型匀称度、身材匀称度。

（1）体型匀称度：用身长（身高）的体重（W/L）表示。它可说明一定身高相应的体重增长范围。将实际测量值与参考

人群值比较，用等级表示结果。也可以用体质指数（BMI）
［BMI＝体重（kg）/身高^2（m^2）］表示。

（2）身材匀称度：用顶臀长（坐高）与身长（身高）的比
值（简称坐高/身高）表示，反映下肢发育情况。比值正常，
称为身材匀称，反之则为不匀称。

不同年龄坐高/身高的比值见表1-1-4。

表1-1-4　不同年龄坐高/身高的比值

指标	出生		3月龄		6月龄		12月龄	
	男	女	男	女	男	女	男	女
坐高（cm）	33.5	33.2	41.7	40.7	44.8	43.9	48.8	47.8
身高（cm）	50.4	49.7	63.3	62.0	69.8	68.1	78.3	76.8
坐高/身高（%）	66.5	66.8	65.9	65.6	64.2	64.5	62.3	62.2

指标	2岁		4岁		6岁	
	男	女	男	女	男	女
坐高（cm）	54.7	54.0	60.7	59.9	66.6	65.8
身高（cm）	91.2	88.9	106.0	104.9	120.0	118.9
坐高/身高（%）	60.0	60.7	57.3	57.1	55.5	55.3

注：资料源于2005年中国9市七岁以下儿童体格发育调查。

【参考文献】

［1］毛萌，江帆. 儿童保健学［M］. 4版. 北京：人民卫生出版社，2020.

［2］黎海芪. 实用儿童保健学［M］. 2版. 北京：人民卫生出版社，2022.

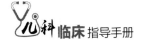

第二节　蛋白质－能量营养不良

一、概述

蛋白质－能量营养不良（protein－energy malnutrition，PEM），又称营养不良，是多种原因引起的蛋白质和（或）热量长期摄入不足，不能维持正常的新陈代谢而导致自身组织消耗的营养缺乏症，多见于3岁以下婴幼儿。

二、诊断要点

1. 详细询问患儿的饮食史，了解其蛋白质和热量摄入量是否足够，有条件时应正确进行营养计算，并与推荐营养摄入量（recommended nutrient intake，RNI）相比较。同时也应询问是否存在其他疾病，特别是急慢性感染如腹泻、肺炎等，并进行全面体格检查。

2. 临床表现。

（1）体重不增是营养不良的早期表现。随营养不良的加重，体重逐渐下降，生长减慢，身高逐渐低于正常值，消瘦。

（2）皮下脂肪层厚度是判断营养不良程度的重要指标。皮下脂肪层消耗的顺序依次为腹部、躯干、臀部、四肢，最后是面颊。严重者皮下脂肪消失，肌张力减低，肌肉松弛。

（3）早期食欲尚正常，病情加重后则食欲差，精神萎靡，反应迟钝，腹泻、便秘交替发生，甚至发生迁延性腹泻，可伴脱水和电解质紊乱。

（4）重度营养不良者可有重要脏器功能损害，如心脏功能下降，可出现心音低钝、心率慢、心电图 T 波倒置低平，甚至发生心力衰竭等。

（5）严重营养不良可损害脑发育，影响认知、运动、语言、社会交往、思维等能力的发展。如能及早干预，补充蛋白质和能量，则大多可改善。严重者可留下精神发育迟缓等后遗症。

（6）常见并发症有营养性贫血，以小细胞低色素性贫血常见；也可有多种维生素缺乏，以维生素 A 缺乏常见；还有免疫力低下，易并发各种感染，可并发自发性低血糖。

3. 体格测量指标：营养不良以体重/年龄、身长（身高）/年龄和体重/身长（身高）为评估指标，采用标准差法进行评估和分类，5 岁以下推荐采用 2006 年 WHO 儿童生长发育标准，5 岁及以上可采用 2005 年中国 9 市七岁以下儿童体格发育调查。儿童体格测量值低于 $M-2SD$，表示低体重、生长迟缓和消瘦（表 1-2-1）。

表 1-2-1　营养不良评估及分类

指标	测量值（标准差法）	评价
体重/年龄	$M-3SD \sim M-2SD$	中度低体重
	$<M-3SD$	重度低体重
身长（身高）/年龄	$M-3SD \sim M-2SD$	中度生长迟缓
	$<M-3SD$	重度生长迟缓
体重/身长（身高）	$M-3SD \sim M-2SD$	中度消瘦
	$<M-3SD$	重度消瘦

4. 实验室检查。

（1）血浆白蛋白：正常水平为 35g/L，营养不良时可降低，低于 25g/L 可诊断为蛋白质营养不良。营养不良时，胰岛素样生长因子（insulin－like growth factor 1，IGF－1）、甲状腺素、转铁蛋白等可不同程度降低。

（2）血清前白蛋白：正常水平为 150～296mg/L，轻度营养不良为 100～150mg/L，中度营养不良为 50～100mg/L，重度营养不良为 50mg/L 以下。

（3）相关并发症：根据情况进行三大常规、肝肾功、电解质、微量营养素等相关检查。

三、鉴别诊断

婴幼儿营养不良的诊断，需要排除器质性原发性疾病，如消化道畸形、口腔畸形、肿瘤；各种慢性消耗性疾病，如囊性纤维化、慢性肾功能衰竭、慢性肝病、儿童恶性肿瘤、先天性心脏病和神经肌肉疾病等。对重度营养不良尤其重度生长迟缓或伴有发育迟缓患儿，应排除内分泌疾病、遗传代谢性疾病等。

四、治疗措施

1. 深入了解患儿喂养史、生长发育史和疾病史，进行膳食调查，评价儿童 3d 的食物摄入量、儿童进食习惯与行为，同时进行相关营养素的实验室检查。分析营养不良的原因，指导家长合理喂养及纠正不良饮食习惯，解决蛋白质和（或）热量摄入量不足或有关营养素不足等问题。

2. 积极治疗原发病：如治疗腹泻和消耗性疾病，纠正消化道畸形等。

3. 控制感染与其他并发症：重度营养不良如合并感染，应适当采用抗生素控制感染性疾病，常见的是胃肠道、呼吸道和皮肤感染。严重贫血者可输血。及时纠正严重营养不良时的水、电解质紊乱，注意治疗中纠正低血钾和低血钙。

4. 高蛋白质、高热量的饮食与喂养指导：强调个体化原则，按病情轻重、消化功能好坏，循序渐进地增加热量和蛋白质摄入量。

5. 能量计算：WHO 建议 3 岁以下营养不良儿童的能量〔蛋白质和（或）热量〕补充分三步进行。

（1）第一步：测量目前体重，先计算目前的食物能量，与目前体重的能量需要比较。

（2）第二步：逐渐增加能量使体重达实际身高体重的 P50 或均值。另外，因营养不良常伴有感染，患儿能量需求一般较正常儿童增加 8kcal/kg。

（3）第三步：按照实际年龄的体重的 P50 或均值计算能量需求量。

蛋白质从 1～2g/（kg·d）逐渐增加到 3.0～4.5g/（kg·d）。

6. 根据患儿情况适当补充维生素和微量元素。

7. 必要时在补充足量热量和蛋白质的基础上，使用苯丙酸诺龙等蛋白质合成促进剂，每次肌内注射 0.5～1.0mg/kg，每周 1～2 次，连续 2～3 周。

五、疾病注意事项

1. 门诊随访：对营养不良患儿应建立专案管理，定期进行营养监测、生长发育评估和指导，直至恢复正常生长。0～6月龄应每月随访一次，7～12月龄每1～2个月随访一次，1岁以上应每2～3个月随访一次。另外，根据患儿的具体情况可以适当增加随访频次。

2. 结案：一般情况好，体重/年龄、身长（身高）/年龄或体重/身长（身高）≥$M-2SD$ 即可结案，按照正常儿童程序定期进行生长发育监测与随访管理。

第三节　儿童肥胖

一、概述

肥胖是指由多因素引起的能量摄入超过消耗，导致体内脂肪积聚过多、体重超过参考值范围的营养障碍性疾病。

二、诊断要点

1. 肥胖的临床诊断：不同年龄段的诊断标准有所差异。

（1）<2 岁婴幼儿使用"身长的体重"来诊断，根据 2006 年 WHO 儿童生长发育标准，参照同年龄、同性别和同身长的正常人群相应体重的平均值（参照人群体重平均值），计算标准差分值（或 Z 评分），大于参照人群体重平均值的 2 个标准差（Z 评分>+2）为"超重"，大于参照人群体重平均值的 3 个标准差（Z 评分>+3）为"肥胖"。

（2）2～5 岁儿童可参考"中国 0～18 岁儿童、青少年体块指数的生长曲线"中的中国 2～5 岁儿童超重和肥胖的 BMI 参考界值点。

（3）6~18岁儿童可参考"学龄儿童青少年超重与肥胖筛查"中6~18岁学龄儿童筛查超重与肥胖的性别年龄别BMI参考界值点。

（4）18岁以上男女的BMI均分别以24kg/m² 和28kg/m²为超重、肥胖参考界值点。

2. 肥胖的病因学诊断。

（1）环境：社会经济、文化、政策、习俗、家庭等层面导致能量摄入增加和身体活动减少的"致肥胖环境"，包括不良的食物选择环境、身体活动环境，父母不良饮食行为和生活习惯的影响，内分泌干扰物的暴露等。

（2）饮食和身体活动：生命早期不良的营养因素，如母亲孕前、孕期体重和营养状况不佳，出生后的喂养情况不佳等，儿童期不健康的饮食结构和饮食行为、较少的身体活动等。

（3）遗传：近年来越来越多的肥胖相关基因位点被识别，但单基因变异引起的极重度肥胖比较罕见，绝大多数的肥胖为多基因背景和环境因素共同作用所致。

（4）内分泌代谢性疾病：如库欣综合征、甲状腺功能减退、生长激素缺乏症、性腺功能减退、高胰岛素血症和多囊卵巢综合征及下丘脑垂体病变等。

（5）内环境：肠道菌群变化可能与肥胖的发生相关，如肥胖者肠道菌群中拟杆菌属可能减少。

（6）精神心理因素：如精神创伤或心理异常等可导致儿童过量进食。

（7）药物：导致体重增加的药物包括糖皮质激素、抗癫痫药物和抗精神病药物（如喹硫平、利培酮等）等。

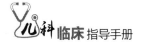

三、鉴别诊断

1. 库欣综合征：该疾病以向心性肥胖、多毛症、满月脸、高血压为主要表现，可行地塞米松抑制试验以鉴别。

2. 高胰岛素胰岛细胞增生症：以胰腺瘤、高血糖、莫里亚克综合征为主要表现，可通过检测胰岛素水平加以鉴别。

3. Prader－Willi 综合征：以新生儿期肌张力减退、婴儿期生长缓慢、手脚小、精神发育迟缓、性腺功能减退、食欲过盛、严重肥胖、饥饿激素异常增高为主要表现，可行第 15 号染色体及印迹基因检测加以鉴别。

四、治疗措施

1. 生活方式干预：加强饮食指导，以运动处方为核心、行为矫正方案为关键技术，促进睡眠健康，提高体能，控制体重。同时以家庭为单位、日常生活为控制场所，患儿、家长、教师和医务人员共同参与，至少持续 1 年。

（1）饮食调整：建议控制食物的总量，调整饮食结构和饮食行为。均衡健康饮食，保证正常发育，建议每人每日摄入 12 种以上食物，每周 25 种以上。在两餐间饥饿时，优先选择能量密度低、饱腹感强的食物，如低脂奶制品、新鲜蔬菜水果等，限制摄入富含精制糖的糖果、糕点、饮料等，以及含大量饱和脂肪和反式脂肪的油炸食品和膨化食品；需减少饱和脂肪和反式脂肪的摄入，增加不饱和脂肪的摄入。减少高脂、高钠、高糖或深加工食品的摄入。进食速度不宜过快，每餐时间建议控制在 20～30min。避免进食时使用电子产品。各类食物的搭配原则可参考《中国居民膳食指南（2022）》中设计的

"平衡膳食宝塔"和"平衡膳食餐盘",将食物分为优选(绿灯)食物、限制(黄灯)食物和不宜(红灯)食物3类。

(2)适当的身体活动:应进行适合年龄和个人能力的形式多样的身体活动。6~17岁者可每日至少累计进行60min的中、高强度身体活动,以有氧运动为主,每周至少进行3d高强度身体活动,包括抗阻活动,每日看屏幕时间限制在2h内,形成长期运动习惯。

(3)睡眠干预:如果发现儿童存在睡眠障碍,应先对儿童的睡眠障碍进行干预,同时要帮助其养成健康的睡眠习惯,如良好的睡眠规律、睡前避免参与让人较兴奋的活动等。

2. 心理行为干预。

3. 药物治疗:建议仅在经过正式的强化调整生活方式干预后仍未能控制体重增加或改善并发症,或有运动禁忌时,对肥胖患儿进行药物治疗。不建议在小于16岁超重但不肥胖的患儿中使用减肥药物。

4. 代谢减重手术:代谢减重手术是一种有创操作,手术的适应证尚无统一标准,患儿应慎重选择。

第四节　维生素 D 缺乏性佝偻病

一、概述

维生素 D 缺乏性佝偻病(vitamin D deficiency rickets)是儿童体内维生素 D 不足使钙、磷代谢紊乱,引起的一种以骨骼改变为特征的全身慢性营养性疾病。

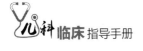

二、诊断要点

维生素 D 缺乏性佝偻病的发生发展是一个连续过程。依据年龄、生活史、病史、症状、体征、X 线片及血生化等，维生素 D 缺乏性佝偻病可分为活动期（初期、激期）、恢复期和后遗症期。

1. 初期：多见于婴儿（特别是 6 月龄内）。初期常有非特异性神经精神症状，如夜惊、多汗、烦躁不安等。枕秃也较常见。骨骼改变不明显，可有病理性颅骨软化。血生化改变轻微，血钙、血磷浓度正常或稍低，碱性磷酸酶浓度正常或稍高，血清 25－(OH) D_3 浓度降低。X 线片可无异常或见临时钙化带模糊变薄、干骺端稍增宽。

2. 激期：常见于 3 月龄至 2 岁婴幼儿。激期有明显的夜惊、多汗、烦躁不安等症状。骨骼改变可见颅骨软化（6 月龄内婴儿）、方颅、手（足）镯、肋串珠、肋软骨沟、鸡胸、O 形腿或 X 形腿等体征。血钙、血磷浓度均降低，碱性磷酸酶浓度增高，血清 25－(OH) D_3 浓度显著降低。X 线片可见临时钙化带模糊消失，干骺端增宽或呈杯口状，边缘不整呈云絮状、毛刷状，骨骺软骨加宽。

3. 恢复期早期：经晒太阳或维生素 D 治疗后患儿症状可消失，体征逐渐减轻、恢复。血钙、血磷、碱性磷酸酶和血清 25－(OH) D_3 浓度逐渐恢复正常。X 线片可见临时钙化带重现、增宽、密度加大。

4. 后遗症期：经治疗或自然恢复，症状消失，骨骼改变不再进展，可留有不同程度的骨骼畸形。多见于 3 岁以上的儿童。X 线片及血生化检查正常。

特别强调，"鸡胸""漏斗胸"均不是佝偻病的特征性骨骼畸形，临床医生还应注意勿将正常肋缘误诊为"外翻"。

血清 25-（OH）D_3 浓度与人体健康关系见表 1-4-1。

表 1-4-1　血清 25-（OH）D_3 浓度与人体健康关系

血清 25-（OH）D_3 浓度	健康状况
<30nmol/L（12ng/mL）	维生素 D 缺乏，儿童患佝偻病、成人患骨质疏松
30~50nmol/L（12~20ng/mL）	多认为对骨健康不利，或对其他健康状况有影响
50~125nmol/L（20~50ng/mL）	多认为对骨骼或其他健康情况有利
≥125nmol/L（50ng/mL）	新证据显示有潜在不良反应，特别是 >150nmol/L（>60ng/mL）时

三、鉴别诊断

1. 遗传性低血磷性佝偻病/骨软化症。

（1）有典型的佝偻病/骨软化症表现，出现三联征（低磷血症、下肢畸形、生长缓慢）。

（2）低磷血症：血磷浓度显著降低，血钙浓度正常或偏低，尿磷浓度升高，血碱性磷酸酶浓度升高，甲状旁腺素浓度可正常或轻度升高，25-（OH）D_3 浓度可正常或偏低，有明确的家族史。

（3）遗传学检查结果异常。

2. 先天性甲状腺功能减退。

（1）生后 2~3 个月开始出现甲状腺功能减退现象，并随月龄增大症状日趋明显，如生长发育迟缓、体格明显矮小、出牙迟、囟门大而闭合晚。

（2）精神发育迟缓，有特殊面容。

（3）通过血清促甲状腺激素（TSH）检查可鉴别。

四、治疗措施

治疗目的在于提高血清维生素 D 浓度，控制病情，防止骨骼畸形。

1. 一般疗法：加强护理，合理饮食，经常晒太阳（6 月龄以下患儿避免直晒）。

2. 药物疗法（表 1-4-2）。

表 1-4-2　维生素 D 缺乏性佝偻病患儿药物疗法

年龄（岁）	建议
0～1	维生素 D 2000IU/d、6 周，或维生素 D 5000IU/周、6 周，检测血清 25-（OH）D_3 浓度达 30ng/mL 时采用 400～1000IU/d 维持
1～18	维生素 D 2000IU/d、6 周，或维生素 D 5000IU/周、6 周，检测血清 25-（OH）D_3 浓度达 30ng/mL 时，采用 600～1000IU/d 维持

3. 其他疗法。

（1）补充钙剂：维生素 D 缺乏性佝偻病患儿在补充维生素 D 的同时，摄入适量的钙剂，对改善症状、促进骨骼发育是有益的。同时可调整膳食结构，增加膳食钙的摄入。

（2）补充微量营养素：维生素 D 缺乏性佝偻病患儿多伴有锌、铁浓度降低，及时适量地补充微量营养素，有利于骨骼健康成长，也是防治维生素 D 缺乏性佝偻病的重要措施。

（3）外科手术：严重的骨骼畸形患儿可采取外科手术矫正畸形。

五、疾病注意事项

（一）疾病预防

1. 孕末期母亲应补充维生素 D 400～1000IU/d。足月新生儿出生后数日即开始补充维生素 D，400IU/d；早产儿、低出生体重儿、双胎儿出生后即开始补充维生素 D，800IU/d，3 月龄后改用预防剂量。

2. 健康人群补充维生素 D 剂量推荐：维生素 D 的预防剂量为 400～800IU/d，可以根据北方或南方、冬季或夏季等不同情况选择 400IU/d 或 800IU/d。

美国 18 岁及以下人群维生素 D 推荐摄入量（RDA）或适宜摄入量（AI）见表 1-4-3。

表 1-4-3　美国 18 岁及以下人群维生素 D 推荐摄入量（RDA）或适宜摄入量（AI）

年龄	男	女
0～12 月龄	400IU	400IU
1～13 岁	600IU	600IU
14～18 岁	600IU	600IU

（二）疾病管理

1. 随访：活动期患儿，每月复查 1 次；恢复期患儿，每 2 个月复查 1 次，至痊愈。

2. 转诊：若活动期患儿经维生素 D 治疗 1 个月后症状、

体征、实验室检查无改善，应考虑其他非维生素 D 缺乏性佝偻病（如肾性骨营养障碍、肾小管性酸中毒、低血磷抗维生素 D 性佝偻病、范科尼综合征）、内分泌、骨代谢性相关疾病（如甲状腺功能减退、软骨发育不全、黏多糖病）等，应转上级妇幼保健机构或专科门诊明确诊断。

3. 结案：活动期患儿症状消失 1~3 个月，体征减轻或恢复正常后观察 2~3 个月无变化，即可结案。

（三）维生素 D 中毒的防治

长期大量服用或短期超量误服，或对维生素 D 过于敏感，可导致维生素 D 中毒。轻者或早期表现可出现低热、烦躁、厌食、恶心、呕吐、腹泻、便秘、口渴、无力等症状，重者或晚期可出现高热、脱水、嗜睡、昏迷、抽搐等症状。

治疗：立即停用维生素 D。处理高钙血症，限制钙盐摄入。

第五节　锌缺乏症

一、概述

锌元素在体内有着多种生物学作用，参与儿童生长发育，包括生殖器官和性腺发育，与正常食欲、味觉的维持和免疫功能的行使等多种生理功能密切相关。锌缺乏症是由于锌摄入不足或代谢障碍导致人体锌缺乏，引起生长发育迟缓、食欲减退、异食癖和皮炎等表现的营养缺乏性疾病。

二、诊断要点

(一) 临床表现

1. 不同程度锌缺乏症的好发人群、症状和体征不同。轻度锌缺乏症多发生于短期锌摄入不足的人群，症状和体征多不典型，识别存在一定困难。中度锌缺乏症多见于长期锌摄入不足或伴发腹泻的人群，临床表现可见腹泻、生长迟缓、厌食症、性成熟延迟、行为改变等。重度锌缺乏症少见，一般发生于患肠病性肢端皮炎或长期使用青霉胺治疗肝豆状核变性（威尔逊病，WD）的患儿，以口部及肢端周围皮炎、腹泻、脱发三联征为特征性表现。

2. 不同年龄儿童及青少年的锌缺乏症临床表现存在差异。新生儿、婴儿、幼儿及学龄前儿童，患锌缺乏症后多见认知功能受损、行为及情绪改变等症状，患严重锌缺乏症时可见肢体或口周的皮损。脱发、生长迟缓、睑结膜炎和反复感染多见于患锌缺乏症的学龄期儿童，青少年患锌缺乏症可出现性成熟延迟。

(二) 实验室检查

血浆/血清锌含量是目前临床常用的反映人体锌营养状况的实验室指标。检测结果易受多种因素影响，如急慢性炎症反应、检测时间点、样本采集和处理的方式等。有研究者根据多项研究提出的血浆锌含量低限值见表1-5-1。

表 1－5－1　血浆锌含量低限值

检测时间点及是否空腹	血清锌含量（μg/dL）		
	<10 岁	≥10 岁女性	≥10 岁男性
早晨，空腹	—	70	74
早晨，未空腹	65	66	70
下午	57	59	61

　　临床上也使用微量全血锌作为锌含量检测指标，虽然绝对值不同，但都可反映人体生理状况。

三、鉴别诊断

　　本病应与特应性皮炎、蛋白质－能量营养不良相鉴别。

四、治疗措施

　　1. 出现锌缺乏时，首先积极去除或纠正缺锌原因。

　　2. 锌元素的补充应优选日常膳食。坚果类、动物肝是含锌较高的食物。

　　3. 口服补锌：婴幼儿、学龄前及青春期前儿童，可每日口服锌剂（按元素锌计）0.5～1.0mg/kg，以 4 周为 1 个疗程，必要时可增加 1 个疗程。诊断性治疗也可用同样剂量，服用 2 周。

　　4. 静脉补锌：如患儿伴有呕吐、腹泻，手术后禁食或有消化道疾病，不能口服治疗，可经静脉补充锌。肠病性肢端皮炎静脉营养给锌建议剂量：早产儿每日 0.4mg/kg，3 月龄以下的足月儿每日 0.2mg/kg，较大婴儿及幼儿每日 0.1mg/kg，儿童每日 0.05mg/kg。有严重锌缺乏表现时，可每日静脉补锌0.3～0.5mg/kg，直到皮肤病变消失、血浆锌含量正常。

第六节 智力障碍（全面发育迟缓）

一、概述

智力障碍（intellectual disorder，ID）或全面发育迟缓（global developmental delay，GDD）是一大类具有高度临床和遗传异质性的神经发育障碍性疾病，常伴孤独症谱系障碍、注意缺陷多动障碍等多种精神行为障碍。

二、诊断要点

1. 诊断需符合以下3个标准。

（1）障碍在发育阶段发生。

（2）总体智能缺陷：包括推理、解决问题、计划、抽象思维、判断、学业和经验学习等，由临床评估及个体化、标准化的智力测试确认。总体智能缺陷通常对应智商（intelligence quotient，IQ）低于平均值2个标准差，国内目前已有用于智商评定及筛查的标准化测试量表。

（3）适应功能缺陷：是指适应功能未达到保持个人的独立性和完成社会责任所需的发育水平和社会文化标准，并需要持续的支持。在没有持续支持的情况下，适应功能缺陷会导致患儿一个或多个日常生活功能受限，如交流、社会参与和独立生活，且发生在多个环境中，如家庭、学校、单位和社区。标准化测试得分低于平均值2个标准差时，则定义存在适应功能缺陷。

2. 按 ICD－10 标准，根据 IQ 水平，智力障碍分为五级。

（1）边缘智力障碍：IQ70～85。

（2）轻度智力障碍：IQ50～69。

（3）中度智力障碍：IQ35～49。

（4）重度智力障碍：IQ20～34。

（5）极重度智力障碍：IQ≤20。

3. 智力障碍可能伴随的躯体症状。

（1）生长发育迟缓：身高、头围、体重较同龄儿标准值低2个标准差。

（2）面部特征异常及先天性畸形：特殊面容、耳郭畸形、眼裂、唇腭裂，以及指、趾和关节畸形。

（3）皮肤和毛发异常：毛发枯黄，皮肤白皙，有咖啡斑、皮肤脱色斑。

（4）头颅骨形态异常：小头畸形。

（5）感觉器官障碍：视力及听力障碍。

4. 智力障碍常见病因：非遗传性因素、遗传性因素。

5. 临床诊疗思路。

（1）一般病史采集及体格检查。

①一般病史采集：家族遗传史（三代家属史），产前、产时、产后各种不良事件，生长发育史。

②体格检查：面容、行为特征、反应、视力、听力、皮肤毛发、肌力及神经反射等。

（2）发育和智力评估：筛查量表包括丹佛婴儿发育量表（DDST）、0～6 岁儿童发育筛查量表（DST）等；诊断量表包括 Bayley 婴儿发育量表、Gesell 发育量表、Griffiths 发育量表、韦氏智力量表。必要时还需要特定能区的评估量表，如婴幼儿粗大/精细运动及平衡能力发育量表、Peabody 运动量表、婴幼儿语言发育水平评价量表、社会适应行为量表等。

（3）病因学检测：相应的实验室及影像学检查，包括遗传学检查，如染色体、基因拷贝数变异（CNV）、基因检测；通过血尿生化代谢测定遗传性疾病；头颅 CT、MRI、脑电图和脑诱发电位检测等。

三、鉴别诊断

本病应与孤独症谱系障碍、言语障碍、注意缺陷多动障碍等疾病相鉴别。

四、治疗措施

1. 医学治疗。

（1）先天代谢性疾病、甲状腺功能减退等早期采用饮食疗法和甲状腺素类药物可以及早防止智力障碍的发生。

（2）对症治疗：如活动过度、注意障碍等可用中枢神经兴奋剂或其他精神药物，合并癫痫可用抗癫痫药物。

（3）药物治疗：可用神经营养药物辅助治疗。

（4）饮食治疗：对某些疾病（如苯丙酮尿症）患儿，要提供特殊饮食。

（5）教育培训：特殊教育训练，年龄越小效果越好，最好是有计划、有目标地进行系统训练。按照智力障碍严重程度采用不同的训练方法，定期评估，以便制订下一步的训练计划。

（6）基因治疗。

2. 康复治疗措施：如针灸、肢体训练、理疗等。智力障碍的干预强调医教结合，特别是对进入特殊教育的智力障碍学生，界定其发育水平有利于教育目标的制订。

3. 随访：定期随访，以便了解治疗效果，制订新的治疗计划。一般最少3个月随访1次，随访目的为评估前一阶段治疗训练的效果，制订后一阶段的治疗训练方案。

第二章 新生儿疾病

第一节 新生儿窒息

一、概述

新生儿窒息（asphyxia）是指分娩过程中的各种原因使新生儿出生后不能建立正常呼吸，出现缺氧、酸中毒，严重时可导致全身多脏器损害的一种病理生理状况，是围产期新生儿死亡和致残的主要原因之一。正确复苏是降低新生儿窒息死亡率和伤残率的主要手段。

二、诊断要点

（一）临床表现

1. 产前和产时具有可能导致窒息的高危因素。

2. 新生儿 Apgar 评分：根据 Apgar 评分表（表 2-1-1），分数≤7 分。

表 2-1-1　Apgar 评分表

体征	0 分	1 分	2 分	1min	5min	10min
肤色	发绀/苍白	躯干红、四肢紫	全身红			
心率	无	<100 次/分	≥100 次/分			
呼吸	无	慢，不规则	正常，哭声响			
肌张力	松弛	四肢略屈曲	活动灵活			
对刺激的反应	无反应	反应及哭声弱	哭声响，反应灵敏			
总分						

（二）辅助检查

生后 1h 内的脐动脉血气检查。

（三）诊断标准

（1）轻度窒息：1min 或 5min Apgar 评分≤7 分，伴脐动脉血 pH 值<7.2。

（2）重度窒息：1min Apgar 评分≤3 分，或 5min Apgar 评分≤5 分，伴脐动脉血 pH 值<7.0，碱剩余<-16mmol/L。

三、鉴别诊断

本病应与低 Apgar 评分、新生儿窒息多器官损害相鉴别。

（一）低 Apgar 评分

1. 不一定由窒息导致，可见于早产儿、低出生体重儿，以及某些中枢神经系统、呼吸系统和循环系统的先天性畸形，产妇分娩前及分娩中使用麻醉药物、镇静药物，产伤、宫内感染、胎儿失血性休克等。

2. 脐动脉血气分析没有达到窒息标准。

（二）新生儿窒息多器官损害

1. 窒息患儿不一定伴有多器官损害。

2. 同时具备 2 个或以上器官损害。

窒息后各器官损害诊断标准见表 2-1-2。

表 2-1-2　窒息后各器官损害诊断标准

器官损害	诊断标准
脑损害	需符合新生儿缺氧缺血性脑病、颅内出血或颅压增高的诊断标准［建议降颅压前进行颅压测定，颅压需＞90mmH₂O（1mmH₂O=0.098kPa）或头颅 B 超观察有脑水肿］
肺损害	(1) 呼吸衰竭Ⅰ型及Ⅱ型（临床表现及血气结果符合）。 (2) 需要呼吸支持，如无创和有创正压通气。 (3) 持续性肺动脉高压。 (4) 肺出血。 (5) 新生儿窒息合并急性肺损害及急性呼吸窘迫综合征。 具备以上 1 条就可诊断，且需胸部 X 线、血气及超声检查证实。凡无呼吸衰竭的肺炎、胎粪吸入综合征及新生儿呼吸窘迫综合征等肺疾病不能列为肺损害
心脏损害	(1) 临床特征：①心率减慢（＜100 次/分），心音低钝；②烦躁哭闹、发绀，呈现心力衰竭表现；③循环不良，如面色苍白、肢端发绀、毛细血管再充盈时间（前胸）＞3s；④严重心律紊乱和（或）心搏骤停。 (2) 心电图Ⅱ或 V5 导联有 ST-T 改变且持续时间＞2d。 (3) 血清肌酸激酶同工酶（CK-MB）≥40U/L 或心肌肌钙蛋白 T≥0.1ng/mL。 (4) 超声心动图：显示新生儿右心扩大，三尖瓣反流并有左心室壁运动异常，心脏射血分数常降低、心包积液减少、心肌收缩力降低，心输出量降低及肺动脉压力增高；或采用多普勒组织成像显示窒息后 24h 内二尖瓣收缩期峰值速度、舒张晚期峰值速度和室间隔峰值速度均降低。 满足（1）中至少一项，加上（2）～（4）之一可诊断心脏损害。无临床特征而仅有一项心肌酶增高，不可诊断

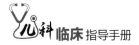

器官损害	诊断标准
肾损害	(1) 临床有少尿、无尿，尿量<1mL/(kg·h)，持续24~48h。 (2) 血尿素氮>7.14mmol/L，肌酐>100μmol/L。 (3) 血 β_2 微球蛋白和尿 β_2 微球蛋白是公认的能早期反映肾功能改变的灵敏指标。 (4) 推荐使用多普勒超声肾血流检测，在新生儿生后第1日观察左右肾动脉主干收缩期峰值血流情况，窒息缺氧主要表现为血流灌注阻力增大、血流速度减慢，从而使血流灌注量减少。 凡符合 (1) (2) (3) 或 (4) 均可诊断肾损害
胃肠道损害	(1) 喂养不耐受和胃滞留。 (2) 腹胀、呕吐咖啡样物、便血、肠鸣音减弱或完全消失。 (3) X线片呈现肠胀气、僵硬肠段、间隙增厚、肠壁积气、肠梗阻或穿孔等。 只满足 (1) 不可诊断胃肠道损害，满足 (2) (3) 中任意一条可诊断
肝损害	生后1周内血清谷丙转氨酶>80U/L

四、治疗措施

1. "评估-决策-措施"的程序在整个复苏过程中不断重复（图2-1-1）。

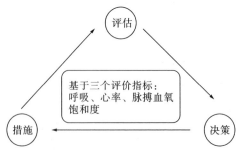

图2-1-1 新生儿复苏的基本程序

若出生时发生窒息，按复苏流程中的相应步骤进行复苏，如图 2-1-2 所示。

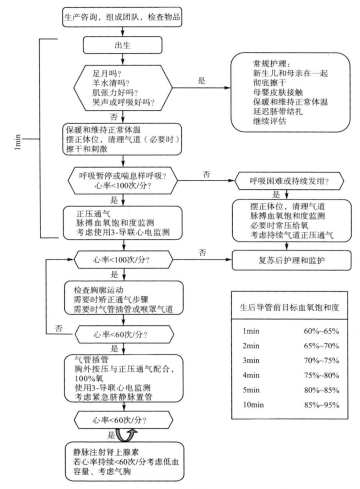

图 2-1-2　中国新生儿复苏流程图（2021 年）

2. 窒息复苏后新生儿的监护、评估和管理。

（1）监护和评估内容：呼吸、心率、脉搏血氧饱和度、体温、血压、血气、血糖和各脏器功能。转新生儿病房或新生儿重症监护病房（NICU）进行生命体征的密切监测和进一步治疗。

（2）处理复苏后并发症。

五、疾病注意事项

1. Apgar 评分可用于评价窒息的严重程度和复苏的效果，但不能指导复苏，因为它不能决定何时应开始复苏，也不能为复苏过程提供决策。

2. 在新生儿生后 1min 和 5min 给出 Apgar 评分。当 5min Apgar 评分≤7 时，应每隔 5min 评分 1 次，直到 20min。

3. 肺的有效通气是危重新生儿心肺复苏步骤中最重要，也是最有效的一个步骤，在生后 1min（"黄金 1min"）内要完成初步复苏、再评估并启动正压通气。

4. 正确、规范化的复苏是降低新生儿窒息死亡率、减少窒息后并发症、改善预后的重要手段。

【参考文献】

[1] 邵肖梅，叶鸿瑁，丘小汕. 实用新生儿学［M］. 4 版. 北京：人民卫生出版社，2014.

[2] 中国新生儿复苏项目专家组，中华医学会围产医学分会新生儿复苏学组. 中国新生儿复苏指南（2021 年修订）［J］. 中华围产医学杂志，2022，25（1）：4-12.

第二节 新生儿缺氧缺血性脑病

一、概述

新生儿缺氧缺血性脑病（neonatal hypoxic－ischemic encephalopathy）是指在围产期窒息导致脑的缺氧缺血性损害，包括特征性的神经病理及病理生理过程，并在临床出现一系列脑病表现，部分患儿可留有不同程度神经系统后遗症。

二、诊断要点

（一）临床表现

1. 有明确的可导致胎儿窘迫的异常产科病史及严重的胎儿窘迫表现［胎心<100 次/分，持续 5min 以上，和（或）羊水Ⅲ度污染，或者在分娩过程中有明显窒息史］。

2. 出生时有重度窒息：1min Apgar 评分≤3 分，并延续至 5min Apgar 评分仍≤5 分，和（或）出生时脐动脉血 pH 值≤7.0。

3. 出生后不久出现神经系统症状，并持续 24h 以上，如意识改变（过度兴奋、惊厥、嗜睡、昏迷）、肌张力改变（增高或减弱）、原始反射异常（吸吮、拥抱反射减弱或消失）、脑干症状（呼吸节律改变、瞳孔改变、对光反射迟钝或消失）和前囟张力增高。

4. 排除电解质紊乱、颅内出血和产伤等原因引起的抽搐，以及宫内感染、遗传代谢性疾病和其他先天性疾病引起的脑

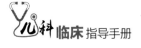

损伤。

（二）辅助检查

1. 颅脑检查。

（1）脑电图：在生后 1 周内检查，表现为脑电活动延迟（落后于实际胎龄）、异常放电、缺乏变异、背景活动异常（以低电压和暴发抑制为主）等。可在生后早期进行振幅整合脑电图（aEEG）连续监测，中度－重度缺氧缺血性脑病 aEEG 的表现如下：①轨迹不连续，表现为下缘低于 5mV 和上缘高于 10mV；②暴发抑制模式；③连续低电压模式；④非活动模式，检测不到皮层活动；⑤癫痫发作。

（2）颅脑 B 超：可在缺氧缺血性脑病病程早期（72h 内）开始检查，有助于了解脑水肿，脑室内出血，基底核、丘脑损伤和脑梗死等缺氧缺血性脑病的病变类型。

（3）头颅 CT：一般以生后 4～7d 检查为宜。脑水肿时，可见脑实质呈弥漫性低密度影伴脑室变窄；基底核、丘脑损伤时呈双侧对称性高密度影；脑梗死表现为相应供血区呈低密度影。有病变者 3～4 周后宜复查。

（4）头颅 MRI：对缺氧缺血性脑病病变性质与程度的评价优于 CT。常规采用 T1 加权成像（T1WI），脑水肿时可见脑实质呈弥漫性高信号伴脑室变窄；基底核、丘脑损伤时呈双侧对称性高信号；脑梗死表现为相应动脉供血区呈低信号；矢状旁区损伤时皮质呈高信号、皮质下白质呈低信号。弥散加权成像（DWI）所需时间短，对缺血脑组织的诊断更灵敏，病灶在生后第 1 日即可显示为高信号。

2. 评估相关损害的其他检查：①查血清肌酐、血尿素氮（BUN）和肌酐清除率，评估肾损害；②查心肌酶、心电图，评估心肌损害；③查肝酶，了解肝损害；④查凝血酶原时间、部分凝血活酶时间和纤维蛋白原，评估凝血功能损害；⑤分析出生时的脐血血气，评估缺氧的严重程度；⑥有发热或惊厥者，应做腰穿除外中枢神经系统（CNS）感染；⑦筛查听力；⑧视网膜及眼科检查。

（三）诊断标准及临床分度

同时具备 4 条上述临床表现者可确诊，第 4 条暂时不能确定者可作为拟诊病例。缺氧缺血性脑病临床分度见表 2-2-1。

表 2-2-1 缺氧缺血性脑病临床分度

项目	轻度	中度	重度
意识	兴奋、抑制交替	嗜睡	昏迷
肌张力	正常或稍增高	减低	松软或间歇性伸肌张力增高
原始反射 吸吮反射 拥抱反射	正常 活跃	减弱 减弱	消失 消失
惊厥	可有肌阵挛	常有	有，可呈持续状态
中枢性呼吸衰竭	无	有	明显
瞳孔改变	正常或扩大	常缩小	不对称或扩大，对光反射迟钝或消失
EEG	正常	低电压，可有痫样放电	暴发抑制，或等电位线

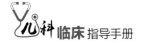

项目	轻度	中度	重度
病程及预后	症状在 72h 内消失，预后好	症状在 14d 内消失，可能有后遗症	症状持续数周，病死率高，存活者多有后遗症

三、鉴别诊断

本病应与新生儿颅内出血、新生儿颅内感染相鉴别。

四、治疗措施

1. 支持疗法。

（1）维持良好的通气、换气功能，大多数重度缺氧缺血性脑病患儿最初几日需要呼吸支持。可酌情应用 5% 碳酸氢钠纠正代谢性酸中毒，24h 内使血气达到正常范围。

（2）维持平均动脉压＞35mmHg。多巴胺 $2\sim5\mu g/(kg \cdot min)$，静脉输注，如效果不佳，可加用多巴酚丁胺 $2\sim5\mu g/(kg \cdot min)$ 及保护心肌、改善心肌能量代谢的药物等。适量限制入液量，但需维持尿量＞1mL/（kg·h）。

（3）静脉输入葡萄糖：浓度一般为 $6\sim8mg/(kg \cdot min)$，必要时可选 $8\sim10mg/(kg \cdot min)$，维持血糖在正常高值（5.0mmol/L）。及时监测血糖，避免发生低血糖和高血糖。

2. 对症处理。

（1）控制惊厥：首选苯巴比妥，负荷量为 20mg/kg，12h 后维持量 5mg/（kg·d），根据临床及脑电图结果增加其他止惊药物并决定疗程，如苯妥英钠、10% 水合氯醛、地西泮类药物等。

（2）降颅压：不建议常规使用甘露醇预防脑水肿。如有颅压高表现，可应用甘露醇 0.25～0.50g/kg，静脉推注，酌情每 6～12h 一次，必要时加呋塞米 0.5～1.0mg/kg，争取 2～3d 内使颅压明显下降。不建议使用激素减轻脑水肿。

（3）消除脑干症状：当重度缺氧缺血性脑病患儿临床出现呼吸节律异常、瞳孔改变时，可应用纳洛酮，剂量 0.05～0.10mg/kg，静脉推注，无效应及时予以恰当的呼吸支持。

3. 亚低温治疗足月儿中、重度缺氧缺血性脑病。

（1）选择标准：胎龄≥36 周和出生体重≥2500g，同时存在下列情况。①有胎儿窘迫的证据；②有新生儿窒息的证据；③有新生儿缺氧缺血性脑病或 aEEG 脑功能监测异常的证据。

（2）排除标准：①出生 12h 以后；②初始 aEEG 监测正常；③存在严重的先天性畸形，特别是复杂发绀型先天性心脏病、复杂神经系统畸形，存在 21、13 或 18－三体等染色体异常；④颅脑创伤或中、重度颅内出血；⑤全身性先天性病毒或细菌感染；⑥临床有自发性出血倾向或血小板（PLT）<50×10^9/L。

（3）启动亚低温治疗的时机及治疗时间：①亚低温治疗最适宜在生后 6h 内进行，越早越好；②亚低温治疗时间为 72h；③亚低温治疗复温后至少严密临床观察 24h；④强烈建议出院后至少随访至生后 18 个月。

4. 新生儿期后的治疗及早期干预：对脑损伤较严重的患儿，应有计划地进行随访和早期干预。可在出院后及早开始康复训练，早期可进行婴儿操（抚触）及视听训练，之后根据患儿情况，在康复医生的指导下进行系统的康复治疗，多数患儿

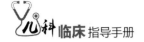

能恢复正常生长发育。

五、疾病注意事项

1. 大多数患儿经治疗和康复训练可获得良好的预后。

2. 预后不良的相关因素。

(1) 围产期缺氧严重，复苏时间>10min。

(2) 临床症状出现早并且病情较重，生后24h内出现惊厥，惊厥不易控制，有明显意识障碍；有脑干症状；神经系统症状及体征恢复缓慢等。

(3) 出现如下检查结果：①影像学异常改变严重并且在10～14d仍未恢复，3～4周后出现脑软化、脑空洞或萎缩性病变；②脑电图改变严重，表现为暴发抑制波形或低电压、电静息等，或脑电图改变在2周后未恢复正常；③新生儿神经行为测定（NBNA）评分：在生后14d评分仍≤35分，预后不良。

【参考文献】

[1] 邵肖梅，叶鸿瑁，丘小汕. 实用新生儿学 [M]. 4 版. 北京：人民卫生出版社，2014.

[2] 王卫平. 儿科学 [M]. 8 版. 北京：人民卫生出版社，2013.

第三节　新生儿高胆红素血症

一、概述

新生儿高胆红素血症是由于胆红素产生增加、代谢障碍和（或）排泄减少导致新生儿血清胆红素升高，引起的皮肤、巩膜及黏膜黄染的疾病。

二、诊断要点

（一）临床表现

1. 主要表现为皮肤、黏膜的黄染。

2. 出现黄染的地方首先是口腔颊黏膜，其次是巩膜。

3. 轻者仅限于头面部，重者可延及躯干、四肢。

4. 多数表现为单纯黄疸而无其他临床症状，也可以是某些疾病的伴随症状（可以是败血症的唯一临床表现），严重者可致脑损伤。

（二）辅助检查

1. 实验室检查：①胆红素测定；②血常规检查；③血型鉴定及血清特异性抗体检查；④肝功能检查；⑤基因检测，某些基因突变与胆红素代谢相关，如 Gilbert 综合征、Crigler－Najjar 综合征等需通过基因检测诊断。

2. 影像学检查：① B 超；②CT；③胆道造影；④放射性核素肝胆显影。

（三）诊断标准

出现下列情况之一考虑病理性黄疸：①出生后 24h 内出现黄疸，血清总胆红素（TSB）$>102\mu mol/L$（6mg/dL）；②足月儿 TSB$>220.6\mu mol/L$（12.9mg/dL），早产儿$>255\mu mol/L$（15mg/dL）；③血清结合胆红素$>26\mu mol/L$（1.5mg/dL）；④ TSB 每日上升$>85\mu mol/L$（5mg/dL）；⑤黄疸持续时间较长，超过 2 周，或进行性加重；⑥经皮胆红素测定并参考美国 Bhutani 等所制作的新生儿黄疸胆红素列线图（图 2－3－1），进行比对，高于第 95 百分位作为诊断或干预标准，高于第 75 百分位时，<u>应立即检测血清胆红素水平并动态监测</u>。

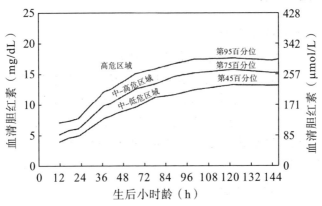

图 2−3−1　新生儿黄疸胆红素列线图

三、鉴别诊断

本病应与新生儿肝炎、胆道疾病相鉴别。

四、治疗措施

（一）光照疗法

1. 光照疗法（简称"光疗"）是降低胆红素效果最肯定的方法，光疗标准按照表 2−3−1、表 2−3−2 进行干预。一般黄疸采用标准光疗，光照强度为 $8\sim10\mu\mathrm{W/(cm^2 \cdot nm)}$；重度黄疸采用强光疗，光照强度为 $30\mu\mathrm{W/(cm^2 \cdot nm)}$。

表 2-3-1　足月儿黄疸推荐干预方案

时龄（h）	血清胆红素水平［μmol/L（mg/dL）］			
	考虑光疗	光疗	光疗失败换血	换血加强光疗
<24	≥102.6（6）	≥153.9（9）	≥205.2（12）	≥256.5（15）
24~48	≥153.9（9）	≥205.2（12）	≥290.7（17）	≥342.0（20）
48~72	≥205.2（12）	≥256.5（15）	≥342.0（20）	≥427.5（25）
≥72	≥256.5（15）	≥290.7（17）	≥376.2（22）	≥427.5（25）

表 2-3-2　早产儿黄疸推荐干预方案

胎龄(w)/产重(kg)	血清胆红素水平[μmol/L(mg/dL)]					
	24h		48h		≥72h	
	光疗	换血	光疗	换血	光疗	换血
<28/1.0	≥85.5(5)	≥119.7(7)	≥119.7(7)	≥153.9(9)	≥119.7(7)	≥171.0(10)
28~31/1.0~1.5	≥102.6(6)	≥153.9(9)	≥153.9(9)	≥222.3(13)	≥153.9(9)	≥256.5(15)
31~34/1.5~2.0	≥102.6(6)	≥171.0(10)	≥171.0(10)	≥256.5(15)	≥205.2(12)	≥290.7(17)
34~36/2.0~2.5	≥119.7(7)	≥188.1(11)	≥205.2(12)	≥290.7(17)	≥239.4(14)	≥307.8(18)
≥36/2.5	≥136.8(8)	≥239.4(14)	≥222.3(13)	≥307.8(18)	≥256.5(15)	≥342.0(20)

2. 光疗过程中密切监测胆红素水平的变化，一般每 6～12h 监测一次。对于溶血症或 TSB 接近换血水平的患儿，需在光疗开始后 4h 监测。光疗结束后 12～18h 应监测 TSB 水平，以防反跳。

3. 停止光疗指征：①应用标准光疗时，当 TSB 降至光疗阈值胆红素 50μmol/L（3mg/dL）以下时，停止光疗；②应用强光疗时，当 TSB 降至换血阈值胆红素 50μmol/L（3mg/dL）

以下时，改标准光疗，然后在 TSB 降至光疗阈值胆红素 $50\mu mol/L$（3mg/dL）以下时，停止光疗；③应用强光疗时，当 TSB 降至光疗阈值胆红素 $50\mu mol/L$（3mg/dL）以下时，停止光疗。

（二）换血疗法

1. 以下患儿应行换血治疗：①在准备换血的同时先给予患儿强光疗 4～6h，若 TSB 水平未下降，或免疫性溶血患儿在光疗后 TSB 下降幅度未达到 34～$50\mu mol/L$（2～3mg/dL）者；②严重溶血，出生时脐血胆红素>$68\mu mol/L$（4mg/dL），血红蛋白<110g/L，伴有水肿、肝脾大和心力衰竭者；③已有急性胆红素脑病的临床表现者；④在上述标准的基础上，还可以胆红素/白蛋白（B/A 值）作为换血决策的参考，如胎龄≥38 周新生儿 B/A 值达 8.0，胎龄≥38 周伴溶血或胎龄 35～37 周新生儿 B/A 值达 7.2，胎龄 35～37 周伴溶血新生儿 B/A 值达 6.8，可作为考虑换血的附加依据。

2. 血型选择：非血型不合溶血病患儿换血采取同型血输注原则（红细胞与血浆血型均与患儿相同）。血型不合溶血病患儿在相应的溶血血型系统内（如 ABO 溶血、Rh 溶血）选择不含抗原的红细胞（ABO 溶血选择 O 型红细胞；Rh 溶血选择 Rh 阴性红细胞）和不含抗体的血浆（ABO 溶血选择 AB 型血浆；Rh 溶血选择 Rh 阳性血浆）。ABO 血型系统以外的溶血（如 Rh 溶血）不涉及 ABO 血型系统，因此 Rh 溶血患儿 ABO 血型选择同型血，即和患儿 ABO 血型一样。

3. 换血量：为新生儿血容量的 2 倍（150～160mL/kg）。红细胞与血浆比例为（2～3）∶1。

4. 换血方法：通常采用外周动脉、静脉同步换血。全程控制在 90～120min。

（三）药物治疗

1. 静脉注射免疫球蛋白（IVIg）：确诊新生儿溶血病者可采用 IVIg 0.5～1.0g/kg 于 2～4h 静脉持续输注。必要时可12h 后重复使用 1 剂。

2. 白蛋白：血清胆红素水平接近换血阈值，且白蛋白水平<25g/L 的新生儿，可补充白蛋白 1g/kg，以增加胆红素和白蛋白的联结、减少血液中的游离胆红素。

3. 纠正酸中毒：如存在酸中毒，应首先纠正。

五、疾病注意事项

1. 光疗情况下，经皮测胆红素（TCB）会受到明显的影响，因此光疗情况下 TCB 很难反映新生儿胆红素水平。

2. 光疗有不良反应，包括皮疹、发热、腹泻、青铜症、视网膜损伤、生殖损害、血钙降低，因此，需注意补充液体、戴好眼罩、穿好尿不湿、皮肤护理。

3. 换血后应继续光疗，并每 4h 监测一次 TSB。

4. 新生儿黄疸容易反复，出院后需随访黄疸的变化情况，必要时可再次行光疗。

【参考文献】

[1] 邵肖梅，叶鸿瑁，丘小汕. 实用新生儿学［M］. 4 版. 北京：人民卫生出版社，2014.

[2] 中华医学会儿科学分会新生儿学组，《中华儿科杂志》编辑委员会. 新生儿高胆红素血症诊断和治疗专家共识［J］. 中华儿科杂志，2014，52（10）：745－748.

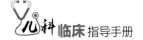

第四节 新生儿溶血病

一、概述

新生儿溶血病是母婴血型不合引起的同族免疫性溶血，母亲的血型抗体通过胎盘引起胎儿、新生儿红细胞破坏。这类溶血病仅发生在胎儿与早期新生儿。

二、诊断要点

（一）临床表现

1. 黄疸：是新生儿溶血病的主要症状，黄疸出现较早，多于生后24h内出现，且迅速增多。

2. 贫血。

3. 肝脾大。

4. 胎儿水肿。

5. 其他：低血糖、出血倾向，可见于重度溶血患儿或换血疗法后。

（二）辅助检查

1. 产前检查：①母体血抗体滴定测定；②产前B超。

2. 红细胞相关检查。

3. 血清胆红素测定：血清胆红素迅速升高，以非结合胆红素升高为主。伴有肝损害者，也可出现结合胆红素升高。

4. 新生儿溶血试验：①改良直接抗人球蛋白试验（Coombs试验），确诊试验，阳性提示红细胞已经致敏；②抗体释放试验，确诊试验，阳性提示红细胞已经致敏；③游离抗体试验，非确诊试验，阳性表明新生儿血清中存在来自母体的游离血型抗体，有可能与红细胞结合引起溶血。

（三）诊断标准

1. 病史及临床表现：母子血型不合，母体血抗体滴定结果升高，胎儿水肿、黄疸、贫血、肝脾大、低血糖等。

2. 溶血的证据：黄疸迅速增多，红细胞数目及血红蛋白水平下降，网织红细胞增多，查见有核红细胞和红细胞碎片。

3. 新生儿溶血试验阳性。

以上 3 条出现第 1 条或母子血型不合伴有第 2 条即怀疑新生儿血型不合溶血病。进行新生儿溶血试验，若 Coombs 试验或抗体释放试验阳性，即可确诊。

三、鉴别诊断

本病应与新生儿宫内感染、失血性贫血相鉴别。

（一）新生儿宫内感染

1. 母亲通常有绒毛膜羊膜炎表现，有胎膜早破等相关病史。炎症指标明显升高，血培养阳性。

2. 不一定存在母子血型不合现象。

3. Coombs 试验和（或）抗体释放试验阴性。

（二）失血性贫血

1. 无迅速上升的黄疸，红细胞相关检查显示无红细胞碎片。

2. 不一定存在母子血型不合现象。

3. Coombs 试验和（或）抗体释放试验阴性。

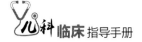
儿科临床指导手册

四、治疗措施

1. 光疗：轻症者仅光疗即可降低血清胆红素水平，达到防止胆红素脑病的目的（具体参照"新生儿高胆红素血症"中"光照疗法"）。

2. 换血疗法。

（1）换血适应证：①产前已明确诊断为新生儿溶血病，出生时脐血总胆红素>68μmol/L（4mg/dL）、Hb<120g/L，伴水肿、肝脾大和心力衰竭；②黄疸进展迅速，出生后12h内胆红素每小时上升>12μmol/L（0.7mg/dL），或出生后12h、24h、36h血清胆红素浓度分别>205.2μmol/L（12mg/dL）、273.6μmol/L（16mg/dL）、307.8μmol/L（18mg/dL）；③新生儿早期血清胆红素浓度>342.0μmol/L（20mg/dL）；④不论血清胆红素水平高低，已有胆红素脑病的早期症状；⑤早产，合并缺氧、酸中毒者或母亲前一胎为严重溶血病者，应适当放宽指征。

血型的选择、换血量、换血方法参照"新生儿高胆红素血症"相关内容。

3. 大剂量IVIg的应用：出生后一旦确诊为新生儿血型不合溶血病，可静脉滴注1剂IVIg 0.5～1.0g/kg，2h内滴入。静脉使用IVIg可有效阻断新生儿单核巨噬细胞系统Fc受体，抑制溶血过程，使胆红素产生减少，减少换血。

五、疾病注意事项

1. 仅游离抗体阳性，不能确诊为新生儿血型不合溶血病，不过有发生溶血的可能。

2. Coombs 试验、抗体释放试验均为确诊试验，抗体释放试验的意义更大。

3. 血型不合溶血病患儿黄疸进展快，容易在短期内反复，需严密监测黄疸变化。

4. 血型不合溶血病患儿容易出现贫血现象，需定期复查血红蛋白变化情况。

【参考文献】

[1] 邵肖梅，叶鸿瑁，丘小汕. 实用新生儿学［M］. 4 版. 北京：人民卫生出版社，2014.

[2] 王卫平，孙锟，常立文. 儿科学［M］. 9 版. 北京：人民卫生出版社，2018.

第五节　新生儿低血糖

一、概述

新生儿低血糖（hypoglycemia）是指血糖低于正常新生儿的最低血糖值。目前认为不论胎龄和日龄，血糖低于 2.2mmol/L 即诊断为低血糖，低于 2.6mmol/L 需要临床干预。

二、诊断要点

（一）临床表现

1. 新生儿低血糖患儿大多数无症状。有症状者多出现在生后数小时至 1 周内，临床表现缺乏特异性，往往因伴随疾病而被掩盖。

2. 主要有如下表现：反应差、发绀、震颤、惊厥、呼吸暂停、喂养困难、嗜睡、激惹、哭声微弱或者高尖等。

3. 临床类型：①早期过渡型低血糖：多见于重度溶血病、窒息、母亲糖尿病或延迟开奶的患儿。80% 左右无症状，有症状者多出现在生后 6~12h。较低糖速 [<6mg/(kg·min)] 静脉补充即可纠正，一般在 12h 内恢复正常。②继发型低血糖：为败血症等原发病导致，低血糖症状往往和原发病症状很难区别，如不监测血糖往往容易漏诊。③经典型或暂时性低血糖：见于母亲患妊娠期高血压或双胎患儿，多数为小于胎龄儿。80% 患儿会在出生时或生后 2~3d 出现症状，在新生儿期可多次发生。④严重反复发作型低血糖：多由先天性内分泌或代谢性疾病引起，对治疗的反应差。

（二）辅助检查

1. 纸片法：简单、快速，可用于筛查及监测。确诊需用化学法，如葡萄糖氧化酶法。对高危新生儿应正常规监测血糖，生后 4h 内应反复监测，随后每隔 4h 复查一次，直至血糖稳定。

2. 持续性低血糖者应做相应的检查，寻找病因，如检查血清胰岛素、胰高血糖素、皮质醇等；疑有遗传性代谢性疾病时，进行血、尿串联质谱及有机酸检测。

3. 患高胰岛素血症时，应行胰腺 B 超、CT 或 MRI 检查；怀疑低血糖脑病时，行头颅 MRI（尤其是 DWI），有助早期诊断；怀疑糖原贮积症时，可行肝活检。

（三）诊断标准

1. 血糖低于 2.2mmol/L。

2. 静脉糖速在 12mg/（kg·min）以上、规范治疗 72h 仍无法保持血糖正常，则为持续性低血糖（顽固性低血糖）。

三、鉴别诊断

本病应与早产儿原发性呼吸暂停、反应低下相鉴别。

四、治疗措施

1. 纠正低血糖，减少低血糖脑损伤发生。

（1）血糖低于 2.6mmol/L，静脉输注葡萄糖 6～8mg/（kg·min）。每小时监测微量血糖 1 次，直至血糖正常后逐渐减少至停止。

（2）血糖低于 2.2mmol/L，立即以 1mL/min 速度静脉推注 10％葡萄糖 2mL/kg。随后以 6～8mg/（kg·min）速度静脉输注葡萄糖，如不缓解，逐步提高输注速度到 10～12mg/（kg·min）。每小时监测 1 次微量血糖，每 2～4h 监测 1 次静脉血糖。血糖正常 12～24h 后，逐渐减少至停止输注葡萄糖。

（3）经以上处理血糖浓度仍不能维持正常时，可静脉输注氢化可的松 5～10mg/（kg·d）。

（4）持续性低血糖者可经肌内、皮下或静脉注射胰高血糖素 0.1～0.3mg/kg，6h 后可重复使用。

2. 积极治疗原发病：低血糖尤其是持续性低血糖往往是疾病的伴随症状，需积极寻找原发病并给予相应的治疗。

3. 加强保暖以降低能量消耗。

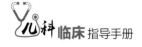

五、疾病注意事项

1. 血液标本在室内放置过久，血糖每小时会下降 0.83～1.11mmol/L（15～20mg/dL），因此采血后应该尽快检测。

2. 新生儿红细胞相对较多，且还原型谷胱甘肽含量高，红细胞酵解增加，可以导致全血检测的血糖值低于血清值 10%～15%。当血糖值低于 1.67mmol/L（30mg/dL）时，这种差异会更大。

3. 经积极治疗超过 1 周血糖仍然不能稳定者，需排除遗传代谢性疾病。

【参考文献】

邵肖梅，叶鸿瑁，丘小汕. 实用新生儿学［M］. 4 版. 北京：人民卫生出版社，2014.

第六节　新生儿肺炎

一、概述

新生儿肺炎（neonatal pneumonia）为新生儿期常见疾病，是新生儿感染的重要原因，也是新生儿严重并发症及死亡的重要原因，可发生在产前（宫内）、产时和产后，主要由细菌、病毒、衣原体、真菌等病原体引起。

二、诊断要点

(一) 临床表现

1. 宫内感染性肺炎：多在生后 24h 内发病，新生儿出生时常有窒息史，复苏后可出现气促、呻吟、发绀、呼吸困难、体温波动、反应差。肺部听诊呼吸音可为粗糙、减低或闻及湿啰音。严重者可出现呼吸困难、心力衰竭、弥散性血管内凝血 (DIC)、休克或持续肺动脉高压。

血行感染者常缺乏肺部体征而表现为黄疸、肝脾大和脑膜炎等多系统受累。

病毒感染者出生时可无明显症状，而在生后 2~3d，甚至 1 周左右逐渐出现呼吸困难，并进行性加重，甚至进展为慢性肺疾病。

2. 产时感染：产时感染发病时间因不同病原体而异。细菌性感染一般在生后 3~5h 发病，Ⅱ 型单纯疱疹病毒感染多在生后 5~10d 出现症状，衣原体感染潜伏期为 3~12 周。

3. 产后感染：多表现为气促、鼻翼扇动、发绀、吐沫、三凹征等，肺部体征早期常不明显，病程中可出现双肺湿啰音。

呼吸道合胞病毒感染者可表现为喘息，肺部听诊可闻及哮鸣音。沙眼衣原体肺炎患儿出生后常有眼结膜炎病史。金黄色葡萄球菌肺炎患儿易合并脓气胸。

(二) 辅助检查

1. 实验室检查：①周围血象白细胞大多正常，也可减少或增加。②脐血 IgM>200mg/L 或特异性 IgM 增高，对产前感染有诊断意义。③生后立即进行胃液涂片寻找白细胞和病原体，或取血标本、气管分泌物等进行涂片、培养和对流免疫电泳等检测，有助于产时感染病原学诊断。④行鼻咽部分泌物细菌培养、病毒分离和荧光抗体检测，血清特异性抗体检查有助于产后感染病原学诊断。

2. 胸部 X 线检查：①病毒性肺炎患儿胸部 X 线片第 1 日常无改变，24h 后显示为间质性肺炎改变。病毒性肺炎以间质病变、两肺膨胀过度、肺气肿为主。②细菌性肺炎常表现为两肺弥漫性模糊影，密度不均。③金黄色葡萄球菌合并脓胸、气胸或肺大疱时可见相应的 X 线片改变。

三、鉴别诊断

本病应与新生儿短暂性呼吸增快（transient tachypnea of the newborn，TTN）、新生儿肺气漏相鉴别，主要鉴别要点如下。

1. TTN。

（1）TTN 常见于早产儿、未经宫缩的剖宫娩出婴儿、糖尿病母亲所生婴儿等。

（2）通常在出生时和分娩后 2h 内发病，呼吸增快（RR>60 次/分）是最显著的特征，常伴有发绀、鼻翼扇动、三凹征、呻吟、胸廓饱满。肺部听诊呼吸音常清晰，一般恢复较快。胸部 X 线片特征性改变包括肺容积增加伴横膈扁平、心影轻度扩大，以及源于肺门的日光状的显著血管纹理。叶间裂通常可见液体，可能存在胸腔积液，肺泡水肿可表现为绒毛状致密阴影。

（3）TTN 是一种良性、自限性疾病，治疗上以支持治疗为主。

2. 新生儿肺气漏：是指气体从肺逸出至肺泡外间隙，临床表现取决于气体漏出后的位置，最常见的为气胸、纵隔积气、间质性肺气肿和心包积气，少见气腹和皮下气肿。

四、治疗措施

（一）呼吸道管理

1. 保持呼吸道通畅，及时清理口鼻腔分泌物。

2. 定期翻身、拍背，体位引流。

3. 必要时可雾化治疗。

（二）低氧血症的治疗

选择合适的给氧和呼吸支持方式，使动脉血氧分压（PaO_2）维持在适当水平，即 $50\sim80mmHg$。

（三）病因治疗

1. 细菌性肺炎：氨苄西林能有效覆盖 B 组链球菌、大多数其他链球菌、单核细胞增多性李斯特菌，即部分革兰阴性菌。

2. 衣原体肺炎：首选红霉素和阿奇霉素。

3. 病毒性肺炎：单纯疱疹病毒性肺炎首选阿昔洛韦（采用序贯疗法：起始剂量为 $60mg/kg$，iv，$q8h\times14d$，随后每次 $300mg/m^2$，po，$tid\times6$ 个月；如有神经系统感染或为播散性单纯疱疹病毒感染，起始剂量为 $60mg/kg$，iv，$q8h\times21d$，随后每次 $300mg/m^2$，po，$tid\times6$ 个月）。巨细胞病毒性肺炎首选的一线抗病毒药物为静脉用更昔洛韦及口服前药缬更昔洛韦（更昔洛韦：每次 $6mg/kg$，$q12h$，iv，$2\sim6$ 周；换为缬更昔洛韦：每次 $16mg/kg$，$q12h$，po，6 个月）。

（四）支持疗法

维持水、电解质及酸碱平衡，每日输液总量为 60～100mL/kg，输液速度应慢，以免发生心力衰竭及肺水肿。保证能量和营养成分的供给，纠正贫血。

五、疾病注意事项

1. 对于无并发症的细菌性肺炎，一般疗程为 7～10d。

2. 在使用更昔洛韦、缬更昔洛韦时，应随着婴儿体重的增加而增加剂量，以维持剂量为每次 6mg/kg、16mg/kg。

【参考文献】

［1］王卫平. 儿科学［M］. 8 版. 北京：人民卫生出版社，2013.
［2］孙锟，沈颖，黄国英. 小儿内科学［M］. 6 版. 北京：人民卫生出版社，2020.

第七节　新生儿呼吸暂停

一、概述

呼吸暂停是指呼吸停止时间＞20s，伴有心率减慢（＜100次/分），或出现发绀、血氧饱和度降低，是新生儿，尤其是早产儿的常见症状，应密切监护、及时处理。呼吸暂停分为原发性呼吸暂停和继发性呼吸暂停。

二、诊断要点

（一）原发性呼吸暂停

原发性呼吸暂停多见于早产儿，常见于胎龄<34周、体重<1800g的早产儿，多发生在生后3~5d，与早产儿脑干呼吸控制中枢发育不成熟有关。胎龄越小，呼吸中枢发育越不成熟，呼吸暂停发生率越高，<28周的早产儿几乎都会发生。

（二）继发性呼吸暂停

继发性呼吸暂停多见于足月儿，也可见于早产儿，可由神经系统疾病、神经肌肉疾病、呼吸系统疾病、消化系统疾病等引起。其中比较特殊的为脑性呼吸暂停，通常见于中枢神经系统疾病，如颅内出血、缺氧缺血性疾病早期，常同时伴有其他轻微发作性惊厥的表现，或伴有肢体强直性惊厥。脑性呼吸暂停发作时做脑电图监护，可见节律性 δ 波。

三、鉴别诊断

本病应与早产儿贫血、周期性呼吸、新生儿惊厥相鉴别。

四、治疗措施

（一）一般处理

1. 密切观察患儿，监护患儿的呼吸、心率、经皮氧饱和度。

2. 避免可能促发呼吸暂停的诱因，如减少咽部吸引及插管，避免颈部的过度屈曲或仰伸。

（二）物理刺激

可先给予物理刺激，如托背、弹足底等，或用气囊面罩加压呼吸，从而通过对脑干产生非特异性的兴奋来引发呼吸。

（三）药物治疗

1. 咖啡因：负荷剂量 20mg/kg 的枸橼酸咖啡因（相当于咖啡因 10mg/kg），负荷剂量 24h 后给予维持量，即枸橼酸咖啡因 $5\sim10mg/kg$（相当于咖啡因 $2.5\sim5.0mg/kg$），可静脉或口服给药。

开始咖啡因治疗后 $5\sim7d$ 达到稳态浓度，其血清治疗谷浓度为 $5\sim25mg/L$。

当婴儿纠正胎龄达到 $32\sim34$ 周，并且持续>5d 未出现需要干预的呼吸暂停发作时停用咖啡因。

2. 氨茶碱：如无咖啡因，可选用氨茶碱。首次负荷剂量 5mg/kg，20min 内静脉滴注，12h 后给予维持量，2mg/kg，q12h，静脉滴注或口服，应监测有效血浓度，为 $5\sim15\mu g/L$，疗程 $5\sim7d$。

（四）呼吸支持

1. 经鼻持续气道正压通气（nasal continuous positive airway pressure，NCPAP）：呼吸暂停可使用 NCPAP 辅助通气，NCPAP 可降低早产儿呼吸暂停的发生率、维持功能残气量（functional residual capacity，FRC），并改变呼吸频率。NCPAP 初始压力为 $4\sim6cmH_2O$（$2.94\sim4.41mmHg$），压力大于 $8cmH_2O$（$5.88mmHg$）时可能使肺过度扩张或损害循环功能。

2. 经鼻加温湿化高流量通气（heated humidified high

flow nasal cannula，HHHFNC)：呼吸暂停也可使用HHHFNC 辅助通气，可辅助供氧并给予持续气道正压通气，减少不适感，但该辅助通气模式可能产生不可预测的 CPAP 水平。

3. 经鼻间歇正压通气（nasal intermittent positive pressure ventilation，NIPPV)：是一种 NCPAP 的增强模式，在提供呼气末正压通气（positive end expiratory pressure，PEEP）的同时，还提供吸气峰压（peak inspiratory pressure，PIP)，可增强 CPAP 对呼吸暂停的治疗作用。

4. 有创机械通气：经药物和无创辅助通气治疗均无效时，需要气管插管后行有创机械通气。

五、疾病注意事项

1. 胎龄>28 周出生的婴儿，其呼吸暂停通常在纠正胎龄 37 周前消失。但胎龄≤28 周出生的婴儿，其呼吸暂停常持续至纠正胎龄达 43 周。

2. 如出现严重呼吸暂停，且不能用其他原因解释，应考虑先天性中枢性低通气综合征，应行基因检测。

【参考文献】
邵肖梅，叶鸿瑁，丘小汕. 实用新生儿学［M］. 5 版. 北京：人民卫生出版社，2019.

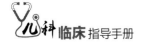

第八节　新生儿胎粪吸入综合征

一、概述

新生儿胎粪吸入综合征（meconium aspiration syndrome, MAS）是指新生儿吸入胎粪引起的呼吸系统病理改变。根据吸入发生的时间可分为产前新生儿胎粪吸入、产时新生儿胎粪吸入或产后新生儿胎粪吸入。

二、诊断要点

（一）临床表现

1. 多见于过期产儿，患儿生后出现指（趾）甲、皮肤、脐带等严重黄染（胎粪污染），出生初期常表现为低氧所致的神经系统抑制。

2. 出现发绀、呻吟、鼻翼扇动、三凹征和明显的气促，呼吸浅而快。胸部体征有过度通气的表现，胸廓前后径增大如桶状胸，听诊可闻及啰音。

（二）辅助检查

1. 胸部 X 线片表现为肺斑片影伴肺气肿，由于过度充气而使横膈平坦。重症者可出现大片肺不张，继发性肺损伤或继发性肺泡表面活性物质（PS）缺乏所致的肺萎陷，可并发纵隔气肿、气胸等气漏。

2. 动脉血气分析显示有低氧血症、高碳酸血症和代谢性或混合性酸中毒。如低氧血症明显，与肺部的病变或呼吸困难的程度不成比例，可通过心脏超声检查发现有心脏卵圆孔或（和）动脉导管水平的右向左分流。

（三）诊断标准

1. 胎粪污染的证据：指（趾）甲、脐带和皮肤被胎粪污染而发黄。

2. 胎粪吸入证据：气管内吸出胎粪，胸部 X 线片证据。

有胎粪污染证据、出生后早期出现呼吸困难等临床表现、胎粪吸入证据即可诊断。

三、鉴别诊断

本病应与大量羊水吸入、早发性感染性肺炎相鉴别。

四、治疗措施

（一）观察

1. 胎粪污染及气管内吸出胎粪者有发生胎粪吸入综合征的风险，应密切监测呼吸状况。

2. 监测血氧饱和度以评估病情严重程度及预防低氧血症。

3. 拍摄胸部 X 线片了解胎粪吸入情况、感染渗出及并发症情况。

（二）常规处理

1. 将患儿置于适中温度环境中，尽量减少触觉刺激。

2. 监测内环境并维持稳定，如监测血糖、电解质、血气等。

3. 针对性治疗低血压及低心输出量，包括使用正性肌力药物如多巴胺，但要限制入液量以预防心肺水肿。

4. 对氧合处于临界值的患儿应使用生理盐水或浓缩红细胞支持循环。对需吸氧、机械通气患儿，一般维持 Hb>15g/L（血细胞比容>40%）。

（三）氧疗

吸氧治疗低氧血症，避免反复低氧致肺动脉收缩而造成新生儿持续性肺动脉高压（persistent pulmonary hypertension of the newborn，PPHN）。

（四）辅助通气

1. CPAP：如需吸入气氧浓度（FiO_2）>40%，考虑使用CPAP。

2. 机械通气：病情危重，有严重换气异常，明显 CO_2 潴留（$PaCO_2$>60mmHg）或持续低氧（PaO_2<50mmHg）的患儿使用机械通气。

3. 高频通气：严重的胎粪吸入综合征及有气漏综合征患儿考虑使用高频通气。

（五）药物

1. 抗生素：如胸部 X 线片示有浸润，用广谱抗生素，应取血培养证实有无细菌感染，如有，确定抗生素疗程。

2. 肺表面活性物质：胎粪可抑制内源性肺表面活性物质。胎粪吸入综合征用肺表面活性物质治疗可改善氧合，减少肺合并症及体外膜肺氧合（ECMO）需求。

五、疾病注意事项

1. 注意胎粪吸入综合征并发症的排查：气漏、PPHN。

2. 注意肺后遗症：约 5% 存活者在 1 个月时仍需要吸氧，

确有肺功能异常者，包括功能性残气量增加、气道反应性升高、肺炎发生率较高。

【参考文献】

[1] 约翰·克罗和迪，埃里克·艾肯伍德，安·斯塔克. 新生儿诊疗手册［M］. 郑军，李月琴，王晓鹏，主译. 天津：天津科技翻译出版公司，2011.

[2] 邵肖梅，叶鸿瑁，丘小汕. 实用新生儿学［M］. 5版. 北京：人民卫生出版社，2019.

第九节　新生儿败血症

一、概述

新生儿败血症指新生儿期病原体侵入血液循环并在其中生长繁殖、产生毒素所致的全身性感染。

二、诊断要点

（一）临床表现

1. 全身表现：①体温改变：可有发热或低体温。②感染中毒症状：少吃、少哭、少动、面色欠佳、四肢凉、体重不增或增长缓慢。③黄疸：有时是败血症的早期唯一表现，严重时可并发胆红素脑病。④休克表现：四肢冰凉、伴皮肤大理石样花纹，股动脉搏动减弱，毛细血管充盈时间延长，血压降低，严重时可有弥散性血管内凝血（disseminated intravascular

coagulation，DIC）。

2. 各系统可有不同表现，涉及消化系统、呼吸系统、中枢神经系统、心血管系统、血液系统等。

（二）辅助检查

1. 细菌学检查：①细菌培养。②病原菌抗原及 DNA 检测。

2. 非特异性检查：①白细胞计数，出生 12h 以后采血结果较为可靠。6 小时龄～3 日龄 $\geqslant 30 \times 10^9$/L，$\geqslant 3$ 日龄为 $\geqslant 20 \times 10^9$/L，或任何日龄 $< 5 \times 10^9$/L，均提示异常。②白细胞分类，常用指标为杆状核细胞/中性粒细胞（immature/total neutrophils，I/T），刚出生至 3 日龄 I/T $\geqslant 0.16$ 为异常，$\geqslant 3$ 日龄 I/T $\geqslant 0.12$ 为异常。③C 反应蛋白：炎症发生 6～8h 后即可升高、生后 6h 内 C 反应蛋白 $\geqslant 3$mg/L、生后 6～24h C 反应蛋白 $\geqslant 5$mg/L、生后超过 24h C 反应蛋白 $\geqslant 10$mg/L 提示异常。④血小板 $\leqslant 100 \times 10^9$/L。⑤降钙素原（PCT）。

（三）诊断标准

1. 新生儿早发败血症（EOS）。

（1）疑似诊断：生后 $\leqslant 72$h，有下列任何一项。①异常临床表现。②母亲有绒毛膜羊膜炎。③早产胎膜早破 $\geqslant 18$h。如无异常临床表现，血培养阴性，间隔 24h 的连续两次血液非特异性检查 < 2 项阳性，则可排除败血症。

（2）临床诊断：有临床异常表现，同时满足下列任何一项。①血液非特异性检查 $\geqslant 2$ 项阳性；②脑脊液检查为化脓性脑膜炎改变；③血液中检出致病菌 DNA。

（3）确定诊断：有临床表现，血培养或脑脊液（或其他无菌腔液）培养阳性。

2. 新生儿晚发败血症（LOS）。

（1）临床诊断：生后>72h，其余条件同上。

（2）确定诊断：生后>72h，其余条件同上。

三、鉴别诊断

本病应与宫内单纯疱疹病毒（HSV）感染、先天性代谢性疾病（中毒型）相鉴别。

四、治疗措施

1. 应用抗生素。

（1）无论是 EOS 还是 LOS，一旦怀疑即用抗生素，然后根据血培养、药敏试验结果及其他非特异性检查结果决定继用、换用或者停用抗生素。EOS（疑似诊断）如能在生后 48～72h 内排除诊断，则必须停用抗生素；而 LOS 用抗生素时既要考虑高危因素如插管等，也要考虑患儿的临床表现及实验室检查数据。

（2）EOS 在血培养和其他非特异性检查结果出来前，经验性选用广谱抗生素组合，尽早针对革兰阳性细菌、革兰阴性细菌，用氨苄西林（或青霉素）＋三代头孢菌素作为一线抗生素组合。LOS 在得到血培养结果前，考虑到凝固酶阴性葡萄球菌（CONS）及金黄色葡萄球菌较多，可经验性选用苯唑西林、萘夫西林（针对表皮葡萄球菌），或者万古霉素代替氨苄西林联用三代头孢菌素，如怀疑铜绿假单胞菌感染则用头孢他啶。

（3）一旦有药敏试验结果，应做相应调整，尽量选用一种针对性强的抗生素。如临床疗效好，虽药敏试验结果不敏感，亦可暂不换药。

（4）一般采用静脉注射，疗程 10～14d。合并 B 组链球菌（GBS）及革兰阴性细菌所致化脓性脑膜炎（简称化脑）者，疗程 14～21d。

2. 清除感染灶。

（1）脐炎局部用 3％过氧化氢、2％碘酒及 75％乙醇消毒，每日 2～3 次。

（2）皮肤感染灶可涂抗菌软膏。

（3）口腔黏膜亦可用 3％过氧化氢或 0.1％～0.3％乳酸依沙吖啶（雷夫诺尔液）洗口腔，每日 2 次（bid）。

3. 保持机体内外环境的稳定：如注意保暖、供氧、纠正酸碱平衡失调，维持营养、电解质平衡及循环稳定等。

4. 增强免疫功能及其他疗法：早产儿及严重感染者可使用 IVIg 200～600mg/kg，每日 1 次（qd），3～5d 或者每日 1～2g/kg。严重感染者尚可行换血疗法。

五、疾病注意事项

1. 注意宫内感染证据的收集。

2. 抗生素的应用要及时，动态监测感染指标，及时根据感染指标检测结果调整抗生素。

3. 注意评估败血症是否与血管内置导管相关，必要时拔除内置导管。

【参考文献】

[1] 邵肖梅，叶鸿瑁，丘小汕. 实用新生儿学［M］. 5 版. 北京：人民

卫生出版社，2019.

［2］中华医学会儿科学分会新生儿学组，中国医师协会新生儿科医师分会感染专业委员会．新生儿败血症诊断及治疗专家共识（2019年版）［J］．中华儿科杂志，2019，57（4）：252－257.

第三章　感染性疾病

第一节　手足口病

一、概述

手足口病（hand－foot－mouth disease，HFMD）是由肠道病毒（enterovirus，EV）感染引起的儿童常见传染病，主要临床表现为手、足及口腔黏膜等部位出现斑丘疹和疱疹。少数病例进展非常迅速，可出现脑膜炎、脑炎、脑脊髓炎、神经源性水肿、肺出血及循环衰竭等危重症表现。我国已将本病纳入法定丙类传染病管理。

二、诊断要点

（一）临床表现

根据疾病的发生发展过程，手足口病的分期、分型如下。

1. 第 1 期（出疹期）：主要表现为发热，手、足、口、臀等部位出疹，可伴有咳嗽、流涕、食欲不振等症状。典型皮疹表现为斑丘疹、丘疹、疱疹。皮疹周围有炎性红晕，疱疹内液体较少，不痛不痒，皮疹恢复时不结痂、不留瘢痕。

2. 第 2 期（神经系统受累期）。

3. 第 3 期（心肺功能衰竭前期）。

4. 第 4 期（心肺功能衰竭期）。

5. 第 5 期（恢复期）。

（二）辅助检查

进行血常规及 C 反应蛋白、血生化、病原学及血清学检查，必要时行脑脊液检查等。

（三）诊断标准

结合流行病学史、临床表现和病原学检查做出诊断。

1. 临床诊断病例：流行病学史＋符合上述临床表现。

2. 确诊病例：在临床诊断病例基础上，具有下列之一者即可确诊。

（1）肠道病毒（CV－A16、EV－A71 等）特异性核酸检测阳性。

（2）分离出肠道病毒，并鉴定为 CV－A16、EV－A71 或其他可引起手足口病的肠道病毒。

（3）急性期血清相关肠道病毒 IgM 抗体阳性。

（4）恢复期血清相关肠道病毒的中和抗体比急性期可有 4 倍及以上升高。

三、鉴别诊断

本病应与其他儿童出疹性疾病，如丘疹性荨麻疹、沙土皮疹、水痘、不典型麻疹、幼儿急疹、带状疱疹、风疹及川崎病等相鉴别。

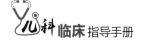

四、治疗措施

目前尚无特效的抗病毒药物，主要是对症处理。

1. 普通病例的治疗：注意隔离，避免交叉感染；清淡饮食；做好口腔和皮肤护理。积极控制体温。常用药物：布洛芬，口服，每次 5～10mg/kg；对乙酰氨基酚，口服，每次 10～15mg/kg。两次用药的最短间隔时间为 6h。

2. 具体治疗措施。

（1）惊厥患儿需要及时止惊，常用药物：如无静脉通路可首选咪达唑仑肌内注射，每次 0.1～0.3mg/kg，体重＜40kg 者每次最大剂量不超过 5mg，体重＞40kg 者每次最大剂量不超过 10mg；地西泮缓慢静脉推注，每次 0.3～0.5mg/kg，每次最大剂量不超过 10mg，注射速度为 1～2mg/min。需严密监测生命体征，做好呼吸支持准备；也可使用水合氯醛灌肠；保持呼吸道通畅，必要时吸氧；注意营养支持，维持水、电解质平衡。

（2）液体疗法：重症患儿可出现脑水肿、肺水肿及心功能衰竭，应控制液体入量，给予生理需要量 60～80mL/(kg·d)（脱水剂不计算在内），建议匀速给予，即 2.5～3.3mL/(kg·h)，注意维持血压稳定。休克患儿在应用血管活性药物的同时，每次给予生理盐水 5～10mL/kg 进行液体复苏，15～30min 内输入，此后酌情补液，避免短期内大量扩容。扩容时可考虑给予胶体液（如白蛋白或血浆）输注，也可依据中心静脉压（CVP）、动脉血压（ABP）等指导补液。

（3）降颅压：常用甘露醇，剂量为每次 20％甘露醇 0.25～1.0g/kg，每 4～8h 1 次（q4～8h），20～30min 快速静

脉注射；严重颅高压或脑疝时，可增加频次至 q2～4h。严重颅高压或低钠血症时可考虑联合使用高渗盐水（3%氯化钠）。有心功能障碍者，可使用利尿剂，如呋塞米 1～2mg/kg 静脉注射。

（4）血管活性药物：第 3 期患儿血流动力学改变为高动力高阻力型，以使用扩血管药物为主。可使用米力农，负荷剂量 50～75μg/kg，15min 输注完毕，维持量从 0.25μg/(kg·min) 开始，逐步调整剂量，最大可达 1μg/(kg·min)，一般不超过 72h。高血压者应将血压控制在该年龄段严重高血压值以下，可使用酚妥拉明 1～20μg/(kg·min)，或硝普钠 0.5～5μg/(kg·min)，由小剂量开始逐渐增加剂量，直至调整至合适剂量，其间密切监测血压等生命体征。

第 4 期血压下降时可应用正性肌力及升压药物治疗，如多巴胺 5～20μg/(kg·min)、去甲肾上腺素 0.05～2μg/(kg·min)、肾上腺素 0.05～2μg/(kg·min) 或多巴酚丁胺 2.5～20μg/(kg·min) 等。从低剂量开始，以能维持接近正常血压的最小剂量为佳。以上药物无效者，可试用血管升压素或左西孟旦等药物治疗。血管升压素：20μg/kg，q4h，静脉缓慢注射，用药时间视血流动力学改善情况而定；左西孟旦负荷剂量 6～12μg/kg，静脉注射，维持量 0.1μg/(kg·min)。

（5）丙种球蛋白：第 2 期不建议常规静脉注射丙种球蛋白。有脑脊髓炎和持续高热等表现者及危重患儿可酌情使用，剂量 1.0g/(kg·d)，连用 2d。

（6）糖皮质激素：有脑脊髓炎和持续高热等表现者及危重患儿酌情使用。可选用甲基泼尼松龙 1～2mg/(kg·d)，或氢化可的松 3～5mg/(kg·d)，或地塞米松 0.2～0.5mg/(kg·

d)，一般疗程3~5d。

（7）机械通气。

（8）血液净化治疗：危重患儿有条件时可开展床旁连续性血液净化治疗，目前尚无具体推荐建议。血液净化治疗有助于降低"儿茶酚胺风暴"，减轻炎症反应，协助液体平衡和替代肾功能等，适用于第3期和第4期患儿。

（9）体外生命支持：包括体外膜肺氧合（ECMO）、体外左心支持或ECMO联合左心减压等，适用于常规治疗无效的合并心肺衰竭的危重患儿。其中ECMO联合左心减压适用于合并严重肺水肿和左心衰竭的患儿，严重脑功能衰竭的患儿不建议使用。

（10）恢复期治疗：针对患儿恢复期症状进行康复治疗和护理，促进各脏器功能尤其是神经系统功能的早日恢复。

五、预后

大多数患儿预后良好，一般在1周内痊愈，无后遗症。少数患儿发病后迅速累及神经系统，表现为脑干脑炎、脑脊髓炎、脑脊髓膜炎等，发展为循环衰竭、神经源性肺水肿的患儿病死率高。

第二节 流行性感冒

一、概述

流行性感冒（influenza）简称流感，是由流感病毒引起的一种急性呼吸道传染病，在世界范围内暴发和流行。

二、诊断要点

潜伏期一般为 1~7d，多为 2~4d。

（一）临床表现

主要以发热、头痛、肌痛和全身不适起病，体温可达 39~40℃，可有畏寒、寒战，多伴全身肌肉关节酸痛、乏力、食欲减退等全身症状，常有咽喉痛、干咳，可有鼻塞、流涕、胸骨后不适、颜面潮红、眼结膜充血等。部分患儿症状轻微或无症状。

（二）实验室检查

血常规、血生化、病原学检查，必要时行脑脊液检查等。

（三）并发症

肺炎是最常见的并发症，其他并发症有神经系统损伤、心脏损伤、肌炎和横纹肌溶解、休克等。儿童流感并发喉炎、中耳炎、支气管炎较成人多见。

（四）诊断标准

1. 临床诊断：有流行病学史（发病前 7d 内在无有效个人防护的情况下与疑似或确诊流感患者有密切接触，或属于流感样病例聚集发病者之一，或有明确传染他人的证据）和上述流感临床表现，且排除其他引起流感样症状的疾病。

2. 确诊诊断：有上述流感临床表现，以下一种或一种以上病原学检测结果阳性：①流感病毒核酸检测阳性。②流感病毒抗原检测阳性。③流感病毒培养分离阳性。④急性期和恢复期双份血清特异性 IgG 抗体水平呈 4 倍或以上升高。

（五）重症与危重症病例

1. 出现以下情况之一者为重症病例。

（1）持续高热＞3d，伴有剧烈咳嗽，咳脓痰、血痰，或胸痛。

（2）呼吸频率快，呼吸困难，口唇发绀。

（3）反应迟钝、嗜睡、躁动等神志改变或惊厥。

（4）严重呕吐、腹泻，出现脱水表现。

（5）合并肺炎。

（6）原有基础疾病明显加重。

（7）需住院治疗的其他临床情况。

2. 出现以下情况之一者为危重症病例。

（1）呼吸衰竭。

（2）急性坏死性脑病。

（3）休克。

（4）多器官功能不全。

（5）其他需进行监护治疗的严重临床情况。

三、鉴别诊断

本病应与普通感冒、新型冠状病毒感染相鉴别。

四、治疗措施

（一）对症治疗

高热者可进行物理降温、应用解热药物。咳嗽咳痰严重者可用止咳祛痰药物。根据缺氧程度采用适当的方式进行氧疗。

（二）抗病毒治疗

1. 治疗时机：重症或有重症流感高危因素的流感样病例，

应当尽早进行经验性抗流感病毒治疗。

2. 药物治疗。

(1) 神经氨酸酶抑制剂：常用以下几种。

奥司他韦：成人剂量为每次 75mg，bid。1 岁以下儿童推荐剂量：0～8 月龄，每次 3.0mg/kg，bid；9～11 月龄，每次 3.5mg/kg，bid。1 岁及以上儿童：体重 < 15kg 者，每次 30mg，bid；体重 15～23kg 者，每次 45mg，bid；体重 23～40kg 者，每次 60mg，bid；体重≥40kg 者，每次 75mg，bid。疗程 5d，重症患儿疗程可适当延长。肾功能不全者要根据肾功能调整剂量。

扎那米韦（吸入喷雾剂）：适用于成人及 7 岁以上儿童。每次 10mg，bid（q12h），疗程 5d。不推荐原有哮喘或其他慢性呼吸道疾病者使用吸入性扎那米韦。不推荐扎那米韦吸入粉剂用雾化器或机械通气装置给药。

帕拉米韦：成人用量为 300～600mg，< 30 日龄新生儿为 6mg/kg，31～90 日龄婴儿为 8mg/kg，91 日龄～17 岁者 10mg/kg，静脉滴注，qd，1～5d，重症患者疗程可适当延长。

(2) 血凝素抑制剂：阿比多尔，可用于成人甲型流感、乙型流感的治疗。每次 200mg，3 次/日（tid），疗程 5d。我国临床应用数据有限，需密切观察疗效和不良反应。

(3) M2 离子通道阻滞剂：金刚烷胺和金刚乙胺，对目前流行的流感病毒株耐药，不建议使用。

【参考文献】

中华人民共和国国家卫生健康委员会，国家中医药管理局. 流行性感冒诊疗方案（2020 年版）[J]. 中华临床感染病杂志，2020，13（6）：401－405，411.

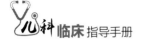

第三节　流行性腮腺炎

一、概述

流行性腮腺炎（epidemic parotitis，EP）是由腮腺炎病毒引起的以腮腺非化脓性肿大为主要临床特征的急性呼吸道传染病，可并发脑膜炎/脑膜脑炎和胰腺炎等。我国将流行性腮腺炎纳入法定丙类传染病管理。

二、诊断要点

（一）临床表现

潜伏期为 12～25d，一般为 16～18d，30％～40％为隐性感染。

1. 典型表现：典型病例以腮腺炎为主要表现。

（1）前驱期：此期可无或很短（数小时至 1～2d）。可有发热、头痛、厌食、吞咽不适和呕吐。患儿常诉"耳痛"，咀嚼时显著。

（2）腮腺肿胀期：腮腺逐渐肿大，以耳垂为中心，呈马鞍状，伴局部胀痛、感觉过敏和轻压痛，腮腺管口红肿。通常一侧腮腺先肿大，数日内累及对侧，4～5d 后腮腺逐渐缩小，整个过程 6～10d。其他唾液腺如下颌下腺可同时肿大。此期仍可有中度发热，热程一般 3～7d。约 20％患儿病程中始终无发热。

2. 非典型表现：5 岁以下流行性腮腺炎患儿可仅表现为

上呼吸道症状和发热，而无腮腺和其他唾液腺肿大，或者仅见其他唾液腺如下颌下腺肿大。

（二）实验室检查

1. 血常规：白细胞计数大多正常或稍增加，分类见淋巴细胞相对增多。C 反应蛋白一般正常。

2. 病毒分离：本病发病后 3d 内（最长不超过 8d）收集颊黏膜/口腔拭子，脑膜炎/脑膜脑炎发生 5d 后进行病毒分离。发病早期的尿液和血液标本亦可用于病毒分离。

3. 病毒核酸：取上述标本采用 RT－PCR 方法检测病毒特异性核酸片段。

4. 特异性抗体：血清特异性 IgM 阳性提示近期感染。双份血清特异性 IgG 阳转或增加≥4 倍也可诊断。

（三）并发症

并发症可在本病出现前、同时或后发生，也可发生在无腮腺炎时。常见中枢神经系统症状、胰腺炎症状、生殖腺并发症相关症状。

（四）诊断标准

根据流行性腮腺炎接触史、典型腮腺炎表现可做出临床诊断。如缺乏典型腮腺炎表现或接种过疫苗，需借助病原学检查。

三、鉴别诊断

本病应与急性淋巴结炎、化脓性腮腺炎、其他病毒所致腮腺炎相鉴别。

四、治疗措施

本病为自限性疾病，主要为对症治疗。

1. 一般对症治疗：急性期注意休息，补充水分和营养，给予流质和软食，避免酸性饮食；高热者给予退热剂或物理降温；腮腺肿痛严重时，可给予镇痛剂。

2. 局部治疗：用青黛散调醋局部涂敷，可减轻肿胀和疼痛；也可给予局部温敷或红外线等理疗。

3. 并发症治疗：并发胰腺炎时，可短期禁食，注意维持水、电解质平衡。采用生长抑素及其类似物（奥曲肽）直接抑制胰腺外分泌，质子泵抑制剂抑制胃酸分泌，乌司他丁等蛋白酶抑制剂抑制胰蛋白酶的释放。发生睾丸炎时，局部给予冷湿敷，将阴囊吊起，可酌情使用镇痛剂，严重病例可短期静脉注射氢化可的松 5mg/(kg·d)。发生脑膜炎或脑炎时，应予降低颅压和止惊等相应处理。

4. 中药治疗：可口服单味药，如板蓝根制剂。

五、预后

一般预后良好，大多能完全恢复。并发脑膜炎/脑膜脑炎、心肌炎及胰腺炎者，偶有重症死亡。少数病例可发生一侧永久性感音神经性聋。

【参考文献】

方峰，俞蕙. 小儿传染病学 ［M］. 5 版. 北京：人民卫生出版社，2020.

第四节　传染性单核细胞增多症

一、概述

EB 病毒（Epstein－Barr virus，EBV）属于疱疹病毒科，具有使感染的淋巴细胞无限增殖的能力和潜伏－活化特性。原发性 EBV 感染多发生于儿童期，常表现为不典型感染，如上呼吸道感染、扁桃体炎、持续发热，伴或不伴淋巴结肿大，典型表现为传染性单核细胞增多症（infectious mononucleosis，IM），简称传单。

二、诊断要点

（一）临床表现

1. 常先有 2～5d 的轻症前驱表现：常见头痛、不适、乏力及纳差等，可有发热。

2. 发热、咽扁桃体炎、淋巴结肿大三联征：绝大多数发热，38.0～40.5℃，一般持续 1～2 周，个别长达 4～5 周。约 80％有咽扁桃体炎，约 50％有白色膜状渗出，约 5％伴链球菌感染。90％以上起病不久浅表淋巴结迅速肿大，以颈部为著。纵隔淋巴结肿大可致咳嗽和气促，肠系膜淋巴结肿大可致腹痛。肿大淋巴结消退需数周，少数可持续数月或更久。

3. 脾大：50％～70％（4 岁以下多见）在病后 3 周内发生脾大，质柔软。

4. 肝大及肝功能异常：40％以上有暂时性肝酶增高，

30%～60%有肝大（4岁以下多见），2%～15%有黄疸。肝功能在2周至2个月可完全恢复，少数发生重症肝炎样表现。

5. 其他表现：眼睑水肿。年幼儿和青少年可有皮疹。

（二）辅助检查

1. 血常规检查：起病后1～4周出现典型血常规表现，淋巴细胞绝对计数≥5×10⁹/L或占比≥50%，和（或）异型淋巴细胞占比≥10%或绝对计数>1×10⁹/L，后者极具诊断意义。白细胞计数一般为（10～20）×10⁹/L。

2. 病原学检查（表3-4-1）。

表3-4-1　EBV血清特异性抗体检查及其临床意义

抗 VCA IgM	抗 VCA IgG	抗 EA IgG	抗 NA IgG	临床意义
+	−/+（低亲和力）	−	−	原发感染早期/急性期
+/−	+	+	−	原发感染急性晚期
弱+/−	+（低、中亲和力）	+	+	原发感染恢复晚期
−	+（高亲和力）	−	−	既往感染
−	+++	++	+	慢性活动性感染

注：<4岁患儿抗 VCA IgM 抗体水平低，消失快（通常在病后3～4周消失）。

3. 病毒标志物检测：用核酸杂交和 PCR 法检测唾液或口咽洗液脱落上皮、外周血单个核细胞，血浆或血清和病变组织中 EBV DNA，还可用免疫标记法检测样本中病毒抗原，或原位杂交法检测病变组织中 RNA 产物（EBER）。

4. 病毒分离：利用 EBV 感染使培养 B 细胞（人脐血或

外周淋巴细胞）无限增殖的特性进行病毒分离鉴定，需耗时
6～8周。

（三）并发症

神经系统、血液系统症状，如噬血细胞综合征、脾破
裂等。

（四）诊断标准

1. 临床诊断病例：满足下列 3 项及以上临床表现及任一
项非特异性实验室证据。

2. 确诊病例：满足下列 3 项及以上临床表现及原发性
EBV 感染的实验室证据。

（1）临床表现：发热；咽峡炎；颈淋巴结肿大；肝大；脾
大；眼睑水肿。

（2）非特异性实验室证据：外周血异型淋巴细胞占比≥
10％；6 岁以上儿童外周血淋巴细胞占比≥50％或淋巴细胞绝
对计数≥5×10⁹/L。

（3）原发性 EBV 感染的实验室证据：抗 VCA IgM 抗体
和抗 VCA IgG 抗体阳性，且抗 NA IgG 抗体阴性；单一抗
VCA IgG 抗体阳性，且 VCA IgG 为低亲和力抗体。

三、鉴别诊断

本病应与链球菌性扁桃体炎、单核细胞增多症样综合征等
相鉴别。

四、治疗措施

1. 支持对症治疗。

2. 抗病毒治疗：不推荐常规抗病毒治疗，病情重、进展

快或有并发症者可进行抗病毒治疗。更昔洛韦 5mg/kg，静脉滴注＞1h，每 12h 一次，待体温正常或扁桃体肿胀明显减轻即可停药，并发脑炎者可适当延长至 2～3 周。

【参考文献】

［1］方峰，俞蕙. 小儿传染病学［M］. 5 版. 北京：人民卫生出版社，2020.

［2］中华医学会儿科学分会感染学组，全国儿童 EB 病毒感染协作组. 儿童 EB 病毒感染相关疾病的诊断和治疗原则专家共识［J］. 中华儿科杂志，2021，59（11）：905－911.

第五节　新型冠状病毒感染

一、概述

新型冠状病毒感染为新发急性呼吸道传染病，目前已成为全球性重大公共卫生事件。

二、诊断要点

（一）临床表现

潜伏期多为 2～4d，以咽干、咽痛、咳嗽、发热（多为中低热）等为主要表现。部分患者可以鼻塞、流涕、嗅觉味觉减退或丧失、结膜炎、肌肉酸痛和腹泻等为主要表现。重症患者多在发病 5～7d 后出现呼吸困难和（或）低氧血症，严重者可快速进展为急性呼吸窘迫综合征、脓毒症休克、难以纠正的代谢性酸中毒和出凝血功能障碍及多器官功能衰竭等。

儿童感染后临床表现与成人相似，高热相对多见。部分患儿症状可不典型，表现为呕吐、腹泻等消化道症状或仅表现为反应差、呼吸急促。少数可出现声音嘶哑等急性喉炎或喉气管炎表现或喘息、肺部哮鸣音，但极少出现严重呼吸窘迫。少数出现热性惊厥，极少数患儿可出现脑炎、脑膜炎、脑病甚至急性坏死性脑病、急性播散性脑脊髓膜炎、吉兰－巴雷综合征等危及生命的神经系统并发症。也可发生儿童多系统炎症综合征（MIS-C），主要表现为发热伴皮疹、非化脓性结膜炎、黏膜炎症、低血压或休克、凝血障碍、急性消化道症状及惊厥、脑水肿等脑病表现，一旦发生，病情可在短期内急剧恶化。

（二）临床诊断

1. 诊断原则：根据流行病学史、临床表现、实验室检查等综合分析，做出诊断。新冠病毒核酸检测阳性为确诊的首要标准。

2. 诊断标准。

（1）具有新冠病毒感染的相关临床表现。

（2）具有以下一种或以上病原学、血清学检查结果：①新冠病毒核酸检测阳性；②新冠病毒抗原检测阳性；③新冠病毒分离、培养阳性；④恢复期新冠病毒特异性 IgG 抗体水平为急性期 4 倍或以上升高。

（三）临床分型

1. 轻型：以上呼吸道感染为主要表现，如咽干、咽痛、咳嗽、发热等。

2. 中型：持续高热>3d 和（或）咳嗽、气促等，但呼吸频率（RR）<30 次/分、静息状态下吸空气时指氧饱和度>

93%。影像学可见特征性新冠病毒感染肺炎表现。

3. 重型：儿童符合下列任何一条。

（1）超高热或持续高热超过 3d。

（2）出现气促（<2 月龄，RR≥60 次/分；2～12 月龄，RR≥50 次/分；1～5 岁，RR≥40 次/分；>5 岁，RR≥30 次/分），除外发热和哭闹的影响。

（3）静息状态下，吸空气时指氧饱和度≤93%。

（4）出现鼻翼扇动、三凹征、喘鸣或喘息。

（5）出现意识障碍或惊厥。

（6）拒食或喂养困难，有脱水征。

4. 危重型：符合以下情况之一者。

（1）出现呼吸衰竭，且需要机械通气。

（2）出现休克。

（3）合并其他器官功能衰竭需 ICU 监护治疗。

三、治疗措施

（一）一般治疗

1. 保证充分能量和营养摄入，注意水、电解质平衡，维持内环境稳定。

2. 密切监测生命体征，特别是静息和活动后的指氧饱和度等。同时对基础疾病相关指标进行监测。

3. 根据病情进行必要的检查，如血常规、尿常规、CRP、生化指标（肝酶、心肌酶、肾功能等）、凝血功能、动脉血气分析、胸部影像学等。

4. 根据病情给予规范有效氧疗措施，包括鼻导管、面罩给氧和经鼻高流量氧疗。

5. 抗菌药物治疗：避免盲目或不恰当使用抗菌药物，尤其是联合使用广谱抗菌药物。

6. 有基础疾病者给予相应治疗。

（二）抗病毒治疗

目前尚无儿童使用的有效抗病毒药物。可试用 α 干扰素雾化，如雾化吸入干扰素 α－2b 注射剂：普通型每次 10 万～20 万 IU/kg，重型每次 20 万～40 万 IU/kg，bid，疗程 5～7d；口服洛匹那韦/利托那韦片（200mg/50mg），体重 7～15kg 推荐剂量为每千克 12mg/3mg，体重 15～40kg 推荐剂量为每千克 10mg/2.5mg，体重 40kg 以上者按照成人剂量每次 400mg/100mg，bid，疗程为 1～2 周。但以上药物的疗效和安全性尚有待观察研究，因此应特别注意药物的不良反应及药物之间的相互作用，根据病情，权衡利弊谨慎使用。

（三）免疫治疗

1. 糖皮质激素：①患儿影像学表现进展迅速，出现急性呼吸窘迫综合征；②中毒症状明显、有脑炎或脑病、噬血细胞综合征等严重并发症；③脓毒症休克。多选择甲泼尼龙 1～2mg/（kg·d），静脉注射 3～5d，但不建议长疗程使用。

2. 静脉注射丙种球蛋白对于重型和危重型患儿可以考虑使用，但目前疗效不确定，推荐 1g/（kg·d），2d，或者 400mg/（kg·d），连用 5d。

（四）俯卧位治疗

具有重症高风险因素、病情进展较快的中型、重型和危重型患儿，应当给予规范的俯卧位治疗，建议每天不少于 12h。

（五）心理干预

患儿常存在紧张焦虑情绪，应当加强心理疏导，必要时辅以药物治疗。

（六）中医治疗

本病属于中医"疫"病范畴，病因为感受"疫戾"之气，各地可根据病情、证候及气候等情况，参照相关方案进行辨证论治。

【参考文献】

[1] 国家卫生健康委办公厅，国家中医药局综合司. 新型冠状病毒感染诊疗方案（试行第十版）[Z]，2023.

[2] 陈志敏，傅君芬，舒强，等. 儿童2019冠状病毒病（COVID-19）诊疗指南（第二版）[J]. 浙江大学学报（医学版），2020，49（2）：139-146.

第四章　呼吸系统疾病及相关技术

第一节　急性上呼吸道感染

一、概述

急性上呼吸道感染是鼻腔、咽部或喉部急性炎症的总称，它不是一个疾病诊断，而是一组疾病的总称，主要病原体是病毒，少数为细菌。

二、诊断要点

1. 普通上呼吸道感染：急性起病，临床表现轻重差异很大。婴幼儿局部症状常较轻，全身症状较重，部分婴幼儿可于骤然高热初期出现高热惊厥。

2. 两种特殊类型上呼吸道感染。

（1）疱疹性咽峡炎：常由柯萨奇病毒 A 组引起，急性起病、高热、流涎、咽痛、拒食、呕吐等。咽部明显充血，咽腭弓、悬雍垂、软腭等处有 2～4mm 大小的疱疹，周围有红晕，疱疹破溃后形成小溃疡，病程 1 周左右。肠道病毒特异性核酸检测阳性或血清肠道病毒 IgM 抗体阳性。

（2）咽结合膜热：由腺病毒 3.7 型引起，临床以发热、咽炎、结膜炎为特征。颈部、耳后淋巴结可肿大，病程 1~2 周。腺病毒核酸检测阳性或抗体检测阳性。

三、治疗措施

1. 疱疹性咽峡炎可用干扰素 α－2b 喷雾剂 1~2 喷/次，tid，3~4d。

2. 对症处理：补液，退热（布洛芬 5~10 毫克/次，prn，po；对乙酰氨基酚 10~15 毫克/次，prn，po），止惊〔咪达唑仑 0.1~0.3 毫克/（千克·次），prn，iv 或 im，max<10 毫克/次〕。

四、疾病注意事项

疱疹性咽峡炎注意隔离 2 周；保持室内清洁及空气流通；清淡饮食、流食或半流食为主，鼓励多饮水；淡盐水漱口，注意口腔护理；发热患儿密切观察体温，衣被不宜过厚，警惕热性惊厥发生。

第二节　急性喉炎

一、概述

急性喉炎主要为喉部区域的炎症和肿胀，引起部分性气道阻塞，系病毒或细菌感染，常见病毒为副流感病毒Ⅰ型，流感病毒、腺病毒、呼吸道合胞病毒也可引起。

二、诊断要点

1. 急性起病、犬吠样咳嗽、声嘶、喉鸣、吸气性呼吸困难，可有发热。

2. 轻型患者仅在烦躁时出现喉鸣，随着病情加重，休息状态下也可出现喉鸣，严重患儿出现胸壁吸气性凹陷（三凹征）、缺氧或发绀。

喉梗阻分度见表4-2-1。

表4-2-1　喉梗阻分度

分度	症状
Ⅰ	活动后出现吸气性喉鸣和呼吸困难，双肺呼吸音清晰，心率无变化
Ⅱ	安静时亦喉鸣和吸气性呼吸困难，肺部听诊可闻及喉传导音或管样呼吸音，心率增快
Ⅲ	除上述喉梗阻症状外，有烦躁不安、口唇及指（趾）发绀、双眼圆睁、惊恐、多汗、肺部呼吸音渐显衰竭、呈昏睡状、由于无力呼吸，三凹征反而不显，心音低钝、心率快
Ⅳ	面色苍白发灰，肺部听诊呼吸音几乎消失，仅有气管传导音，心音钝弱，心律不齐

三、鉴别诊断

本病应与喉痉挛、急性会厌炎、白喉等相鉴别。

四、治疗措施

1. 一般处理：主要是休息和补充液体，有缺氧的患儿应给予氧疗。

2. 控制感染：若难以判断系病毒或细菌感染，应及早静脉输入足量广谱抗生素，常用青霉素、大环内酯类、头孢菌素类等。

3. 糖皮质激素：泼尼松 $1\sim 2mg/(kg\cdot d)$，分次口服。重症可用地塞米松，每次 $0.2\sim 0.3mg/kg$，或甲泼尼龙，每次 $1\sim 2mg/kg$，静脉注射 $2\sim 3d$ 至症状缓解。雾化吸入：每次布地奈德 2mg，单次吸入，或每次吸入 1mg，$2\sim 3$ 次/日，疗程 $3\sim 5d$。

4. 对症治疗：烦躁不安者宜用镇静剂，异丙嗪有镇静和减轻喉头水肿的作用。

5. 气管插管：如果怀疑有呼吸衰竭，应立即气管插管，多数可在 $2\sim 3d$ 内拔管。

6. 气管切开：Ⅳ度喉梗阻或Ⅲ度喉梗阻经治疗无效者。

第三节　急性支气管炎

一、概述

急性支气管炎是指由于各种病原体引起的支气管黏膜感染，由于气管常同时受累，故常发展为急性气管支气管炎。常继发于上呼吸道感染或为急性传染病。

二、诊断要点

1. 症状：以咳嗽为主要表现，婴幼儿症状较重，常有发热、喘息、呕吐及腹泻等。

2. 体征：双肺呼吸音粗糙，可有不固定的、散在的干啰音和粗中湿啰音。

3. 影像学检查：胸部 X 线片显示正常，或肺纹理增粗，肺门阴影增深。

三、鉴别诊断

本病应与支气管异物、支气管哮喘等疾病相鉴别。

四、治疗措施

1. 控制感染：考虑细菌感染可适当选用抗菌药物，如二代头孢菌素（头孢呋辛）或者青霉素类（阿莫西林）。

2. 对症治疗。

（1）祛痰药：如乙酰半胱氨酸、氨溴索、愈创甘油醚等。

（2）支气管舒张剂：如有喘息时可使用 β_2 受体激动剂，可实验性吸入 β_2 受体激动剂或联合应用 M 受体阻滞剂，尤其是当有过敏性疾病，如哮喘、过敏性鼻炎等疾病家族史时。

（3）糖皮质激素：喘息时可选用雾化吸入糖皮质激素如布地奈德等治疗，喘息严重者可酌情短期静脉或口服使用糖皮质激素。

第四节 毛细支气管炎

一、概述

毛细支气管炎是一种特殊类型肺炎，以喘憋为特征，炎症可波及肺泡、肺泡壁及肺间质。

二、诊断要点

1. 多见于 2 岁以内的婴幼儿，尤其是 2～6 月龄婴儿。

2. 早期呈现鼻部卡他症状、咳嗽、低至中等度发热（>39℃高热不常见），1～2d 后病情迅速进展，出现阵发性咳嗽，3～4d 出现喘息、呼吸困难，严重时出现发绀，5～7d 时达高峰。其他常见症状还有呕吐、烦躁、易激惹、喂养量下降，<3 月龄的小婴儿可出现呼吸暂停。

3. 体征：体温升高、呼吸频率增快、呼气相延长、可闻及哮鸣音及细湿啰音，严重时可出现发绀、心动过速、脱水、呼吸急促、胸壁吸气性凹陷（三凹征）及鼻翼扇动等表现。

4. 辅助检查。

（1）鼻咽部抽吸物病原学检测：抗原检测（免疫荧光法、ELISA 和金标法）、PCR、RT－PCR 等方法，呼吸道合胞病毒（RSV）、流感病毒 A 和 B 组、腺病毒等病原谱的检测。

（2）肺部 X 线检查：肺部过度充气征或斑片状浸润阴影，局部肺不张，支气管周围炎。

（3）有脱水征象时需要检测血清电解质。

（4）当体温>38.5℃，或有感染中毒症状时需做血培养。

（5）重度，尤其是具有机械通气指征时需做动脉血气分析。

5. 病情严重度分级：

病情严重度分级见表 4－4－1。

表 4-4-1　病情严重度分级

项目	轻度	中度	重度
喂养	正常	下降至正常一半	下降至正常一半以上或拒食
呼吸频率	正常或稍增快	>60 次/分	>70 次/分
胸壁吸气性凹陷	无	肋间隙凹陷较明显	肋间隙凹陷极明显
鼻翼扇动或呻吟	无	无	有
血氧饱和度	>92%	88%~92%	<88%
精神状况	正常	轻微或间断烦躁、易激惹	极度烦躁不安、嗜睡、昏迷

注：中-重度毛细支气管炎判断标准为存在其中任何 1 项。

三、鉴别诊断

本病应与支气管哮喘、粟粒性肺结核等疾病相鉴别。

四、治疗措施

1. 监测病情变化、运用脉搏血氧监测仪进行经皮血氧饱和度监测。

2. 保证呼吸道通畅，保证足够的供氧。

3. 保证足够碳水化合物供应，必要时静脉营养。

4. 药物治疗。

（1）支气管舒张剂：可实验性吸入 β_2 受体激动剂或联合应用 M 受体阻滞剂，尤其是当有过敏性疾病，如哮喘、过敏性鼻炎等疾病家族史。

（2）糖皮质激素：不推荐常规全身使用糖皮质激素治疗，可选用雾化吸入糖皮质激素治疗。

（3）3‰高渗盐水雾化吸入：住院患儿在严密监测下试用3‰高渗盐水雾化吸入时，使用前可雾化吸入支气管舒张剂。使用中若患儿咳喘加重需立即停用，并注意吸痰，保持气道通畅。

（4）抗菌药物：除非有合并细菌感染的证据，否则不常规使用。

5. 必要时予以持续气通正压通气（CPAP）或机械通气治疗。

五、疾病注意事项

1. 临床医生需要反复查看患儿病情，评估变化。

2. 给予50‰氧吸入仍然不能纠正严重呼吸困难或窒息的患儿，有转入 ICU 的指征。

第五节 肺炎

一、概述

肺炎（pneumonia）是指不同的病原体或其他因素（如吸入羊水、动植物油和过敏反应等）所致的肺部炎症，尤以冬春季节多见。根据病因肺炎可分为细菌性、病毒性、支原体性、真菌性、吸入性、过敏性肺炎。根据病理特点肺炎可分为支气管肺炎、大叶性肺炎和间质性肺炎。根据病程长短肺炎可分为急性（病程<1个月）、迁延性（1～3个月）、慢性（>3个月）肺炎。根据感染发生地点肺炎可分为社区获得性肺炎（community acquired pneumonia，CAP）和医院获得性肺炎（hospital acquired pneumonia，HAP）。

二、诊断要点

1. 一般症状：发热、咳嗽、喘息、呼吸困难是CAP常见的症状。

2. 几种特殊病原体肺炎。

（1）支原体肺炎：①年长儿常见，起病缓慢。②常有发热，热型不定，热程1～3周。③刺激性咳嗽为突出表现，有时呈百日咳样咳嗽，持续时间长。④肺部体征不明显。⑤易出现肺外表现，如皮疹、脑膜炎、血小板减少症、溶血性贫血等。⑥影像学表现：胸部X线片可呈支气管肺炎、间质性肺炎改变或均一实变影；CT影像可表现为结节状或小斑片影、磨玻璃影、支气管壁增厚、马赛克征、树芽征、支气管充气征、支气管扩张、淋巴结大、胸腔积液，部分可表现为坏死性肺炎。

（2）腺病毒肺炎：①多见于6月龄至2岁的婴幼儿。②起病急，发热时间长，呈稽留热。③呼吸系统：症状出现早，咳嗽较剧烈，频咳或阵咳，可出现喘憋、呼吸困难、发绀等。但体征出现晚，发热4～5d后出现湿啰音，病变融合出现肺实变体征，少数并发渗出性胸膜炎。④神经系统症状：一般于发病3～4d以后出现嗜睡、萎靡等，有时烦躁与萎靡相交替。严重者中晚期出现半昏迷及惊厥，部分患儿出现颈项强直。⑤循环系统症状：面色苍白、心率增快、心力衰竭、肝脾大。⑥消化系统症状：腹泻、呕吐、腹胀。⑦其他：卡他性结膜炎、斑丘疹、猩红热样皮疹，扁桃体上白色分泌物。⑧胸部 X 线片表现："四多三少两一致"，即两肺纹理多、肺气肿多、大病灶多、融合病灶多，圆形病灶少、肺大疱少、胸腔积液少，X 线片表现与临床表现一致。⑨病灶吸收缓慢，数周到数月。远期合并症有支气管扩张及闭塞性细支气管炎。

（3）肺炎链球菌肺炎：①起病急骤，寒战、高热、呼吸急促、呻吟、鼻翼扇动、发绀，可有胸痛。初期咳嗽症状不重，无痰，后期铁锈色痰，严重者可有烦躁、嗜睡、惊厥、谵妄，甚至昏迷等脑部病变，也可伴发休克、急性呼吸窘迫综合征等。②肺部体征：早期只有轻度叩诊浊音或呼吸音减弱，肺实变后可有典型叩诊浊音、语颤增强及管状呼吸音等，消散期可听到湿啰音。③胸部 X 线片：早期肺纹理增多或局限一个节段的斑片影，以后可有大片阴影均匀致密，占全肺叶或一个节段，治疗后逐渐消散。少数患者出现肺大疱、坏死性肺炎或胸腔积液。支气管肺炎则呈现斑片状阴影。

3. 儿童 CAP 病情严重度评估（表 4-5-1）。

表 4-5-1　儿童 CAP 病情严重度评估

评估项目	轻度	重度
一般情况	好	差
拒食或脱水	无	有
意识障碍	无	有
低氧血症	无	发绀；呼吸增快，RR≥70 次/分（婴儿）或 RR≥50 次/分（>1 岁）；辅助呼吸（呻吟、鼻翼扇动、三凹征）；间歇性呼吸暂停；血氧饱和度<92%

评估项目	轻度	重度
发热	未达重度标准	超高热，持续高热>5d
胸部 X 线片或胸部 CT 影像	未达重度标准	一侧肺≥2/3 浸润、多叶肺浸润、胸腔积液、气胸、肺不张、肺坏死、肺脓肿
肺外并发症	无	有
判断标准	出现上述所有表现	出现上述任何一项

注：RR，呼吸频率；炎性指标可以作为评估严重度的参考。

三、鉴别诊断

本病应与肺结核、支气管异物、支气管哮喘等疾病相鉴别。

四、治疗措施

1. 一般治疗：保持一定的温度、相对湿度，维持内环境稳定，经常变换体位以利于痰液排出。

2. 病原学治疗。

（1）细菌性肺炎：经验性抗感染治疗。①存在致命性并发症者，如脓毒症、脓毒性休克等，推荐糖肽类抗生素或利奈唑胺，必要时联合头孢菌素/酶抑制剂、四代头孢菌素或碳青霉烯类抗生素。一旦病原体明确，需及早进行目标治疗。②存在非致命性并发症者，如存在大叶肺实变合并胸腔积液，或伴有肺坏死或脓肿，起病 1~3d 内炎性指标明显升高者，推荐使用头孢曲松或头孢噻肟。若当地流行病学提示侵袭性肺炎链球菌

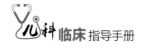

存在对头孢曲松或头孢噻肟耐药菌株，或疗效不佳，或可疑金黄色葡萄球菌（SA）肺炎尤其是耐甲氧西林金黄色葡萄球菌（MRSA）肺炎，推荐使用糖肽类抗生素或利奈唑胺。若考虑革兰阴性菌、产超广谱 β－内酰胺酶（extended spectrum β lactamases，ESBLs）菌感染可能时，推荐使用头孢菌素/酶抑制剂、四代头孢菌素等，也可应用亚胺培南、美罗培南等。③无上述表现者，根据病情和胃肠道耐受等情况，口服或静脉应用阿莫西林或阿莫西林/克拉维酸，一、二代头孢菌素，必要时应用三代头孢菌素，但三代头孢菌素需覆盖肺炎链球菌。怀疑革兰阴性菌，但产 ESBLs 菌的可能性不大者，首选以抗革兰阴性杆菌为主的三代头孢菌素或头孢霉素类。

（2）病毒性肺炎：流感病毒肺炎，应尽可能在 48h 内给予抗流感病毒治疗，不必等待流感病毒检测结果阳性。可疑其他病毒性肺炎，无特效抗病毒药物，可根据病情、病程及有无混合感染证据等，确定是否应用抗菌药物。对重度腺病毒感染，应用激素及丙种球蛋白等治疗。

（3）支原体肺炎：根据病情，可口服或静脉应用大环内酯类抗菌药物治疗。8 岁以上患儿也可选择多西环素或米诺环素。高度怀疑重症难治性支原体肺炎时，因在病程 7~10d 时合并耐药细菌感染的可能性很低，不建议联合使用糖肽类抗生素、利奈唑胺及碳青霉烯类抗生素，可根据病程、临床和影像学表现、治疗反应及炎性指标的动态变化，联合或不联合二、三代头孢菌素。

3. 呼吸支持。

（1）保持气道通畅。

（2）普通氧疗指征：有低氧血症者应给予氧疗。患儿呼吸急促、呼吸困难、发绀、三凹征阳性均为氧疗指征，可用鼻导管、面罩、头罩吸氧。

（3）无创通气：儿科常用的无创通气模式为持续气道正压通气（continuous positive airway pressure，CPAP）和双水平气道正压通气（bi-level positive airway pressure，BiPAP）。

无创通气指征：①轻至中度呼吸困难，表现为呼吸急促、辅助呼吸肌用力、出现三凹征及鼻翼扇动。②动脉血气异常，pH 值<7.35、$PaCO_2$>45mmHg 或动脉血氧分压/吸入氧浓度（PaO_2/FiO_2）<300mmHg。无创通气 1~2h 后病情无好转，应及时气管插管机械通气。

（4）有创机械通气：普通氧疗或无创通气后通气氧合无改善，需行机械通气。

机械通气指征：①严重低氧血症，吸氧浓度>50%，而PaO_2<50mmHg。②二氧化碳潴留，$PaCO_2$>70mmHg。③呼吸困难，呼吸困难明显，气道分泌物不易清除。④频繁呼吸暂停，对合并呼吸窘迫综合征者应采用小潮气量的肺保护性通气策略。

（5）体外膜肺氧合。

4. 辅助治疗。

（1）糖皮质激素：不推荐常规使用，存在下列情况之一者可考虑短期应用。重度难治性支原体肺炎、A 组链球菌肺炎、腺病毒肺炎等；难治性脓毒症休克、病毒性脑病、急性呼吸窘迫综合征；哮喘或有喘息。

（2）丙种球蛋白：不推荐常规使用，存在下列情况之一者可考虑应用。部分重度细菌性肺炎，如社区获得性 MRSA（CAMRSA）肺炎；支原体肺炎并发多形性渗出性红斑、脑炎等肺外表现；免疫缺陷病，尤其是丙种球蛋白减少或缺乏；重度腺病毒肺炎等。

5. 支气管镜检查和治疗。

五、疾病注意事项

1. 注意观察体温、呼吸（频率、深度及节律）、脉搏、心率。

2. 观察精神状态、咳嗽症状，有无面色发绀，肺部体征及肝大小，监测治疗疗效及病程。

3. 肺炎治疗过程中突然出现烦躁不安、呼吸困难等，应检查是否为痰液堵塞导致，及时评估病情，明确是否出现呼吸困难、心力衰竭等并发症。

【参考文献】

中华人民共和国国家健康委员会，国家中医药局. 儿童社区获得性肺炎诊疗规范（2019 年版）［J］. 中华临床感染病杂志，2019，12（1）：6－13.

第六节　支气管哮喘

一、概述

支气管哮喘（bronchial asthma）是一种以慢性气道炎症和气道高反应性为特征的异质性疾病，以反复发作的喘息、咳嗽、气促、胸闷为主要临床表现，常在夜间和（或）凌晨发作或加剧。呼吸道症状的具体表现形式和严重程度具有随时间而变化的特点，并常伴有可变的呼气气流受限。

二、诊断要点

（一）诊断标准

1. 哮喘诊断标准。

1）反复发作喘息、咳嗽、气促、胸闷，多与接触过敏原或冷空气、物理/化学性刺激、呼吸道感染及运动等有关，常在夜间和（或）清晨发作或加剧。

2）发作时在双肺可闻及散在或弥漫性、以呼气相为主的哮鸣音，呼气相延长。

3）上述症状和体征经抗哮喘治疗可有效或自行缓解。

4）除外其他疾病引起的喘息、咳嗽、气促和胸闷。

5）临床表现不典型者（如无明显喘息或哮鸣音），应至少具备以下1项。

（1）支气管激发试验或运动激发试验阳性。

（2）证实存在可逆性气流受限：①支气管舒张试验阳性。②抗哮喘治疗有效，使用支气管舒张剂和口服（或吸入）糖皮质激素治疗1~2周后，第1秒用力呼气容积（FEV_1）增加≥12%。

（3）呼气流量峰值（PEF）每日变异率（连续监测1~2周）≥13%。

符合第1）~4）条或第4）、5）条者，可以诊断为哮喘。

2. 咳嗽变异性哮喘（cough variant asthma，CVA）的诊断：CVA是儿童慢性咳嗽的常见原因之一，以咳嗽为唯一或主要表现，不伴有明显喘息。诊断依据如下。

（1）持续咳嗽>4周，通常为干咳，常在夜间和（或）清晨发作，运动、遇冷空气后咳嗽加重，临床上无感染征象或经过较长时间抗菌药物治疗无效。

（2）支气管舒张剂诊断性治疗后咳嗽症状明显缓解。

（3）肺通气功能正常，支气管激发试验提示气道高反应性。

（4）有过敏性疾病病史，以及过敏性疾病阳性家族史。过敏原检测阳性可辅助诊断。

（5）除外其他疾病引起的慢性咳嗽。

3. 难治性哮喘的诊断：难治性哮喘是指采用包括吸入中高剂量糖皮质激素和长效 β_2 受体激动剂在内的两种或更多种控制药物规范治疗至少 3～6 个月仍不能达到良好控制的哮喘。诊断依据如下。

（1）判断是否存在可逆性气流受限及其严重程度。

（2）判断药物治疗是否充分，用药的依从性和吸入技术的掌握情况。

（3）判断是否存在使哮喘加重的危险因素，如胃食管反流、肥胖伴或不伴阻塞性睡眠呼吸障碍、过敏性鼻炎或鼻窦病变、焦虑等。

（4）与其他具有咳嗽、呼吸困难和喘息等症状的疾病进行鉴别诊断。

（5）反复评估患儿的控制水平和对治疗的反应，相对于成人，儿童激素抵抗型哮喘的比例更低。因此，对于儿童难治性哮喘的诊断要慎重，要根据上述情况仔细评估。

（二）哮喘的分期及病情分级

1. 哮喘的分期。

（1）急性发作期：指突然发生喘息、咳嗽、气促、胸闷等症状，或原有症状急剧加重。

（2）慢性持续期：指近 3 个月内不同频率和（或）不同程度地出现过喘息、咳嗽、气促、胸闷等症状。

（3）临床缓解期：指经过治疗或未经治疗症状、体征消失，肺功能恢复到急性发作期前水平，并维持 3 个月以上。

2. 哮喘控制水平分级：用于评估已规范治疗的哮喘患儿是否达到哮喘治疗目标及指导治疗方案的调整，通过评估近 4 周的哮喘症状，确定目前的控制状况。

3. 病情严重程度分级。

（1）轻度持续哮喘：指使用第 1 级或第 2 级阶梯治疗方案治疗能达到良好控制的哮喘。

（2）中度持续哮喘：指使用第 3 级阶梯治疗方案治疗能达到良好控制的哮喘。

（3）重度持续哮喘：指需要第 4 级或第 5 级阶梯治疗方案治疗的哮喘，哮喘的严重度会随着治疗时间而变化。

4. 哮喘急性发作时病情严重度分级（表 4－6－1、表 4－6－2）。

表 4－6－1　≥6 岁儿童哮喘急性发作时病情严重度分级

临床特点	轻度	中度	重度	危重度
气短	走路时	说话时	休息时	呼吸不整
体位	可平卧	喜坐位	前弓位	不定
讲话方式	能成句	成短句	说单字	难以说话
精神意识改变	可有焦虑、烦躁	常焦虑、烦躁	常焦虑、烦躁	嗜睡、意识模糊

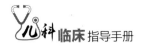

续表

临床特点	轻度	中度	重度	危重度
辅助呼吸肌活动及三凹征	常无	可有	通常有	胸腹反常运动
哮鸣音	散在，呼气末期	响亮、弥漫	响亮、弥漫、双相	减弱乃至消失
脉率	略增加	增加	明显增加	减慢或不规则
PEF占正常预计值或本人最佳值的百分数	短效β_2受体激动剂(SABA)治疗后：>80%	SABA治疗前：50%~80% SABA治疗后：60%~80%	SABA治疗前：≤50% SABA治疗后：≤60%	无法完成检查
血氧饱和度（吸空气）	0.90~0.94	0.90~0.94	0.90	<0.90

注：①正常儿童清醒时呼吸频率：<2月龄，<60次/分；2~12月龄，<50次/分；1~5岁，<40次/分；5~8岁，<30次/分。②正常儿童脉率：2~12月龄，<160次/分；1~2岁，<120次/分；2~8岁，<110次/分。③小龄儿童较年长儿和成人更易发生高碳酸血症（低通气）。④判断哮喘急性发作时病情严重度时，只要存在某项严重程度的指标（不必全部指标存在），就可归入该严重度等级。

表4-6-2 <6岁儿童哮喘急性发作时病情严重度分级

症状	轻度	重度
精神意识改变	无	焦虑、烦躁、嗜睡或意识不清
血氧饱和度（治疗前）	≥0.92	<0.92
讲话方式	能成句	说单字

症状	轻度	重度
脉率（次/分）	<100	>200（0～3 岁）； >180（4～5 岁）
发绀	无	可能存在
哮鸣音	存在	减弱，甚至消失

注：血氧饱和度是指在吸氧和支气管舒张剂治疗前的测得值；评估讲话方式时需要考虑儿童的正常语言发育过程；判断重度发作时，存在一项即可归入该等级。

三、鉴别诊断

本病应与气道发育异常、气管异物、肺结核、胃食管反流等疾病相鉴别。

四、治疗措施

1. 治疗原则：哮喘控制治疗应尽早开始。要坚持长期、持续、规范、个体化治疗原则。

2. 最佳用药途径为吸入。

3. 过敏原特异性免疫治疗（AIT）：治疗途径包括皮下注射和舌下含服。皮下注射治疗室应常规配备急救设施，每次注射治疗后留院 30min 观察不良反应。

4. 儿童哮喘急性发作的治疗见表 4-6-3。

表 4－6－3　儿童哮喘急性发作的治疗

干预措施	药物名称	使用方法	备注
氧疗	氧气	鼻导管或面罩吸氧、无创通气支持、持续气道正压通气、高流量鼻导管通气	①有低氧血症者；②维持血氧饱和度在 0.94～0.98
吸入短效 β₂ 受体激动剂（SABA）	沙丁胺醇、左沙丁胺醇或特布他林	氧驱动（氧流量 6～8L/min），或空气压缩泵雾化吸入沙丁胺醇或特布他林：体重≤20kg，每次 2.5mg；体重＞20kg，每次 5mg。或左沙丁胺醇为 0.31 毫克/次（体重≤20kg）或 0.63 毫克/次（体重＞20kg），第 1 小时可每 20～30min 1 次，连用 3 次，根据病情每 1～4h 重复 1 次，后根据治疗反应和病情逐渐延长给药间隔或使用压力定量气雾剂（pMDI）经储雾罐吸药。每次单剂喷药，连用 4～10 喷（＜6 岁 3～6 喷），用药间隔与雾化吸入方法相同	治疗任何年龄儿童哮喘急性发作的首选一线药物
吸入短效抗胆碱能药物	异丙托溴铵	体重≤20kg，每次 250μg；体重＞20kg，每次 500μg。加入 SABA 溶液作雾化吸入，间隔时间同吸入 SABA。或使用 pMDI 经储雾罐吸药	①急性发作联合治疗药物，单用疗效不及 SABA，与 SABA 联用可增加支气管舒张效应；②对中度、重度患儿应尽早联合使用，尤其是对 SABA 治疗反应不佳者

续表

干预措施	药物名称	使用方法	备注
全身应用糖皮质激素	泼尼松或泼尼松龙	口服：1～2mg/(kg·d)，疗程3～5d	①哮喘重度发作一线治疗药物，早期给药后3～4h即可显示疗效；②可根据病情选择口服或静脉途径给药；③如疗程＜7d，可直接停药
	甲泼尼龙	静脉注射：间隔8h重复使用，每次1～2mg/kg，必要时可间隔4～8h重复使用	
	琥珀酸氢化可的松	静脉注射：每次5～10mg/kg，用法同上	
雾化吸入性糖皮质激素（ICS）	布地奈德混悬液	每次1mg，q6～8h	早期应用大剂量ICS可能有助于急性发作的控制，可短期使用。但病情严重时不能替代全身糖皮质激素治疗
	丙酸倍氯米松混悬液	每次0.8mg，q6～8h	
	丙酸氟替卡松混悬液	每次0.5mg，q6～8h	
其他治疗药物	硫酸镁	25～40mg/(kg·d)（总量≤2g/d），分1～2次，加入10%葡萄糖溶液20mL缓慢静脉滴注20min以上，酌情使用1～3d	①有助于危重哮喘症状的缓解，安全性良好；②如过量可静脉注射等量10%葡萄糖酸钙溶液拮抗
	氨茶碱	负荷量4～6mg/kg（总量≤250mg），缓慢静脉滴注20～30min，继之根据年龄持续静脉滴注，维持剂量0.7～1.0mg/(kg·h)。如已用口服氨茶碱，可直接使用维持剂量持续静脉滴注。亦可采用间歇给药方法，每6～8h缓慢静脉滴注4～6mg/kg	①以《全球哮喘管理和预防策略（GINA）》为代表的国外指南已不再推荐其作为哮喘急性发作的缓解药物；②不常规使用，如哮喘发作经上述药物治疗仍不能有效控制，可酌情使用，但需密切观察，并监测心电图和血药浓度

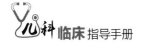

续表

干预措施	药物名称	使用方法	备注
辅助机械通气	空气和氧气	经合理联合治疗，症状仍持续加重，并出现呼吸衰竭征象时，应及时应用	在应用辅助机械通气治疗前禁用镇静剂

五、疾病注意事项

1. 尽量长期规律个体化使用药物，不能随意停药或者减量，定期随访肺功能、进行一氧化氮呼气试验等，监测哮喘控制状态。

2. 尽量多休息，适当体育运动，提高自身免疫力，避免剧烈运动，避免情绪波动过大，以防诱发哮喘发作，严重时可能出现危及生命的情况。

3. 儿童哮喘容易出现反复，积极寻找过敏原及诱发因素，尽早回避，以降低哮喘反复发作的概率。

4. 饮食方面建议以清淡、容易消化的食物为主，减少油腻食物及辛辣刺激性食物的摄入，同时避免进食容易过敏的食物。

5. 加强呼吸道管理，预防呼吸道感染，降低哮喘反复发作的概率。

6. 尽量做好家庭教育以及儿童的心理疏导工作，避免哮喘反复发作影响其心理健康。

【参考文献】

中华医学会儿科学分会呼吸学组，《中华儿科杂志》编辑委员会，上海交通大学医学院附属新华医院，等. 儿童支气管哮喘诊断与防治指南（2016 年版）[J]. 中华儿科杂志，2016，54（3）：167-181.

第七节 慢性咳嗽

一、概述

慢性咳嗽指咳嗽为主要或唯一的临床表现、病程>4周、胸部X线片未见明显异常。根据咳嗽性质可分为慢性干性咳嗽和慢性湿性咳嗽，慢性干性咳嗽即无痰或痰量甚少的咳嗽，慢性湿性咳嗽即咳痰量多者的咳嗽。

二、慢性干性咳嗽诊断要点及治疗措施

（一）咳嗽变异性哮喘（cough variant asthma，CVA）

CVA是引起我国儿童尤其是学龄前和学龄期儿童慢性咳嗽的最常见原因。

1. 诊断：

（1）持续咳嗽>4周，通常为干咳，常在夜间和（或）清晨发作，运动、遇冷空气后咳嗽加重，临床上无感染征象或经过较长时间抗菌药物治疗无效。

（2）支气管舒张剂诊断性治疗后咳嗽症状明显缓解。

（3）肺通气功能正常，支气管激发试验提示气道高反应性。

（4）有过敏性疾病病史，以及过敏性疾病阳性家族史。过敏原检测阳性可辅助诊断。

（5）除外其他疾病引起的慢性咳嗽。

2. 治疗：可予以口服 β_2 受体激动剂（如丙卡特罗、特布

他林、沙丁胺醇等）进行诊断性治疗 1～2 周，也可使用透皮
吸收型 β_2 受体激动剂（妥洛特罗），咳嗽症状缓解则有助诊断。
一旦明确诊断 CVA，则按哮喘长期规范治疗，吸入糖皮质激
素、口服白三烯受体阻滞剂或两者联合治疗，疗程至少 8 周。

（二）（呼吸道）感染后咳嗽（post－infection cough，
PIC）

PIC 是引起幼儿和学龄前儿童慢性咳嗽的常见原因，也是
儿童慢性咳嗽病因中诊断修正率最高者。

1. 诊断。

（1）近期有明确的呼吸道感染病史。

（2）咳嗽持续＞4 周，呈刺激性干咳或伴有少许白色
黏痰。

（3）胸部 X 线检查无异常或仅显示双肺纹理增多。

（4）肺通气功能正常，或呈现一过性气道高反应性。

（5）咳嗽通常具有自限性，如果咳嗽时间超过 8 周，应考
虑其他诊断。

（6）除外其他原因引起的慢性咳嗽。

2. 治疗：PIC 通常具有自限性，症状严重者可考虑口服
白三烯受体阻滞剂或吸入糖皮质激素等进行治疗。

（三）胃食管反流性咳嗽（gastroesophageal reflux
cough，GERC）

1. 诊断。

（1）阵发性咳嗽最好发于夜间。

（2）咳嗽也可在进食后加剧。

（3）24h 食管下端 pH 值监测呈阳性。

（4）除外其他原因引起的慢性咳嗽。

2. 治疗。

（1）药物治疗：使用 H_2 受体阻滞剂西咪替丁和促胃动力药多潘立酮，年长儿也可以使用质子泵抑制剂。

（2）其他治疗：改变体位，取半卧位或俯卧前倾 30°。改变食物性状，少量多餐等。

（四）心因性咳嗽（psychogenic cough）

1. 诊断。

（1）年长儿多见。

（2）日间咳嗽为主，专注于某件事情或夜间休息时咳嗽消失，可呈雁鸣样高调的咳嗽。

（3）常伴有焦虑症状，但不伴有器质性疾病。

（4）除外其他原因引起的慢性咳嗽。

2. 治疗：心理疗法。

（五）非哮喘性嗜酸性粒细胞性支气管炎（non－asthma eosinophilic bronchitis，NAEB）

1. 诊断。

（1）刺激性咳嗽持续>4 周。

（2）胸部 X 线片正常。

（3）肺通气功能正常，且无气道高反应性。

（4）痰液中嗜酸性粒细胞相对百分数>3％。

（5）支气管舒张剂治疗无效，口服或吸入糖皮质激素治疗有效。

（6）除外其他原因引起的慢性咳嗽。

2. 治疗：首选吸入糖皮质激素 8 周以上，初始治疗可联合口服糖皮质激素（泼尼松 3～5d）。

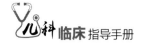

（六）过敏性（变应性）咳嗽（atopic cough，AC）

1. 诊断。

（1）咳嗽持续>4 周，呈刺激性干咳。

（2）肺通气功能正常，支气管激发试验阴性。

（3）咳嗽感受器敏感性增高。

（4）有其他过敏性疾病病史，过敏原皮试阳性，血清总 IgE 和（或）特异性 IgE 升高。

（5）除外其他原因引起的慢性咳嗽。

2. 治疗：吸入糖皮质激素和（或）口服抗组胺药物治疗 4 周以上，初期可短期口服小剂量糖皮质激素（3~5d）。

（七）药物诱发性咳嗽

1. 诊断。

（1）有服用血管紧张素转换酶抑制剂、β 受体阻滞剂（如普萘洛尔）等药物病史。

（2）通常表现为持续性干咳，夜间或卧位时加重。

（3）停药 3~7d 咳嗽明显减轻乃至消失。

2. 治疗：停药观察。

（八）耳源性咳嗽

当中耳发生病变时，迷走神经受到刺激会引起慢性咳嗽，是儿童慢性咳嗽的一个少见原因。

治疗：中耳疾病相关治疗。

（九）多病因的慢性咳嗽

主要是上气道咳嗽综合征合并 CVA，其次是 PIC 合并上气道咳嗽综合征。诊断、治疗同前。

三、慢性湿性咳嗽诊断要点及治疗措施

（一）上气道咳嗽综合征（upper airway cough syndrome，UACS）

UACS 是引起儿童尤其是学龄前与学龄期儿童慢性咳嗽的第 2 位病因。相关诊断如下。

（1）咳嗽>4 周，伴有白色泡沫稀痰或黄绿色脓痰。

（2）咳嗽以晨起、夜间或体位变化时为甚。

（3）伴有鼻塞、流涕、打喷嚏、鼻痒、咽干、头痛等症状，或有咽后异物感和反复清咽等症状。

（4）查体：鼻腔黏膜可有充血、肿胀，或苍白水肿，下鼻甲明显肿胀。有稀水样或黏脓性分泌物，咽后壁有黏性或黏脓性分泌物附着等。

（5）辅助检查。①鼻内镜检查：鼻腔黏膜可有充血、肿胀，或苍白水肿，鼻道稀水样或黏性分泌物。结合临床表现，考虑过敏性鼻炎者可行过敏原检测以确诊；下鼻甲充血、肿大，鼻腔、中鼻道或嗅裂有黏（脓）性分泌物者，考虑为鼻窦炎。②纤维（电子）鼻咽镜检查：对怀疑有腺样体肥大/肿大的患儿，可以做此检查明确诊断。③鼻咽侧位片：对怀疑腺样体肥大的患儿，可以行鼻咽侧位片，了解增大的情况。④鼻窦计算机断层扫描（CT）：用于有颅内、眶内或软组织脓肿等并发症征象，足量抗菌药物按疗程治疗效果不佳，反复发作，怀疑鼻－鼻窦部有良性或恶性新生物的患儿。

（二）迁延性细菌性支气管炎（protract/persistent bacterial bronchitis，PBB）与慢性化脓性肺疾病（chronic suppurative lung disease，CSLD）

1. PBB：是由细菌引起的慢性支气管内膜感染性疾病。

（1）临床诊断标准（即基于临床改良的 PBB 诊断标准）。

①湿性（有痰）咳嗽持续>4 周。

②抗菌药物治疗 2 周以上咳嗽可明显好转。

③除外其他原因引起的慢性咳嗽。

（2）确诊标准（即基于病原体的 PBB 诊断标准）。

①湿性（有痰）咳嗽持续>4 周。

②下呼吸道感染证据：痰或支气管肺泡灌洗液（BALF）细菌培养阳性，菌落计数≥10^4CFU/mL。

③抗菌药物治疗 2 周以上咳嗽可明显好转。

（3）反复 PBB。PBB 每年反复>3 次。

（4）难治性 PBB。明确诊断 PBB，抗菌药物治疗需要 4 周以上咳嗽才能明显缓解。

2. CSLD：诊断标准如下。

（1）反复发作的湿性咳嗽（每次>4 周，1 年内>3 次）。

（2）伴或不伴有其他症状，如活动后呼吸困难、气道高反应性症状、生长困难、杵状指（趾）、胸廓畸形、肺部湿啰音、肺过度充气等。

（3）影像学上无支气管扩张表现。

3. 治疗。

（1）病因治疗。

①PBB：优先选择 7∶1 阿莫西林－克拉维酸，或二代以上头孢菌素或阿奇霉素等口服，通常疗程 2~4 周。

②轻中度的 CSLD：口服阿莫西林或阿莫西林－克拉维酸。

③中重度的 CSLD：静脉给予头孢噻肟或头孢曲松，也可选择哌拉西林－他唑巴坦或替卡西林－克拉维酸。

④获得细菌培养结果，要根据药敏试验结果选择敏感抗菌药物治疗。一般建议 CSLD 给药至少 2 周。

（2）对症治疗。

①口服氨溴特罗或氨溴索 5～7d。

②雾化吸入黏液溶解剂 N－乙酰半胱氨酸（NAC）0.3 克/次，每日 1～2 次，持续 5～7d。

（三）百日咳

1. 诊断。

（1）临床表现。阵发性咳嗽伴鸡鸣样回声、咳嗽后呕吐。咳嗽间歇期可闻及痰鸣音。年长儿在咳嗽早期通常表现为阵发性、迁延性干咳，咳嗽后期则可出现黏痰较多的湿性咳嗽、反复阵发性痉咳，直至咳出大量黏稠痰液。

（2）百日咳病原学检查阳性。痰液、鼻咽拭子百日咳培养，痰液 PCR 检测，血清学检查等。

2. 治疗。

（1）抗菌治疗。

①首选大环内酯类抗菌药物：红霉素 30～50mg/(kg·d)，tid，静脉滴注或口服，7～14d 为 1 个疗程；阿奇霉素 5～10mg/(kg·d)，1 次顿服，总量 30mg/kg，3～5d 为 1 个疗程；罗红霉素 5～10mg/(kg·d)，分 2 次口服，7～10d 为 1 个疗程；克拉霉素 15mg/(kg·d)，分 2 次口服，7d 为 1 个疗程。绝大多数患儿治疗 1 个疗程即可。

②临床使用红霉素静脉滴注近 1 个疗程症状仍无改善时，可考虑复方磺胺甲噁唑（SMZ－TMP）50mg/(kg·d)，分 2 次口服，疗程 3～5d。2 月龄以下婴儿禁用，使用前还需除外葡萄糖－6－磷酸脱氢酶（G－6－PD）缺乏症。

（2）对症治疗。

①痉咳剧烈时可使用镇咳药或支气管舒张剂，选择糖皮质激素、短效 β_2 受体激动剂和（或）短效抗胆碱能药物吸入治疗，尤其是痉咳期（2～6 周）雾化吸入布地奈德，可明显改善咳嗽症状，必要时可以短期使用全身糖皮质激素。

②痰液黏稠可予化痰、吸痰。可使用祛痰药物治疗，吸入黏液溶解剂或口服氨溴特罗等，一般疗程 5～10d。

（四）原发性纤毛运动障碍（PCD）

PCD 包括 Kartagener 综合征、不动纤毛综合征、纤毛运动方向缺陷。

1. 临床表现和诊断线索。

（1）不明原因的足月新生儿呼吸窘迫伴有肺叶塌陷和（或）需要持续气道正压通气（CPAP）和（或）>24h 氧气支持。

（2）任何器官偏侧性缺陷，如完全性内脏反位、心房不定位或异位。

（3）出生后第 1 年开始每日、全年的湿性咳嗽，或胸部 CT 提示支气管扩张。

（4）出生后第 1 年开始每日、全年的鼻塞，或鼻窦 CT 提示全鼻窦炎。

（5）透射电镜检查提示纤毛结构、纤毛摆动频率及摆动波形异常。纤毛结构异常包括动力臂缺失、微管转位、中央鞘缺失、纤毛方向障碍等；纤毛摆动频率异常指频率<11Hz；纤毛摆动波形异常包括摆动僵直、摆动幅度降低、不能沿长轴弯曲、微管转位时出现环形摆动等。

（6）1个PCD相关基因的等位基因突变。

（7）5岁以上儿童，在间隔2个月以上的稳定期，2次鼻一氧化氮均<77nL/min（<128ppb），并可排除囊性纤维化（CF）。

2. 治疗：主要是对症治疗，以延缓病情进展。

（1）雾化吸入3%～7%高渗盐水和黏液溶解剂是常用的治疗方法。

（2）物理疗法：如体位引流、拍背排痰、呼吸功能锻炼和加强体育锻炼等，使用正压呼气装置（PEP）及高频震荡胸壁技术等。

（3）有继发感染时，需要选用敏感抗菌药物。

（4）当鼻息肉、肺不张等经保守治疗无效时考虑手术治疗。

（5）基因编辑技术的治疗目前尚在实验阶段。

（五）囊性纤维化（CF）

1. 临床表现。

（1）慢性、反复下呼吸道感染（尤其是铜绿假单胞菌感染），支气管扩张症状。

（2）过敏性支气管肺曲霉病，难治性哮喘。

（3）慢性鼻窦炎，鼻息肉。

（4）胎粪性肠梗阻，远端小肠梗阻综合征。

（5）胰腺功能不全，反复胰腺炎。

（6）新生儿黄疸消退延迟，肝功能异常，肝硬化。

（7）低渗性脱水，假性巴特综合征（低钾、低钠、低氯、碱中毒）。

（8）生长发育落后，杵状指（趾）。

（9）CF 家族史。

2. 诊断。

（1）汗液氯离子浓度≥60mmol/L。

（2）汗液氯离子浓度在 30～59mmol/L，存在两个 *CFTR* 基因致病性突变可确诊。

3. 治疗。

（1）肺部病变的治疗：雾化吸入支气管舒张剂、黏液溶解剂，采用胸部物理疗法及体位引流，必要时使用适当抗菌药物。如有肺部并发症则进行相应治疗。

（2）消化道病变治疗和营养支持治疗：给予高热量、高蛋白、富含多种维生素膳食，并注意补充食盐。存在胰腺外分泌功能不全的患儿给予胰酶替代治疗。如存在胎粪性肠梗阻、胃食管反流、肝脏疾病、胰腺炎等消化道并发症，则给予相应治疗。

（3）其他并发症的治疗。

（4）基因治疗：治疗 G551D 突变的 Ivacaftor（Kalydeco），和治疗 *F508del* 突变的 Lumacaftor/Ivacator（Orkambi）。

四、慢性咳嗽的诊断和鉴别诊断流程（图 4－7－1）

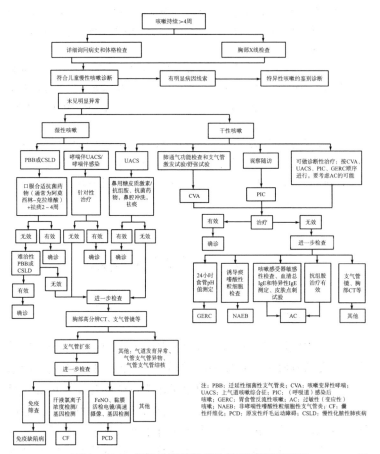

注：PBB：迁延性细菌性气管炎；CVA：咳嗽变异性哮喘；UACS：上气道咳嗽综合征；PIC：（呼吸道）感染后咳嗽；GERC：胃食管反流性咳嗽；AC：过敏性（变应性）咳嗽；NAEB：非哮喘性嗜酸粒细胞性支气管炎；CF：囊性纤维化；PCD：原发性纤毛运动障碍；CSLD：慢性化脓性肺疾病

图 4－7－1 慢性咳嗽的诊断和鉴别诊断流程图

【参考文献】

[1] 中华医学会儿科学分会呼吸学组慢性咳嗽协作组,《中华儿科杂志》编辑委员会, 上海交通大学附属儿童医院呼吸科. 中国儿童慢性咳嗽诊断与治疗指南 (2013 年修订) [J]. 中华儿科杂志, 2014, 52 (3): 184-188.

[2] 中华医学会儿科学分会呼吸学组慢性咳嗽协作组,《中国实用儿科杂志》编辑委员会, 江西省儿童医院, 等. 中国儿童慢性湿性咳嗽的诊断与治疗专家共识 (2019 年版) [J]. 中国实用儿科杂志, 2019, 34 (4): 256-264.

[3] 中华医学会儿科学分会临床药理学组, 国家儿童健康与疾病临床医学研究中心, 中华医学会儿科学分会呼吸学组, 等. 中国儿童咳嗽诊断与治疗临床实践指南 (2021 版) [J]. 中华儿科杂志, 2021, 59 (9): 720-729.

第八节　电子支气管镜术

一、概述

呼吸内镜已成为儿童呼吸道和肺部疾病微创诊疗的先进手段, 是儿童呼吸科学科发展的重要技术平台。电子支气管镜术的主要工作原理为镜前端的数码摄像头电荷耦合元件对观察对象摄像后, 将信号通过电路传入计算机图像处理系统, 通过监视器成像, 其图像清晰度大大优于纤维支气管镜。电子支气管镜术包括支气管肺泡灌洗术、经气管支气管刷检术、经气管支气管黏膜活检术、钳取术、球囊扩张气道成形术、热消融术、冷消融术及支架置入术等。

二、适应证、禁忌证

（一）适应证

1. 喉鸣。

2. 反复或持续性喘息。

3. 局限性喘鸣。

4. 不明原因的慢性咳嗽。

5. 反复呼吸道感染。

6. 可疑异物吸入。

7. 咯血。

8. 撤离呼吸机困难。

9. 胸部影像学异常：①气管、支气管肺发育不良和（或）畸形；②肺不张；③肺气肿；④肺部团块状病变；⑤肺部弥漫性疾病；⑥纵隔气肿；⑦气道、纵隔占位；⑧血管、淋巴管、食管发育异常；⑨胸膜腔病变需鉴别诊断。

10. 肺部感染性疾病的病原学诊断及治疗。

11. 胸部外伤、怀疑有气管支气管裂伤或断裂。

12. 需经支气管镜行各种介入治疗。

13. 心胸外科围手术期患儿的气道评估和管理。

14. 引导气管插管、胃管置入。

15. 其他：如不明原因的生长发育迟缓、睡眠障碍等需鉴别诊断。

（二）禁忌证

儿科电子支气管镜术的禁忌证多取决于术者的技术水平和必要的设备条件，其相对禁忌证如下。

1. 严重心肺功能减退。

2. 严重心律失常：心房、心室颤动及扑动，Ⅲ度房室传导阻滞。

3. 高热：持续高热而又亟需行电子支气管镜术，可将患儿体温降至 38.5℃ 以下再行手术，以防高热惊厥。

4. 活动性大咯血、严重的出血性疾病、凝血功能障碍、严重的肺动脉高压及可能诱发大咯血者。

5. 严重营养不良，不能耐受手术。

三、术前准备

1. 病情评估：术前做好病情轻重、手术时机、麻醉方式及手术耐受程度等评估，并制订应急预案。

2. 知情同意书：无论采取局部麻醉或全身麻醉，术者应以《中华人民共和国医师法》和医学伦理学为指导原则，向患儿家长或监护人（年长儿需要同时向患儿本人）说明电子支气管镜术的目的、有否可替代的检查、操作检查中及麻醉的可能并发症和意外，并签署知情同意书。全身麻醉的患儿还应由麻醉医生另签署麻醉同意书，询问有无对麻醉药物过敏病史。

3. 术前检查：血常规、凝血功能、乙型肝炎和丙型肝炎血清学指标、血型、肝肾功能、人类免疫缺陷病毒（HIV）和梅毒血清学指标、胸部 X 线或胸部 CT、心电图、凝血全套。必要时检查肺功能、超声等。

4. 术前禁饮食：根据食物在胃内被排空的时间，制订不同的禁食时间，包括轻饮料 2h，母乳 4h，牛奶、配方奶、淀粉类固体食物 6h，脂肪类固体食物 8h。婴儿及新生儿因糖原储备少，禁食 2h 后可在病房内静脉输注含糖液体，以防止发生低血糖和脱水。

5. 特殊管理：惊厥、癫痫发作需要药物控制后再行电子支气管镜术。支气管哮喘发作及有喘息高危因素的患儿行电子支气管镜术前常规雾化 ICS（如布地奈德混悬液 2 毫克/次，q6～8h）和支气管舒张剂，病情严重者加用静脉糖皮质激素和支气管舒张剂，待病情稳定后再行电子支气管镜术。气管支气管结核患儿如需要支气管镜下介入治疗时，非紧急情况下应在全身抗结核化学药物治疗至少 2 周基础上再行介入手术，以免感染播散。大于 4 岁的患儿，给予心理护理，消除其紧张和焦虑情绪，更好配合手术。

6. 腕带标识、开通至少 1 条有效静脉通路。

7. 手术室准备术前小结、术前讨论及审批单，手术风险评估单，手术安全核查记录。

四、术后管理

1. 吸氧：鼻导管吸氧（流量 1～2L/min）。

2. 改善支气管镜操作对呼吸道的刺激：雾化 ICS（如布地奈德混悬液 2 毫升/次，根据病情调整雾化次数），必要时联合支气管舒张剂以减少相关并发症的发生。

3. 镜下患侧给药者继续该侧卧位，确保药物疗效。

4. 禁食：术后禁食 2～3h。

5. 病历管理：术前一日病程中需写术前小结及查房记录，手术当日需有手术记录和术后查房记录。

6. 随访：电子支气管镜下介入治疗的患儿随访。

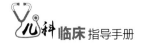

五、注意事项

注意电子支气管镜术后并发症，如气管痉挛、出血、发热、低氧血症等。

【参考文献】

国家卫生健康委员会人才交流服务中心儿科呼吸内镜诊疗技术专家组，中国医师协会儿科医师分会内镜专业委员会，中国医师协会内镜医师分会儿科呼吸内镜专业委员会，等. 中国儿科可弯曲支气管镜术指南（2018 年版）［J］. 中华实用儿科临床杂志，2018，33（13）：983－989.

第九节　儿童无创持续气道正压通气

一、概述

无创持续气道正压通气（noninvasive continuous positive airway pressure，NCPAP）是在自主呼吸条件下，经鼻塞或面罩等方式提供一定的压力水平，使整个呼吸周期内气道均保持正压的通气方式。其无需建立有创人工气道，因而能减轻患儿痛苦，减少有创通气的并发症，目前已经成为临床上常用的辅助通气技术。

二、适应证、禁忌证

（一）适应证

呼吸中枢的驱动功能必须正常，患儿应具有较好的自主呼吸能力，存在下述情况。

1. 轻至中度的呼吸困难，表现为呼吸急促，出现三凹征及鼻翼扇动，皮肤发绀。

2. 动脉血气异常：pH 值<7.35，动脉血二氧化碳分压（$PaCO_2$）>45mmHg，或动脉血氧分压/吸入气氧浓度（PaO_2/FiO_2）<250mmHg。

3. 辅助有创呼吸机撤机。

（二）禁忌证

1. 心搏或呼吸停止。

2. 自主呼吸微弱，频繁呼吸暂停。

3. 气道分泌物多，咳嗽无力，气道保护能力差，误吸危险性高。

4. 失代偿性休克。

5. 大量上消化道出血。

6. 频繁呕吐。

7. 鼻咽腔永久性的解剖异常。

8. 颈面部创伤、烧伤及畸形。

9. 近期面部、颈部、口腔、咽腔、食管及胃部手术后。

10. 先天性膈疝。

三、通气参数的初始化和适应性调节

1. 初调参数。压力：4～6cmH$_2$O（1cmH$_2$O=0.098kPa）；流量：婴儿 6～12L/min，儿童 8～20L/min。并根据肺部氧合情况设置吸入氧浓度（FiO_2）。

2. 适应性调节：根据患儿呼吸及氧合情况等调节通气参数。

（1）如经皮氧饱和度仍低，可以每次 $1\sim2cmH_2O$ 的幅度逐渐增加压力，但最高压力一般不宜超过 $10cmH_2O$。同时按每次 $0.05\sim0.10$ 的幅度提高 FiO_2。

（2）若经皮氧饱和度维持稳定，应以 0.05 的幅度逐渐降低 FiO_2。如 $FiO_2<0.35$，经皮氧饱和度仍能维持，可按每次 $1cmH_2O$ 的幅度逐渐降低压力，直至 $2\sim3cmH_2O$。

（3）若经临床评估判断 NCPAP 的疗效欠佳，$1\sim2h$ 病情无改善或继续加重，达到气管插管指征，应立即插管行有创通气。

四、术后管理

1. 依据鼻塞、口鼻罩或鼻面罩与患儿接触部位的漏气量，及时调整鼻塞、口鼻罩或鼻面罩位置及固定带松紧程度。

2. 呼吸道护理：保持气道通畅，及时清理气道分泌物。

3. 开始使用 NCPAP 时患儿会感到不适，可导致烦躁、对抗。小婴儿可使用沙袋等适当限制头部运动，必要时应用镇静剂。对较大儿童应做好解释教育工作，以取得理解和配合，减少恐惧感，增加依从性。

4. 监测呼吸频率、心率、经皮氧饱和度等变化，及时调节通气压力、流量和吸氧浓度。

5. 胃管护理：高流速供气或患儿啼哭使气体吞入胃内易导致腹胀，应留置胃管进行胃肠减压，避免腹胀导致横膈抬高，影响患儿呼吸或使胃内容物反流导致误吸。留置胃管也利于小婴儿经胃管喂养。

6. 监测患儿意识状态、呼吸频率、心率、血压等变化。

7. 行 NCPAP $1\sim2h$ 后复查血气以了解治疗效果。

8. 患儿临床症状逐渐好转后，可以逐渐降低压力支持水平和吸入氧浓度。当压力降至 $2 \sim 3cmH_2O$ 和 $FiO_2 < 0.35$ 时，患儿若无明显呼吸困难，能维持较好的血气指标，可试停 NCPAP，改鼻导管吸氧。若出现呼吸困难可重新连接继续行 NCPAP。

【参考文献】

中华医学会儿科学分会急救学组，中华医学会急诊医学分会儿科学组，中国医师协会儿童重症医师分会，等. 儿童无创持续气道正压通气临床应用专家共识［J］. 中华儿科杂志，2016，54（9）：649－652.

第五章　消化系统疾病及相关技术

第一节　儿童急性感染性腹泻病

一、概述

腹泻病是多种病原、多种因素引起的以大便次数增多和大便性状改变为特点的一组疾病。急性感染性腹泻病指病程在2周以内、由病原体感染引起的腹泻病。

二、诊断要点

1. 病程2周以内，大便性状改变、大便次数增多，有发热等感染表现。

2. 根据大便性状和镜检所见，结合发病季节、年龄及流行病学情况评估病因，病原学检查协助明确病原体。

3. 结合临床表现、血气分析和血生化，评估是否有脱水、酸碱失衡和电解质紊乱等并发症。

三、鉴别诊断

1. 水样便鉴别。

（1）导致小肠消化吸收功能障碍的疾病：如乳糖酶缺乏

等，可根据不同疾病特点选择大便酸碱度、还原糖试验，大便钾、钠及氯离子测定，基因检测等检查方法加以鉴别。

（2）食物蛋白诱导的肠病：常见过敏原是牛奶、大豆、鸡蛋等。多在1岁内出现症状，表现为呕吐、腹泻，水样便为主，可伴贫血、低蛋白血症等。回避可疑食物后症状可缓解，摄入可疑食物症状重现，食物回避－激发试验和小肠黏膜活检对诊断有帮助。

2. 脓血便鉴别。

（1）急性坏死性小肠结肠炎：中毒症状重、高热、呕吐，大便初为水样便，继而转为暗红色、果酱样或赤豆汤样血便，腹胀重，常伴休克。腹部X线片和腹部B超可见小肠局限性充气扩张、肠间隙增宽、肠壁积气等。

（2）食物蛋白诱导的直肠结肠炎：多见于纯母乳喂养的6个月以内婴儿。表现为腹泻，大便性状多变，可呈稀便或稀糊便，常见黏液便和血便。患儿一般状态好，腹部触诊无阳性发现。食物回避－激发试验有助于确诊。

（3）炎症性肠病：主要表现为腹泻，多为黏液血便，伴腹痛、体重减轻、发热、贫血、生长发育迟缓等全身表现。部分伴关节病变、虹膜睫状体炎、结节性红斑等肠外表现。初发病例易被误诊为急性感染性腹泻病。

四、治疗措施

治疗原则：预防和纠正脱水、电解质紊乱和酸碱失衡，适量饮食，合理用药。

1. 补液治疗。

（1）口服补液：是预防和治疗轻、中度脱水的首选方法。

推荐低张口服补液盐。

预防脱水：自腹泻开始就口服足够的液体以预防脱水。每次稀便后补充一定量液体。<6月龄：50mL；6月龄至2岁：100mL；2~10岁：150mL；10岁以上儿童按需饮用，直至腹泻停止。

轻至中度脱水：口服补液用量（mL）＝体重（kg）×（50~75），4h内分次服完。4h后再次评估脱水情况。

以下情况提示口服补液可能失败，需调整补液方案：①频繁、大量腹泻 [>10mL/(kg·h)]；②频繁、严重呕吐；③口服补液服用量不足，脱水未纠正；④严重腹胀。

（2）静脉补液：适用于重度脱水、不能耐受口服补液的中度脱水、休克或意识改变、口服补液脱水无改善或程度加重、肠梗阻等患儿。补液原则为先浓后淡、先盐后糖、先快后慢、见尿补钾。

①第1个24h的补液方案。

a. 确定补液总量。轻度脱水：90~120mL/kg；中度脱水：120~150mL/kg；重度脱水：150~180mL/kg。

b. 确定液体性质。等渗性脱水：1/2张含钠液；低渗性脱水：2/3张含钠液；高渗性脱水：1/5~1/3张含钠液。难以确定脱水性质者先按等渗性脱水处理。

c. 补液速度。中度脱水无休克表现者，补液总量的1/2在前8~10h输入，输液速度8~12mL/(kg·h)。剩余1/2在14~16h输入，输液速度4~6mL/(kg·h)。

d. 重度脱水有休克者首先扩容，可选择生理盐水或含碱的等张糖盐混合液20mL/kg，30~60min快速输入。若休克未纠正，可再次予10~20mL/kg扩容，一般不超过3次。

②24h后的补液方案：需补充继续丢失量和生理需要量。若能够口服，则改为口服补液，不能口服则静脉补液。

a. 继续丢失量。丢多少补多少、随时丢随时补，常用1/3~1/2张含钠液。

b. 生理需要量。1/5~1/4张含钠液。两部分相加后于12~24h内匀速补液。生理需要量的计算方法，第1个10kg体重为100mL/kg，第2个10kg体重为50mL/kg，其后为20mL/kg。

（3）鼻饲管补液：用于无静脉输液条件、无严重呕吐的脱水患儿，选择低张口服补液盐，初始速度20mL/(kg·h)，反复呕吐或腹胀时应减慢速度。每1~2h评估脱水情况。

2. 纠正电解质紊乱和酸碱失衡。

（1）低钠血症：当血钠<120mmol/L时，静脉每输入12mL/kg的3%氯化钠，可提高血钠10mmol/L，推荐速度为1~2mL/(kg·h)。所需钠的量（mmol）=［130－实测血钠(mmol/L)］×体重（kg）×0.6。在4h内可先补给计算量的1/3~1/2，余量根据病情演变调整。严重低钠血症时，第1个24h应控制血钠升高<10mmol/L，随后每24h血钠升高<8mmol/L。

（2）高钠血症：一般高渗性脱水不需特殊处理，随脱水纠正血钠水平可逐渐恢复。严重高钠血症（血钠>155mmol/L）时应避免血钠水平降低过快，每小时血钠下降速度≤0.5mmol/L。

（3）低钾血症：轻者可分次口服10%氯化钾100~200mg/(kg·h)；重者或不能经口服补钾者需静脉补充，>6h，注意以下事项。

①静脉补充时浓度应稀释到 0.15%~0.30%。

②含钾液应缓慢静脉滴注，禁忌直接静脉推注，体内缺钾至少需 2~4d 才能补足。

③有尿后补钾，少尿、无尿者慎用。

④反复低钾血症或低钾难以纠正者，应注意补镁。

（4）低钙和低镁血症：血钙低者可予 10% 葡萄糖酸钙 0.5mL/kg，10~20min 静脉缓注，最大不超过 10mL。低镁血症者可予 25% 硫酸镁，每次 0.2mL/kg，每日 2~3 次，深部肌内注射，疗程 2~3d，症状消失后停药。严重低镁血症或深部肌内注射困难者，可静脉补充硫酸镁 50~100 毫克/（千克·次），单次最大量不超过 2g。25% 硫酸镁用 5% 葡萄糖稀释为 2.5% 硫酸镁缓慢静脉滴注，每次输注时间不少于 2h，密切监测心率、血压等生命体征。

（5）代谢性酸中毒：轻、中度代谢性酸中毒经补液治疗即可纠正，无需额外补充碱性药物。严重代谢性酸中毒需予碱性液纠酸。计算方法：碳酸氢钠（mmol）＝（24－实测 HCO_3^- 浓度）×0.3×体重（kg）；5% 碳酸氢钠（mL）＝｜－BE｜×0.5×体重（kg）。注意碱性液一般稀释成等张含钠液后分次给予，首次可给计算量的 1/2。注意保持气道通畅以保证 CO_2 的排出。酸中毒纠正后注意补钾和补钙。

3. 饮食治疗：不推荐高糖、高脂和高膳食纤维食物。母乳喂养者继续母乳喂养。配方奶喂养者伴有乳糖不耐受时可选择低乳糖或无乳糖配方。

4. 抗感染治疗：水样便腹泻者（排除霍乱后）一般不用抗菌药物。伴明显中毒症状且不能完全用脱水解释者，尤其是重症患儿、早产儿、小婴儿和免疫功能低下者，应使用抗菌药物。黏液脓血便者多为侵袭性细菌感染，应给予抗菌药物。

5. 黏膜保护剂治疗：蒙脱石散有助于缩短急性水样便患儿的病程，减少腹泻次数和量。用法和用量：<1岁，1克/次；1~2岁，1~2克/次；2岁以上，2~3克/次。餐前口服，每日3次。

6. 补锌治疗：<6月龄的患儿，每日补充元素锌10mg；≥6月龄的患儿，每日补充元素锌20mg，疗程10~14d。元素锌20mg相当于硫酸锌100mg、葡萄糖酸锌140mg。

7. 微生态制剂：益生菌有可能缩短腹泻病程及住院时间，可酌情选用。

五、疾病注意事项

1. 预防措施：良好的卫生习惯、母乳喂养、积极防治营养不良、疫苗接种。

2. 对病毒性腹泻、鼠伤寒沙门菌肠炎等患儿，及时隔离，并对污染的环境进行消毒。

3. 做好相关法定传染病及食源性疾病的报告工作。

第二节　胃炎

一、概述

胃炎指各种病因引起的胃黏膜炎症，分为急性和慢性，后者发病率更高，根本区别在于病理表现。

二、诊断要点

(一)急性胃炎

1. 急性胃炎病程多小于 3 个月,有自限性,解除病因后可痊愈。

2. 常见临床症状:上腹痛、恶心、呕吐、食欲缺乏,严重者出现呕血、黑便、脱水、电解质紊乱及酸碱平衡紊乱,伴或不伴发热。上腹压痛较常见,有时上腹胀气明显。

3. 胃镜表现:胃黏膜充血、水肿、出血、糜烂、浅表溃疡等一过性急性病变。

4. 病理表现:胃黏膜固有层以中性粒细胞浸润为主,不累及腺体。

(二)慢性胃炎

1. 慢性胃炎病程多大于 3 个月,易反复发作,常伴有贫血、营养不良、生长发育障碍。

2. 常见症状:反复发作的与进食相关的上腹、脐周痛,常伴恶心、呕吐、腹胀、食欲缺乏,体征不明显,中上腹、脐周可有压痛。

3. 胃镜表现:幽门螺杆菌(Hp)感染者可见胃窦棘皮样改变,有时可见黏液斑或者反流的胆汁。

4. 病理表现:胃黏膜固有层以淋巴细胞、浆细胞浸润为主,可累及腺体。

确诊必须依靠胃镜检查及胃黏膜活组织病理学检查。Hp 检测有助于病因诊断。

三、鉴别诊断

1. 急性胰腺炎：多有暴饮暴食史，发病急，主要表现为上腹剧烈腹痛，腹痛为持续性并有阵发性加剧，伴有恶心、呕吐，但呕吐后腹痛不缓解。严重时可有发热等症状，查体压痛位于上腹部。血、尿淀粉酶明显升高，CT 可提示胰腺病变。

2. 急性阑尾炎：急性起病，典型表现为转移性右下腹痛，其他症状包括恶心、呕吐，以及畏寒、发热等感染中毒症状。查体右下腹固定压痛、反跳痛、肌紧张。实验室检查可见白细胞计数及中性粒细胞比例增高，B 超可提示阑尾及周围病变。

3. 消化性溃疡：为慢性上腹痛，年长儿表现为规律性及饥饿性的腹痛，甚至半夜痛醒，常有呕血、黑便，可伴有失血性贫血、休克。慢性胃炎多为餐后腹痛伴消化不良，胃镜检查可以鉴别。

四、治疗措施

（一）急性胃炎

1. 解除病因，积极治疗原发病，清淡易消化饮食，剧烈呕吐、出血时暂禁食。

2. 营养支持治疗，纠正水、电解质紊乱。

3. 疑有急性胃黏膜病变者，应用 H_2 受体阻滞剂（西咪替丁）或质子泵抑制剂（PPI）（奥美拉唑）。奥美拉唑：每次 $0.5\sim1.0mg/kg$，qd，必要时可增加至 $2mg/(kg \cdot d)$，最大剂量 40 毫克/次。西咪替丁：每次 $5\sim10mg/kg$，bid，最大剂量 200 毫克/次。

4. 细菌感染引起者应用抗生素。

5. 对症解痉、镇痛治疗。山莨菪碱：$0.5\sim1.0$ 毫克/（千克·次），st 或 tid，最大剂量 200 毫克/次。

（二）慢性胃炎

1. 清淡易消化饮食，生活规律，避免药物损伤胃黏膜。

2. 根除 Hp 治疗。

3. 抑酸或抗酸治疗，应用 H_2 受体阻滞剂或 PPI，疗程 $2\sim4$ 周。

4. 促动力药。多潘立酮：每次 $0.2\sim0.3mg/kg$，tid，餐前半小时及睡前口服，最大剂量 10 毫克/次（因可能导致 Q-Tc 间期延长，目前儿童已很少使用）。

5. 增强黏膜屏障功能。硫糖铝混悬液：$10\sim25mg/(kg \cdot d)$，tid；铝碳酸镁片：$1\sim2$ 片/次，餐后 1h 口服，tid 或 qid；胶体铋（>6 岁）：$6\sim8mg/(kg \cdot d)$，bid 或 tid。

6. 促进黏膜修复。麦滋林-S 颗粒：<6 岁，0.335 克/次；≥6 岁，0.67 克/次，口服，tid。复方谷氨酰胺肠溶胶囊：>6 岁，$1\sim2$ 粒/次，口服，tid。康复新液：$5\sim10$ 毫升/次，口服，tid。

7. 胃蛋白酶、益生菌、维生素 B_{12}、中药等。

五、疾病注意事项

1. 根除 Hp 治疗结束后 1 个月，需复查评估根除效果，首选 ^{13}C 尿素呼气试验（^{13}C UBT）。

2. 治疗后出现腹痛不缓解或者加重，甚至呕血、黑便、体重下降，需及时复诊。

第三节　消化道异物

一、概述

消化道异物通常指被误吞的难以消化且未及时排出而滞留消化道的各种有形物体，也包括误服的危险化学物质，是临床常见急症之一，好发于 4 岁以下儿童。

二、诊断要点

1. 病史：明确异物吞食史，应详细了解异物大小、形状、种类、数量、吞食时间等相关情况。

2. 临床表现：大部分患儿误吞异物后并无明显临床症状。如果有症状，也依患儿年龄、异物的种类和大小、异物滞留的部位和时间及是否合并周围组织的损伤而异。胃或十二指肠异物患儿多无症状。口咽部、食管异物患儿常表现为异物阻塞感、恶心、呕吐、疼痛、吞咽困难等，婴幼儿表现为拒食、流涎与易激惹等。

3. 辅助检查。

（1）X 线检查：适用于金属或高密度异物者，而食物团块、木制品、塑料、玻璃等往往表现为阴性结果。行颈、胸、腹部正位和侧位 X 线片可了解异物数量、大小、形态及位置，评估是否合并并发症等。应特别注意硬币与纽扣电池的鉴别，硬币在 X 线片上表现为一个密度均匀的盘状辐射影像，而纽扣电池则呈现双密度改变（双晕环）影像。食管异物取出后怀疑存在食管狭窄时，可行上消化道造影检查评估。

（2）超声检查：具有便携性、无辐射的优点，可辅助诊断X线检查不能发现的异物。利用不同性能超声探头检查能帮助判断异物的形状，以及与消化管壁及周围脏器的关系。

（3）CT检查：常规不需要进行CT检查，在临床高度怀疑消化道异物，而X线结果阴性时可进一步行胸腹部CT检查，评估异物周围组织损伤的程度。当怀疑异物合并腹膜炎、脓肿、瘘管、食管异物穿孔等需要外科手术干预时，可行高分辨率的多层螺旋CT检查。

（4）消化内镜检查：对于常规X线检查阴性，而临床高度怀疑上消化道异物的患儿，可行胃镜检查。明确上消化道异物者，需评估是否适合胃镜检查。滞留于小肠、回肠末端或结肠的异物，需评估是否适合小肠镜或结肠镜检查。

三、治疗措施

（一）治疗原则

儿童消化道异物治疗前应先进行风险评估，详细了解异物的种类、数目、大小、形状、质地、滞留部位、滞留时间、有无并发症，以及与毗邻组织的关系等，评估患儿生命体征，尽早拟订处理方案。通常70%~80%患儿的消化道异物能自行排出，20%~30%患儿需内镜治疗，约1%患儿需外科手术。

（二）病情评估及处理

生命体征不稳定，立即进行复苏；出现消化道大出血，给予输血、扩容、抗休克，维持有效循环血容量；若出现张力性气胸，需急诊穿刺排气；伴有脓胸或脓气胸，行胸腔闭式引流；若异物导致消化道梗阻、反复呕吐伴脱水症状，给予补液纠正水、电解质紊乱；必要时需外科协助治疗。

（三）内镜治疗

1. 内镜处理的禁忌证。

（1）绝对禁忌证：心、肺、脑功能障碍，不能耐受内镜诊疗者；异物为袋装毒品者。

（2）相对禁忌证：瘘管形成者；局部脓肿、积气者；可疑或明确穿孔者；内镜下取出异物后可能导致器官损伤、大出血等严重并发症者。

2. 内镜处理时机。根据患儿年龄、临床表现、异物种类、形状和大小、滞留部位和时间及有无并发症等情况决定处理时机。高危异物和（或）有严重并发症时以紧急内镜处理为主。

（1）紧急内镜（2~6h）处理的异物：纽扣电池、尖锐异物及引起食管完全梗阻和（或）呼吸困难、气促等气管受压合并梗阻症状的食管异物。

（2）急诊内镜（<24h）处理的异物：磁性异物、食管钝性异物（包括硬币）、胃或十二指肠钝性异物直径>2.5cm或长度>6.0cm。

（3）择期内镜（>24h）处理的异物：胃、十二指肠及下消化道异物，未达急诊内镜处理标准的钝性异物及其他危害较小或可能自然排出的异物。

3. 内镜术前准备。

（1）术者及患儿准备：

①术前讨论。对疑难病例建议多学科综合治疗（MDT），制订最佳的个体化诊疗方案。

②知情同意。

③无痛内镜术前评估。术前应对患儿病情及全身状况进行

全面评估，无痛内镜需有麻醉专业资质的医生根据实际情况选择合适的镇静和麻醉方式，并负责诊疗过程中的麻醉管理与监护。

④禁食。行无痛胃镜患儿需禁食 6～8h、禁水 2h，紧急及急诊胃镜患儿可酌情放宽禁食、禁水时间。

⑤肠镜检查的饮食及肠道准备。肠镜检查前患儿需进行饮食管理和肠道清洁准备。

a. <2 岁患儿可继续母乳或配方奶喂养，予生理盐水灌肠或联合开塞露塞肛行肠道准备。

b. ≥2 岁患儿无渣饮食，可口服聚乙二醇电解质散（50～75mL/kg），总量分 2 次给药，结肠镜检查前 1 日晚上给予总量的 2/3，检查当日麻醉要求禁食时间 4～6h，在禁食开始之前的 2h 内服完余量。

（2）器械准备：

①内镜选择。根据情况选择喉镜、硬质食管镜、胃镜、小肠镜及结肠镜，胃镜可作为食管异物的一线治疗选择。

②器械选择。根据异物的大小、形状和种类选择器械。常规钳取器械包括鼠齿钳、鳄嘴钳、三爪钳、W 钳、圈套器、异物网篮、异物网兜、磁性异物取出器等。

③保护装置。常用透明帽、外套管、保护罩，多用于尖锐异物钳取，可根据异物形状及长度来选择。

4. 内镜处理。

（1）胃镜处理。

（2）小肠镜处理。

（3）结肠镜处理。

（四）外科治疗

消化道异物合并严重并发症者，需行 MDT 全面评估患儿病情，若可试行内镜干预，需按外科手术标准进行手术前准备，在外科医生的协助下，内镜医生于手术室内试取异物，处理失败者转外科手术。若经 MDT 评估不宜行内镜干预，可直接转外科治疗。消化道异物外科治疗指征如下：

1. 出血。

2. 穿孔。

3. 梗阻。

4. 毒品。

四、并发症的处理

1. 消化道黏膜损伤：根据损伤的部位或程度，可选择鼻胃管或鼻空肠营养管肠内营养，同时进行抑酸和黏膜保护治疗。

2. 消化道出血：多数为黏膜糜烂渗血，可局部喷洒盐酸肾上腺素等药物，也可用电凝止血或金属钛夹止血。

3. 食管穿孔：对于急性穿孔可行金属钛夹夹闭。若周围组织水肿或炎性渗出明显，需全身抗感染、局部胃管引流，同时放置鼻胃营养管。食管穿孔导致食管胸膜瘘，可根据患儿年龄、穿孔部位及大小，选择定制全覆膜金属食管支架植入治疗。穿孔后形成食管瘘不能修复者，外科治疗。

4. 消化道管腔狭窄：狭窄部位多数选择球囊扩张，也可内镜下行放射状切开术。

5. 颈部、纵隔或胸腔积脓：外科治疗。

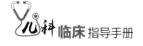

五、疾病注意事项

1. 对于等待自然排出的异物，应定期行影像学检查监测异物进程，淘洗粪便确认是否排出。

2. 腐蚀性异物去除后 3～5d 仍有穿孔、致命性出血风险，需密切观察。

3. 消化道穿孔、合并瘘管形成患儿术后需引流、留置营养管数周后复查胃镜，对婴幼儿应采取措施确保管道固定在位。

【参考文献】

[1] 中华医学会儿科学分会消化学组，《中华儿科杂志》编辑委员会. 中国儿童消化道异物诊断、管理和内镜处理专家共识 [J]. 中华儿科杂志，2022，60（5）：401-407.

[2] 林金欢，方军，王东. 中国上消化道异物内镜处理专家共识意见（2015 年，上海）[J]. 中华消化内镜杂志，2016，33（1）：19-28.

第四节　儿童结直肠息肉

一、概述

结直肠息肉是指高于周围结肠黏膜并凸向肠腔的隆起物。幼年性息肉约占儿童息肉的 93%。

二、诊断要点

1. 典型临床症状：间断大便表面带血或便纸带血，肛门肿物脱出，大便次数增多、形状变形。

2．典型低位息肉体征：直肠指检触及质软、有弹性或带蒂的肿物，指套带血或黏液。

3．肠镜检查是肠息肉诊断的"金标准"，B超可诊断部分肠息肉。

三、鉴别诊断

1．肛裂：患儿多有便秘病史，伴排便疼痛，查体可见肛门黏膜撕裂。

2．痔疮：患儿肛门视诊可有痔脱出，指诊扪及无痛软性肿块，肠镜典型镜下表现为蓝色静脉团块。

3．幼年性息肉：是常染色体显性遗传病，特点是遍布胃肠道的多发性错构瘤性息肉，有恶变倾向。

四、治疗措施

1．对于有蒂息肉、直径小于2cm的广基息肉、非息肉病者，可行经肛门的切除术或行内镜下圈套摘除、活检钳钳除、高频电凝凝除。

2．对直径大于2cm的广基息肉，建议外科手术。

3．标准住院日为4～9d。

4．术后处理。

（1）心电、血氧饱和度监测，必要时吸氧，注意有无发热、腹痛、血便等不适。

（2）3d内绝对卧床休息，1周内限制活动，1个月内避免重体力活动。

（3）酌情限制饮食，一般1d内禁食，3d内流食，1周内软食；补液支持治疗。

（4）药物治疗。

①止血：酚磺乙胺每次 5~10mg/kg，bid，3~5d。

②促进黏膜修复：康复新液每次 5~10mL，口服，tid，2~4周。

③防止便秘：乳果糖口服液：<1 岁，2.5 毫升/次；1~5 岁，5 毫升/次；5~10 岁，10 毫升/次；≥10 岁，15 毫升/次，qd 或 bid，2~4 周。

五、疾病注意事项

1. 追踪息肉病理，注意其种类、性质，有无恶变。

2. 术后 1~2 年随访 1 次内镜检查，高危人群可缩短复查间隔时间。

第五节　胃肠镜操作围手术期管理

一、概述

胃镜能观察食管、胃、十二指肠球部甚至降部的黏膜状态，并可以进行组织病理学检查。胃镜检查诊断可靠、安全性高。

结肠镜检查是经肛门将肠镜循腔插入至回盲部，从黏膜侧观察结肠病变的检查方法。结肠镜检查几乎可以满足全部结肠区域的检查需要。

二、适应证、禁忌证

（一）胃镜检查

1. 胃镜诊断适应证。

（1）不明原因上腹痛或脐周疼痛。

（2）上消化道出血，如呕血、黑便。

（3）不明原因呕吐。

（4）吞咽困难、吞咽痛。

（5）难治性胃食管反流病。

（6）腐蚀性异物。

（7）不明原因腹泻。

（8）炎症性肠病（IBD）。

（9）移植物抗宿主病（GVHD）。

（10）不明原因胸痛。

（11）不明原因贫血。

（12）体重减轻、生长迟缓。

（13）其他系统疾病累及上消化道。

2. 胃镜治疗适应证。

（1）上消化道异物或食物嵌塞。

（2）经胃镜放置营养管。

（3）上消化道出血。

（4）食管、胃底静脉曲张。

（5）上消化道狭窄。

（6）息肉切除。

（7）贲门失弛缓症。

（8）经皮内镜下胃造口（PEG）。

3. 胃镜检查禁忌证。

1）胃镜检查绝对禁忌证。

（1）有严重的心肺、神经系统疾病，或处于休克、昏迷等不能耐受胃镜检查。

（2）疑有腹膜炎、严重腹胀。

（3）用于诊断上消化道穿孔。

2）胃镜检查相对禁忌证。

（1）有出凝血功能障碍的出血性疾病。

（2）腹水。

（3）发热、急性咽喉炎、扁桃体炎。

（4）严重脊柱畸形。

（二）肠镜检查

1. 肠镜诊断适应证。

（1）下消化道出血。

（2）不明原因腹痛。

（3）不明原因腹泻。

（4）IBD。

（5）肛周病变（肛瘘、肛周脓肿）。

（6）肠息肉。

（7）GVHD。

（8）不明原因贫血。

（9）体重不增、生长迟缓。

（10）其他系统疾病累及下消化道。

2. 肠镜治疗适应证。

（1）肠息肉切除。

（2）结肠狭窄。

（3）下消化道出血。

（4）下消化道异物。

（5）乙状结肠扭转恢复。

3. 肠镜检查禁忌证。

1）肠镜检查绝对禁忌证。

（1）有严重的心肺、神经系统疾病，或处于休克、昏迷无法耐受肠镜检查。

（2）疑有肠穿孔、腹膜炎，腹腔内有广泛粘连。

（3）严重的坏死性肠炎、巨结肠危象、完全性肠梗阻。

2）肠镜检查相对禁忌证。

（1）有出凝血功能障碍的出血性疾病。

（2）肠切除 7d 以内。

（3）近期有肠穿孔。

（4）明显腹胀。

三、术前准备

1. 患儿准备。

（1）充分沟通，做好心理准备。

（2）麻醉准备：术前 1 日禁食粗纤维饮食，术前禁食 8h、禁饮 4h，补液。

（3）检查前穿戴好尿不湿、手术衣、手腕带，备护理垫 1 张术中用，贵重物品家属保管。

（4）肠镜前口服祛泡剂西甲硅油 5～10mL，检查前 30min 口服。局麻胃镜检查前口服盐酸达克罗宁胶浆 5～10mL，检查前 15min 内。

2. 肠道准备（肠镜）。

（1）喝清肠液（2 岁以上）：①术前 1 日 19：00 起喝一次；②手术早晨 4：00 起喝一次，1h 内喝完。剂量见表 5－5－1。

表 5－5－1　清肠液剂量

时间	3～4 岁 （开 1 盒）	5～9 岁 （开 2 盒）	10 岁及以上 （开 3 盒）
术前 1d 19：00 起	375mL （3A＋3B）	750mL （6A＋6B）	1000mL （8A＋8B）
手术早晨 4：00 起	375mL （3A＋3B）	750mL （6A＋6B）	1000mL （8A＋8B）

注：聚乙二醇电解质散（即舒泰清，用于配制清肠液）1 盒＝6A（大）＋6B（小），1A＋1B 需同溶于 125mL 温水配制成溶液。

（2）护理灌肠：①术前 1 日温盐水灌肠或回流灌肠 1～2 次。②手术早晨 4：00 温盐水灌肠或回流灌肠 1～2 次。剂量：每次 50mL/kg，最大剂量 2000mL。

（3）开塞露灌肠：10～20 毫升/次，塞肛，15min 可重复 1 次。

（4）肠道准备的目标：自清肠开始解 5～8 次大便，末次肠液清亮无渣。

3. 医疗准备。

（1）详细询问患儿病史并做体格检查，决定操作类型、操作地点（如手术室或内镜室）、人员和设备配置等。

（2）知情同意书：患儿父母或法定监护人签署知情同意书，内容包括内镜操作目的、禁忌证、并发症及处理措施等。

（3）术前检查：血常规、肝功、输血三项、乙肝五项、凝血功能、心电图、胸部 X 线检查。

（4）术前医嘱：

①术前 1 日手术申请（急诊手术则当日申请）。

②拟＋时间＋地点＋麻醉方式＋内镜操作名称（如电子胃十二指肠镜检查、电子结肠镜检查＋黏膜活检术、异物取出术、营养管置入术、肠息肉切除术等）。

③术前检查。

④手术当日：盐酸达克罗宁胶浆：5～10 毫升/次，检查前 15min 内口服；生理盐水（术中用）；西甲硅油：5～10 毫升/次，肠镜检查前 30min 口服。

（5）对于有消化道大出血风险且需要急诊内镜手术者，术前应查血型，做好输血准备。有术中穿孔风险需联系外科会诊。

（6）医疗文书：书写术前小结、手术风险评估表、手术安全核查表。

四、术后管理

1. 禁食，心电、血氧饱和度监测 6h，补液支持，密观病情，注意有无发热、呕吐、腹痛、胸痛、出血、穿孔等情况。

2. 插管麻醉患儿需缓解喉头水肿，分别于术后 30min、1h、2h 予布地奈德 1 支雾化吸入。

3. 专科治疗。

4. 医疗文书：术后 24h 内记录内镜操作记录、副主任医师查房记录（需根据术中情况修正诊断）。

五、操作注意事项

1. 及时图像记录：标志性部位、病变部位，治疗操作前后均要留取清晰内镜照片，及时用图像进行记录。

2. 患儿的监护、用药的记录：如进行麻醉下操作要有完整的麻醉记录。监护并记录血氧饱和度、脉搏、心率、血压。

3. 严格操作规程：插入内镜后，对每个解剖位置应确认无疑，不要遗漏检查部位。对病变区域应进行重点检查，注意黏膜隆起性和凹陷性的病变以及黏膜色泽的改变，并对可疑病变处做病理活检。

【参考文献】

[1] 钟雪梅，许春娣. 中国儿童胃镜结肠镜检查规范操作专家共识 [J]. 中国实用儿科杂志，2018，33（11）：817-820.

[2] 中华医学会消化内镜学分会儿科协作组，中国医师协会内镜医师分会儿科消化内镜专业委员会. 中国儿童消化内镜诊疗相关肠道准备快速指南（2020，西安）[J]. 中国循证医学杂志，2021，21（3）：249-259.

第六节　急性胰腺炎

一、概述

急性胰腺炎是胰腺的急性炎症过程，常表现为急性发作的上腹部剧痛。临床以轻症急性胰腺炎多见，通常在 1~2 周恢复正常。重症急性胰腺炎少见，病死率高，轻症胰腺炎可以发展为重症胰腺炎。

二、诊断要点

1. 剧烈腹痛、恶心、呕吐、腹胀、腹水、发热等临床表现。

2. 血淀粉酶增高（3倍以上）。

3. 血脂肪酶增高（3倍以上）。

4. 儿童尤其是婴幼儿的急性胰腺炎临床表现不典型，实验室检查和超声、CT等影像学检查显得更为重要。

5. 对于原因不明的发热、腹痛、腹胀、呕吐者，尤其有腹膜炎或肠梗阻表现者，常规行腹腔穿刺及腹水淀粉酶测定，能提高早期诊断率。

6. 具有以下情形之一者应拟诊重症急性胰腺炎。

（1）急性胰腺炎经内科治疗24～72h，病情无改善或加重。

（2）出现明显腹胀，肠鸣音减弱或麻痹性肠梗阻。

（3）出现腹水，尤其是血性腹水，腹水淀粉酶升高。

（4）发生休克、脏器功能衰竭（肾功能衰竭、休克肺等）。

三、鉴别诊断

1. 消化性溃疡穿孔：有较典型的溃疡病史，腹痛突然加剧，伴有腹肌紧张、肝浊音界消失，腹部X线片见膈下游离气体。

2. 急性胆囊炎：疼痛位于右上腹，常放射到右肩背部，B超和上腹部CT提示胆囊增大、胆囊壁增厚。

四、治疗措施

1. 禁食、胃肠减压、缓解疼痛、维持血容量及电解质平衡。

2. 静脉液体复苏：总液体量为生理需要量1.3～1.5倍，

一半 5％葡萄糖氯化钠注射液、一半 4∶1 液。

3. 生长抑素：首剂 3.5μg/kg，加入生理盐水 10mL，3～5min 缓慢静脉推注，以后按 3.5μg/(kg·h) 持续静脉滴注，治疗至病情稳定。

4. 营养支持治疗：肠内营养首选，如不能耐受肠内营养，予肠外营养。

5. 抑酸药物（奥美拉唑）：目的在于防治应激性溃疡和消化道出血，1 个月至 11 岁初始剂量 0.5～1.0mg/(kg·d)，必要时可增加至 2.0mg/(kg·d)；12～17 岁 40mg/d，分 1～2 次静脉滴注。

6. 抗生素：轻症胰腺炎不常规使用，重症胰腺炎必要时可预防性用药。

7. 外科与内镜下治疗：如合并假性囊肿、胰腺脓肿、胆囊炎、胆囊结石、胆总管结石、胆总管囊肿等情况，需评估有无外科手术指征和是否需内镜下治疗。

五、疾病注意事项

1. 血淀粉酶正常并不能排除急性胰腺炎，10％重症胰腺炎患者血淀粉酶可始终在正常范围内。

2. 在发病 24h 以后，对于诊断急性胰腺炎，血脂肪酶比血淀粉酶有更高的灵敏度。

3. 胸腹水淀粉酶显著增高可作为急性胰腺炎的诊断依据，但需与消化道穿孔、胆石症、胆囊炎、肠梗阻等所致的胸腹水淀粉酶增高相鉴别。

第七节　上消化道出血

一、概述

上消化道出血是指屈氏韧带以上的消化道出血，消化性溃疡是最常见的病因，也可由急性胃黏膜损伤、门静脉高压、贲门黏膜撕裂及血管病变等引起。

二、诊断要点

1. 呕血、黑便、失血性贫血、失血性周围循环衰竭等临床表现。

2. 实验室检查：正细胞正色素性贫血，网织红细胞占比升高，尿素氮升高，血尿素氮与肌酐比值>2.5。

3. 如出现血压下降、脉搏变快变细，或出现口渴、心烦、头晕、乏力、少尿，提示为中度以上出血。如由平卧位改为坐位时血压下降 15mmHg 以上、心率增快 10 次/分以上，提示血容量已明显不足。如血压下降、心率增快，同时伴面色苍白、四肢湿冷、烦躁不安或神志不清，提示已进入休克状态。

三、鉴别诊断

本病与口鼻咽喉部出血和下消化道出血的主要鉴别点如下。

1. 口鼻咽喉部出血：注意询问病史，耳鼻喉科局部检查可发现出血灶。

2. 下消化道出血：呕血少见，血便颜色为鲜红色或暗红色，大便有红细胞。

四、治疗措施

1. 一般急救措施。

（1）禁食、卧床休息（保持安静平卧位、下肢抬高）。

（2）保持呼吸道通畅，必要时吸氧，避免血液吸入引起窒息。

2. 病情观察。

（1）呕血与黑便情况。

（2）神志、脉搏、血压和呼吸情况。

（3）皮肤、甲床色泽，肢端循环情况。

（4）监测每小时尿量，定期复查血红蛋白、红细胞计数、血细胞比容、血尿素氮。

3. 局部止血药物。

（1）去甲肾上腺素：2.0mg，加入生理盐水 20mL，胃管内注入（注射前抽空胃内容物，注射后夹管 30min），必要时 4～6h 可重复。

（2）凝血酶：每支 500IU，加生理盐水或温开水（<37℃）5～50mL，口服或胃管内注入，根据出血情况增加浓度或用药次数。

（3）云南白药：0.25～0.50 克/次，每日 4 次（qid），<37℃温开水送服。6～12 岁剂量减半，2～5 岁按 1/4 量服用。

4. 静脉或注射用止血药物。

（1）芬磺乙胺：每次 10.0mg/kg，tid。

（2）维生素 K_1：0.25～0.30mg/kg（最大 10mg），单次

给药。

5. 生长抑素：降低门脉压力，适用于消化道大出血。首剂 $3.5\mu g/kg$，加入生理盐水 10mL，$3\sim5min$ 缓慢静脉推注，以后按 $3.5\mu g/(kg \cdot h)$ 静脉滴注，维持至出血停止后 $48\sim72h$。

6. 抑酸药物。

（1）奥美拉唑（PPI）：1 月至 11 岁初始剂量 $0.5\sim1.0mg/(kg \cdot d)$，必要时可增加至 $2.0mg/(kg \cdot d)$，$12\sim17$ 岁40mg/d，分 $1\sim2$ 次静脉滴注。

（1）西咪替丁（H_2RA）：$10\sim15mg/kg$，$1\sim2$ 次/日，静脉滴注（目前已较少使用）。

7. 失血性休克的处理。

（1）用生理盐水尽快补充血容量。

（2）立即配血、测量中心静脉压。

（3）最好保持血红蛋白不低于 90g/L。

8. 内镜直视下止血。

五、疾病注意事项

1. 大量出血后 24h 内常出现低热，可持续 $3\sim5d$。

2. 出血停止 48h 内不宜进行 X 线检查。

3. 血尿素氮在出血后数小时开始上升，$24\sim48h$ 达高峰，$3\sim4h$ 后恢复正常，如尿素氮持续升高，提示出血未停止。如出血纠正，血容量补足，血尿素氮仍持续升高，提示肾性氮质血症、肾功能衰竭。

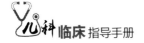

第八节　炎症性肠病

一、概述

炎症性肠病（IBD）主要包括克罗恩病（Crohn disease，CD）和溃疡性结肠炎（ulcerative colitis，UC）。CD 是呈节段性分布的、可累及全消化道的透壁性炎症。UC 是慢性非特异性结肠炎症，病变从直肠开始，由远至近逐渐延伸，主要累及黏膜及黏膜下层。

二、诊断要点

（一）CD 诊断要点

1. 常见症状：腹痛、腹泻、体重下降、生长迟缓、全身表现，前三者为 CD 经典"三联征"。

2. 典型镜下表现：线性或匍匐形溃疡、阿弗他溃疡、鹅卵石样改变、跳跃性病变、空肠或回肠溃疡、肠腔狭窄。

3. 典型病理表现：非干酪样肉芽肿（远离破碎隐窝）、局部慢性炎症、全层黏膜炎性浸润、黏膜下层纤维化。

4. 典型影像学改变：肠道炎症、肠壁增厚、瘘管、脓肿、狭窄。

（二）UC 诊断要点

1. 最常见症状为血便伴腹泻，可伴全身症状。

2. 典型镜下表现：从直肠开始的倒灌性连续性结肠黏膜炎症，可见黏膜红斑、颗粒样隆起、脆性增加、糜烂、浅溃疡和脓性分泌物，约 1/3 患儿可出现倒灌性回肠炎。

3. **典型病理表现**：隐窝结构改变、基底部浆细胞增多（局灶或弥散性）、倒灌性炎症、无肉芽肿形成。

三、鉴别诊断

IBD 与肠结核、肠白塞病和小肠淋巴瘤的主要鉴别点如下。

1. **肠结核**：主要临床表现有发热、腹水、盗汗和肺部受累，内镜下表现为横向溃疡、炎性息肉和结节样改变，病理表现为干酪样肉芽肿，影像学上以回盲部受累为主，抗结核治疗有效。

2. **肠白塞病**：主要临床特征为口腔黏膜溃疡，眼、生殖器官、皮肤病变，合并肠道溃疡者为肠白塞病。可累及全消化道，以回肠、结肠病变最为常见。

3. **小肠淋巴瘤**：部分症状与 CD 相似，表现为发热、体重下降、腹泻、腹痛等，影像学上可有肠壁增厚、肠腔狭窄、多发肿大淋巴结，但多表现为肠壁弥漫性增厚伴肠壁块影。

四、治疗措施

（一）CD 的治疗

1. **全肠内营养（TEN）**可作为轻中度 CD、小肠有病变者诱导缓解的一线治疗方案（诱导缓解率与皮质类固醇相当）。

2. **糖皮质激素**：用于 CD 诱导缓解，按泼尼松 $1.0mg/(kg \cdot d)$ 起始给药，最大剂量 $\leqslant 60mg/d$。

3. **英夫利西（IFX）单抗**：抗 $TNF-\alpha$ 生物制剂，按每次 $5.0 \sim 10.0mg/kg$ 给药，在第 0、2、6 周静脉注射作为诱导

缓解方案，之后同样剂量每隔 8 周用药一次作为维持缓解方案。

4. 免疫调节剂：用于 CD 维持缓解治疗，硫唑嘌呤（AZA）1.5～3.0mg/(kg·d)，巯嘌呤（MP）1.0～1.5mg/(kg·d)，每周氨甲蝶呤（MTX）15～25mg/m²，沙利度胺 1.5～3.0mg/(kg·d)，均为单次用药。具体剂量应结合患者年龄、体重、病情而定。嘌呤类药物在使用前须进行药物代谢基因检测。

5. 外科手术治疗。

（二）UC 的治疗

1. 氨基水杨酸：5－ASA 是轻中度 UC 的一线诱导及维持缓解药物，口服剂量 20.0～30.0mg/(kg·d)，分 3～4 次口服；直肠用药剂量 25.0mg/(kg·d)（最大剂量 1.0g/d），分 1～3 次肛塞置入。

2. 糖皮质激素：用于诱导缓解，中重度活动期 UC 和 5－ASA 无效的轻度活动期 UC，按泼尼松 1.0mg/(kg·d) 起始给药，最大剂量 40mg/d（重度 UC，可达 60mg/d），分 1～3 次服用。

3. 免疫调节剂：嘌呤类药物（AZA 和 MP）用于儿童 UC 维持缓解，用法同上。用于急性重度 UC（ASUC）时，可使用环孢素或他克莫司作为桥接嘌呤的药物。

4. IFX 单抗：在糖皮质激素及免疫调节剂治疗无效或调节激素依赖及不能耐受上述药物时，可考虑 IFX 治疗，方法同上。

5. 外科手术治疗。

五、疾病注意事项

1. 如患者腹痛、腹泻、便血症状持续 4 周以上或半年内类似症状反复发作 2 次以上，尤其伴体重减轻者，应高度怀疑 IBD。

2. IBD 缺乏诊断"金标准"，需要结合临床、内镜下表现、影像学和组织病理学检查结果进行综合分析，需要多学科的共同参与。

第九节　胃食管反流

一、概述

胃食管反流（GER）是指胃内容物不自主地逆行进入食管，可伴或不伴呕吐，4～5 月龄为发病高峰，多数在 1 岁前症状停止。GER 与胃食管反流病（GERD）的区别在于症状的持续性和严重程度。

二、诊断要点

（一）临床表现

缺乏特异性，溢乳和呕吐为新生儿和婴儿 GER 的主要表现，当发生反流性食管炎时可出现胃灼热、咽下困难、呕血和便血等症状。食管外表现以呼吸道感染、喘息、营养不良等症状为主。

（二）辅助检查

食管下段 pH 值监测被认为是诊断 GER 的"金标准"，食管钡餐造影、多通道阻抗监测、动力检查、内镜及黏膜活检、放射性核素闪烁扫描等在 GER 的诊断中也具有一定意义。

三、鉴别诊断

GER 与贲门失弛缓的主要鉴别点：贲门失弛缓是食管下括约肌松弛障碍导致的食管功能性梗阻，临床表现与 GER 相似，通过 X 线钡餐造影、内镜和食管测压等检查可确诊。

四、治疗措施

1. 体位治疗：儿童在睡眠时保持左侧卧位及上体抬高（将床头抬高 30°），清醒状态下最佳体位为直立位或坐位。

2. 饮食治疗：增加饮食稠厚度，少量多餐，婴儿增加喂奶次数，年长儿以高蛋白低脂饮食为主，避免酸性饮料、高脂饮食和辛辣食品，同时避免睡前进食。

3. 药物治疗。

（1）奥美拉唑（PPI）：婴儿 0.5～0.9mg/(kg·d)。1 岁以上儿童，5kg≤体重<10kg，5.0mg/d；10kg≤体重<20kg，10.0mg/d；体重≥20kg，20.0mg/d。qd，静脉滴注或口服。

（2）西咪替丁（H_2RA）：5.0～10.0mg/kg，qid，口服或静脉滴注，口服单次最大剂量为 400mg，静脉滴注单次最大剂量为 200mg（目前已很少使用）。

（3）多潘立酮（促胃肠动力药物）：0.2～0.3mg/kg，tid，餐前 30min 及睡前口服（因可能导致 Q−Tc 间期延长，目前儿童已很少使用）。

（4）硫糖铝（黏膜保护剂）：10.0～25.0mg/（kg·d），分4次（餐前1h及睡前）服用。

4. 外科手术治疗。

五、疾病注意事项

凡出现不明原因反复呕吐、咽下困难、反复发作的慢性呼吸道感染、难治性哮喘、营养不良、生长发育迟缓、不明原因的贫血、呼吸暂停等，均应考虑 GER 的可能性。

第十节　胆汁淤积性肝病

一、概述

胆汁淤积是指肝内外各种原因造成胆汁形成、分泌和排泄障碍，胆汁不能正常流入十二指肠而进入血液的病理状态。各种原因导致以胆汁淤积为主要表现的肝胆疾病统称胆汁淤积性肝病。临床可表现为瘙痒、乏力、尿色加深和黄疸等，严重者可导致肝衰竭甚至死亡。

二、诊断要点

1. 儿童胆汁淤积的诊断标准：血清总胆红素<85μmol/L，结合胆红素>17μmol/L；或血清总胆红素>85μmol/L，结合胆红素占总胆红素的比值>20%。

2. 胆汁淤积的诊断步骤。

（1）确定胆汁淤积是否存在。

（2）通过影像学和内镜确定是阻塞性还是非阻塞性胆汁淤积。

（3）综合分析得出诊断。

三、主要疾病诊断与鉴别诊断

（一）胆道闭锁

胆道闭锁是同时累及肝外和肝内的坏死性炎症性胆管病变，表现为出生后不久出现黄疸、大便颜色变淡甚至陶土样、尿色加深等。足月儿黄疸持续超过 2 周龄、早产儿黄疸持续超过 3 周龄，则建议进行胆红素检查。腹部 B 超、放射性核素肝胆显像、十二指肠液引流、肝活检病理、造影等有助于诊断。胆道闭锁的外科干预包括 Kasai 手术和肝移植，如不治疗，可在 2 岁前进展为肝硬化而死亡。

（二）Citrin 缺陷引起的新生儿肝内胆汁淤积症（NICCD）

NICCD 是一类常染色体隐性遗传病，表现为婴儿期肝内胆汁淤积、弥漫性肝脂肪变。该病的生化指标特点为丙氨酸氨基转移酶（ALT）相对较低、天冬氨酸氨基转移酶（AST）/ALT 明显升高、甲胎蛋白（AFP）明显升高、直接胆红素（DBil）占总胆红素（TBil）比值相对较低、低血糖、高乳酸、低蛋白血症、凝血功能异常等。血液氨基酸检查可见瓜氨酸、苏氨酸、蛋氨酸、酪氨酸和精氨酸升高等，确诊需基因诊断。通过无乳糖、强化中链脂肪酸的饮食干预，多数在 1 岁前症状消失，进入人体正常的适应期。此期可有明显挑食、偏食，喜食高蛋白饮食，部分患儿可有生长发育迟缓、胰腺炎、脂肪肝等。该病除少部分有婴儿期死亡外，其主要危害是可能在青春期或成年后发展为瓜氨酸血症Ⅱ型（CTLN2），表现为反复高氨血症和相关的神经精神症状，常于发病数年后因脑水肿而死亡。

（三）进行性家族性肝内胆汁淤积症（PFIC）

PFIC是一组常染色体隐性遗传病。该病以胆汁淤积伴严重瘙痒为主要表现。由 $ATP8B1$、$ABCB11$、$TJP2$、$NR1H4$、$MYO5B$ 及 $USP53$ 基因突变引起的 PFIC，常从新生儿期起病，血中胆红素和胆汁酸明显升高，而谷氨酰转移酶（GGT）升高不明显（常<100U/L）。PFIC 3 型由编码多药耐药蛋白3（MDR3）的 $ABCB4$ 基因突变所致，其 GGT 通常明显升高。

四、治疗措施

1. 治疗原则是去除病因和对症治疗。

2. 营养。

（1）喂养方式：一般提倡继续母乳喂养。某些遗传代谢性疾病需要特殊饮食，如 NICCD 应停母乳，给予无乳糖高中链脂肪酸配方奶。

（2）蛋白质：通常不需要限制蛋白质的摄入，推荐量 2～4g/（kg·d）。肝性脑病应适当限制蛋白质摄入，1～2g/（kg·d）。

（3）注意维生素 A、维生素 D、维生素 E、维生素 K 的补充。

3. 药物治疗。

（1）熊去氧胆酸（UDCA）：利胆、降低胆汁酸毒性、保护肝细胞、调节免疫力。胆道阻塞者禁用此药。推荐剂量10～30mg/（kg·d），分 2 次口服。患 Alagille 综合征时剂量可增至 45mg/（kg·d）。

（2）考来烯胺：阴离子交换树脂，口服后在肠道与胆酸结合，随粪便排出，是治疗胆汁淤积性瘙痒的一线药物。成人剂量：治疗胆汁淤积性瘙痒推荐剂量是 4g/d，最大不超过 16g/d，饭前或睡前服用，与 UDCA 和其他药物服用间隔至少 4h，治疗期间补充叶酸。儿童酌减。

4. 肝衰竭相关治疗：一般无蛋白质限制，密切监测血氨。若有高氨血症，限制蛋白质。发生肝性脑病或者血氨＞ 150μmol/L 需暂停蛋白质摄入 24～48h，直至血氨控制。静脉营养不需禁用脂肪乳，除非考虑患者有脂肪酸氧化障碍性疾病的可能。

急性肝衰竭患儿出现以下情况时需持续性肾替代治疗。

（1）并发肾功能不全，出现少尿或者无尿、高钾血症、液体负荷过多。

（2）血氨＞150μmol/L 治疗无缓解，或血氨＞200μmol/L 及 Ⅱ 度以上的肝性脑病。

（3）血清 Na^+＜130mmol/L 或者经内科治疗无效的代谢性酸中毒。

急性肝衰竭者一般不输注血浆、凝血酶原复合物等血制品，但如果患者有活动性出血，或者需要进行高风险操作时，则应输注新鲜冰冻血浆。凝血酶原复合物可诱导弥漫性血管内凝血，因此肝衰竭患者禁忌使用。

5. 降低血氨。

（1）限制蛋白质摄入（尤其动物蛋白），严重时应禁食；清洁肠道；可口服新霉素或庆大霉素、甲硝唑等；口服乳果糖。

（2）用生理盐水灌肠后灌入食醋 10～20mL（以等量盐水稀释）保留。

（3）精氨酸：每日 20～40mL，以葡萄糖溶液稀释后静脉滴注，同时使用 ATP 和镁离子。天冬氨酸钾镁：将 10～20mL 的 10% 天冬氨酸钾镁溶液加入葡萄糖溶液中静脉滴注，每日 1～2次。

（4）可间歇服用微生态制剂。

6. 手术治疗。

（1）胆汁转流术。

（2）肝移植：是治疗儿童终末期肝胆系统疾病、某些代谢性疾病及急性肝功能衰竭等不可逆性肝损伤的有效手段。

五、疾病注意事项

1. 儿童胆汁淤积的诊断注意事项。

（1）诊断时须考虑优先次序。

（2）低 GGT 胆汁淤积：几乎全由基因突变引起。

（3）高 GGT 胆汁淤积：婴儿的胆汁淤积性肝病首先需除外胆道闭锁。

（4）胆汁淤积伴下列临床表现者应高度警惕遗传代谢性肝病：肝大或脾大；不明原因的暴发性肝衰竭；低血糖、高血氨、乳酸升高、代谢性酸中毒等；反复呕吐、生长发育迟缓者；特殊面容。

（5）部分基因突变仅影响某一成分的胆汁排泄，临床上可出现单纯高胆红素血症，或单纯总胆汁酸升高而肝细胞及胆管上皮细胞损伤指标正常。

①间接胆红素升高为主：除外溶血后主要考虑 UGT1A1

基因功能性多态位点或突变所致的新生儿高胆红素血症、母乳性黄疸、Gilbert 综合征及 Crigler－Najjar 综合征。

②直接胆红素升高为主：Dubin－Johnson 综合征、Rotor 综合征。

③单纯高胆汁酸血症：SLC10A1 基因变异引起的钠牛磺胆酸共转运多肽（NTCP）缺陷病。

2. 儿童肝病与预防接种的注意事项。

（1）可以接种：①慢性肝病、轻中度肝功能异常、胆红素升高患儿可以接种各类疫苗。②肝硬化患儿可以接种灭活疫苗。

（2）暂缓接种：急性肝功能异常、肝病、有出血倾向或肝衰竭患儿暂缓接种各类疫苗。

（3）禁忌接种：肝硬化患儿禁忌接种减毒活疫苗。

第十一节　婴幼儿牛奶蛋白过敏

一、概述

牛奶蛋白过敏（CMPA）常见于婴幼儿，是一种由牛奶蛋白引起的异常免疫反应，其发病可通过 IgE 或非 IgE 介导，抑或两者混合介导。

二、诊断要点

食物回避－激发试验：回避可疑食物 2～4 周，如果患儿的临床症状得到充分的改善或消失，逐步添加可疑食物激发症状出现（激发试验），观察食物与临床症状之间的相关性。

在进行激发试验的过程中，配方奶粉的使用量应遵循如下规则：对患儿进行体格检查后，先将冲好的牛奶滴 1 滴在患儿的口唇上，观察 15min，如果患儿无任何反应再改为口服，并且逐步增加用量，即每 30min 增加 1 次，用量分别为 0.5mL、1mL、3mL、10mL、30mL、50mL，直至 100mL。待口服结束后继续观察 2h，如果未发生任何反应，嘱患儿应该每日至少摄入 250mL 牛奶，并持续 1 周，但要告知家长注意观察患儿可能出现的迟发反应。

在进行激发试验的过程中，如果疑似 CMPA 的临床症状再次出现，即可确诊为 CMPA。

三、主要疾病诊断与鉴别诊断

（一）口腔过敏综合征（OAS）

OAS 是 IgE 介导的过敏反应。患儿进食几分钟或数小时后，口咽部（唇、舌、上腭）和咽喉部出现不适感觉，如舌部麻木、运动不灵敏、蚁走感、疼痛、肿胀或者痒感、上唇和（或）下唇的肿胀等。少数患儿可同时出现全身过敏症状，症状 24h 内消失，口唇水肿消失后不留痕迹。

（二）食物蛋白诱导的小肠结肠炎综合征（FPIES）

大多数是非 IgE 介导的过敏反应。FPIES 首次发作常在 2 岁以内，急性发病，腹泻伴呕吐。腹泻可出现在摄入食物后 2~6h，粪便呈水样便或稀便，如病变累及结肠可出现血便，严重者可出现脱水、低血压、嗜睡、苍白、肌张力低下甚至休克，少数可表现为慢性腹泻、呕吐、易激惹、腹胀、吸收障碍、生长发育迟缓、低蛋白血症等。不伴有皮肤或呼吸道症状，不伴发热或低体温。回避过敏食物后症状缓解，重新引入过敏食物，症状可再现。内镜下小肠、结肠黏膜可见水肿、红肿和轻度绒毛萎缩。

（三）食物蛋白诱导的直肠结肠炎（FPIP）

大多数是非 IgE 介导的过敏反应。约 60% 患儿是母乳喂养婴儿，可在生后第 1 周甚至生后几小时内发病，生后 6 个月内发病最为常见。主要临床表现为腹泻，粪便性状变化较多，可为正常便、黏液便、血便（从便中带有少量血丝到以较多血为主的大便）。患儿一般状况好，无体重减轻，常伴有湿疹。内镜下表现呈非特异性，可有红斑、糜烂、水肿、溃疡、结肠淋巴滤泡增生、周边充血。

四、治疗措施

回避过敏食物。对于确诊 CMPA 的患儿，人工喂养者回避牛奶蛋白及奶制品，给予深度水解蛋白奶粉（eHF，以腹泻为主要表现者给予无乳糖配方，无腹泻者可给予含乳糖配方）或者氨基酸奶粉（AAF）（病情重度）喂养，喂养 6 个月或者至患儿 9～12 月龄。母乳喂养的患儿，母亲回避牛奶蛋白及奶制品后继续。

建议以下情况暂停母乳，改为 AAF 喂养：尽管母亲饮食回避，患儿症状持续存在且很严重；患儿生长迟缓和其他营养缺乏；母亲饮食回避导致自身严重体重减少和影响健康；母亲无法应对心理负担。

不推荐以其他动物奶（水牛、山羊、马、猴、驴）来源的奶粉作为 CMPA 患儿的代用品；不推荐大豆基质配方作为 6 月龄以下 CMPA 患儿的代用品。

为症状较重的 FPIES 急性发作的患儿补充水和电解质，纠正低血量性休克。对 OAS 患儿，回避过敏食物是最主要的治疗手段，将水果或蔬菜煮熟或者削皮再吃，可以避免此类现象发生，可以给予 6 月龄以上症状较重患儿西替利嗪等药物治疗。

五、疾病注意事项

预防接种相关注意事项如下。

1. 可以接种：食物过敏的患儿一般可以按免疫程序正常接种；有蛋类严重全身过敏反应史的患儿，应在医疗机构监护下接种流感疫苗。

2. 暂缓接种：食物过敏的急性反应期（如并发哮喘、荨麻疹等）或接种部位皮肤异常（湿疹、特应性皮炎等），应暂缓接种。

3. 禁忌接种：对蛋类过敏者禁忌接种黄热病疫苗。

第十二节　幽门螺杆菌感染

一、概述

幽门螺杆菌（Hp）感染与儿童慢性胃炎、消化性溃疡等疾病密切相关。幽门螺杆菌感染者中 15％～20％发生消化性溃疡、5％～10％发生幽门螺杆菌相关消化不良、约 1％发生胃恶性肿瘤（胃癌、黏膜相关淋巴样组织淋巴瘤），多数感染者并无症状和并发症。我国成人幽门螺杆菌感染率约 50％，大多数幽门螺杆菌的感染发生在儿童和青少年时期。

二、诊断要点

符合下述四项之一者可判断为幽门螺杆菌现症感染。

1. 细菌培养阳性。

2. 组织病理学检查和快速尿素酶试验（RUT）均阳性。

3. 若组织病理学检查和 RUT 结果不一致，需进一步行非侵入性检测，如尿素呼气试验（UBT）或粪便幽门螺杆菌抗原检测（SAT）阳性。

4. 消化性溃疡出血时，组织病理学检查或 RUT 中任一项阳性。

三、治疗措施

1. 根除幽门螺杆菌感染的适应证：消化性溃疡、胃黏膜相关淋巴组织（MALT）淋巴瘤必须根治。以下情况可考虑根治。

（1）慢性胃炎。

（2）胃癌家族史。

（3）不明原因的难治性缺铁性贫血。

（4）计划长期服用非甾体抗炎药（包括低剂量阿司匹林）。

（5）监护人、年长儿童强烈要求治疗。

2. 根除幽门螺杆菌的常用药物（表 5-12-1）。

表 5-12-1　根除幽门螺杆菌的常用药物

抗生素	用法	每日次数	最大剂量	备注
阿莫西林	50mg/（kg·d）	2 次	每次 1g，bid	餐后口服

抗生素	用法	每日次数	最大剂量	备注
甲硝唑	20mg/(kg・d)	2次	每次 0.5g, bid	餐后口服
替硝唑	20mg/(kg・d)	2次	—	餐后口服
克拉霉素	15～20mg/(kg・d)	2次	每次 0.5g, bid	餐后口服
呋喃唑酮	3～5mg/(kg・d)	2次	每次 100mg, bid	餐后口服
胶态次枸橼酸铋剂	6～8mg/(kg・d)	2次	每次 220mg, bid	＞6 岁, 餐前口服
奥美拉唑	0.5～1.0mg/(kg・d)	2次	每次 20mg, bid	餐前口服

3. 根除幽门螺杆菌的治疗方案。

（1）一线方案（首选方案）：适用于克拉霉素耐药率较低（＜20％）的地区，PPI＋克拉霉素＋阿莫西林，疗程 10d 或 14d。若青霉素过敏，则换用甲硝唑或替硝唑。对于克拉霉素耐药率较高（≥20％）的地区，含铋剂的三联疗法（阿莫西林＋甲硝唑＋胶态次枸橼酸铋剂）及序贯疗法（PPI＋阿莫西林 5d，PPI＋克拉霉素＋甲硝唑 5d）可作为一线方案。

（2）二线方案：用于一线方案失败者，PPI＋阿莫西林＋甲硝唑（或替硝唑）＋胶态次枸橼酸铋剂或伴同疗法（PPI＋克拉霉素＋阿莫西林＋甲硝唑）。

4. 根除幽门螺杆菌治疗的疗程：10d 或 14d。

5. 根除幽门螺杆菌的个体化治疗：主要针对治疗失败的患儿，分析失败原因和提出处理方法。

6. 根除幽门螺杆菌的辅助治疗：联合使用微生态制剂可辅助治疗幽门螺杆菌感染。

7. 根除幽门螺杆菌的疗效判断：应在根除治疗结束至少4 周后进行，即使患儿症状消失也建议复查，首选 UBT，

SAT 可作为备选。符合下述三项之一者可判断幽门螺杆菌根除。

（1）UBT 阴性。

（2）SAT 阴性。

（3）基于胃窦、胃体两个部位取材的 RUT 均阴性。

四、疾病注意事项

（一）幽门螺杆菌的检测指征

1. 消化性溃疡。

2. MALT 淋巴瘤。

3. 慢性胃炎。

4. 一级亲属中有胃癌史的患儿。

5. 不明原因的难治性缺铁性贫血。

6. 计划长期服用非甾体抗炎药（包括低剂量阿司匹林）。

7. 不建议常规检测：目前尚无足够证据显示幽门螺杆菌感染与中耳炎、牙周疾病、食物过敏、特发性血小板减少性紫癜及生长发育迟缓有关。临床检查的目的是寻找潜在病因，而不是检测是否存在幽门螺杆菌感染。

（二）幽门螺杆菌检测的注意事项

1. 检测前要求空腹（至少禁食 6h），检测过程中不宜进行剧烈活动。

2. 应告知患者在吹气前充分了解吹气流程和注意事项，以免造成药品误用或未能采集到合格样本。

3. 幽门螺杆菌检测前停用 PPI 2 周，停用抗菌药物、某些具有抗菌作用的中药至少 4 周。血清学试验检测幽门螺杆菌抗体和分子生物学方法检测幽门螺杆菌基因不受这些药物的影响。

4. 上消化道急性出血等病变可能会导致 UBT 假阴性，不推荐使用 UBT。

5. 曾行胃切除手术可能会导致 UBT 假阳性或假阴性，不推荐使用 UBT。

（三）^{13}C UBT 与 ^{14}C UBT 的差别

1. ^{13}C UBT 与 ^{14}C UBT 的准确性无显著区别。

2. ^{13}C 是碳的稳定核素，无放射性，^{13}C UBT 需采集 2 次呼出气体进行检测。

3. ^{14}C 有一定放射性，释放低能量 β 射线，^{14}C UBT 仅需采集 1 次呼出气体进行检测。

第六章　循环系统疾病

第一节　先天性心脏病

先天性心脏病（congenital heart disease），以下简称先心病，是心脏、大血管在胚胎早期发育异常或发育障碍引起的心血管解剖结构异常的一组先天性畸形。先心病患儿约占活产新生儿的1％，未经治疗者，20％～30％可在生后1个月内死亡。据国内外资料统计，先心病患儿死于新生儿期以大动脉转位为最多，其次是左心发育不良综合征及导管前型主动脉缩窄。各类先心病的发病情况以室间隔缺损最多见，其次为动脉导管未闭、法洛四联症和房间隔缺损等。

一、动脉导管未闭

（一）概述

动脉导管未闭（patent ductus arteriosus，PDA）是常见先心病之一，动脉导管是胎儿期血液循环的重要通道，生后10～15h发生功能性闭合，约80％在生后3个月解剖性关闭，若持续开放并产生一系列病理生理改变，即称PDA。

（二）诊断要点

1. 临床表现：PDA 的临床表现取决于 PDA 的大小及肺血管阻力。导管细小者临床上可无症状，在健康体检时发现；如导管较粗、分流量大、肺血增多、体循环血量减少，可表现为易反复呼吸道感染和生长发育落后，甚至早年出现心功能不全，如气促、喂养困难、乏力、多汗虚弱，肺动脉扩张压迫喉返神经可引起声嘶。

2. 体格检查：典型杂音为胸骨左缘 2~3 肋间可闻及连续性机器样杂音，向锁骨下和颈部传导，亦可传至背部肩胛间区，可扪及震颤。脉压增宽为本病临床诊断重要依据之一，可出现周围血管征，如水冲脉、甲床毛细血管搏动等。合并肺动脉高压时，患儿发育营养较差，呼吸急促，可出现差异性发绀，发绀多限于左上肢及下半身，此时胸骨左缘上方连续性杂音变短、减轻，少数病例仅有收缩期杂音。

3. 辅助检查。

（1）超声心动图：目前是诊断 PDA 无创检查的首选。通常左侧心室和心房均有不同程度增大，二维超声心动图可探查到未闭合的动脉导管及其形态，并测量其宽度、长度。脉冲多普勒在动脉导管处可探测到典型的收缩期和舒张期连续性湍流频谱。彩色多普勒可估测分流量的大小和肺动脉压力。

（2）心电图：心电图的改变取决于左心室容量负荷和右心室压力负荷的严重程度。典型 PDA 可有左心室肥大，电轴左偏。若心电图呈双心室肥大或右心室肥大，说明肺动脉压力已增高。如有梗阻性肺高压，可有电轴右偏、右心室肥厚。

（3）X 线检查：导管直径较小者，心脏大小、形态正常，亦可表现为左心房、左心室轻度增大，肺动脉段膨隆，致使左

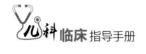

心缘第2弓显著。分流量大的病例可见肺门影扩大，透视下可见搏动、肺野充血。若伴有肺动脉高压，则右心室也增大，肺门近端血管影增宽明显、肺野远端血管影狭窄细小。

（4）CT和MRI：CT和MRI可以较好地显示PDA的直接征象，同时也能清楚显示主动脉弓等心脏结构，对PDA及合并畸形的诊断有重要价值，必要时作为超声心动图的辅助诊断技术。

（5）心导管和造影检查：大部分患儿根据典型的连续性杂音、X线片、心电图及超声心动图表现即可明确诊断，不需进行心导管检查。如果临床杂音不典型，或怀疑合并其他畸形时，应做右心导管和造影检查，可进一步明确分流的部位、是否有肺动脉高压，以及观察动脉导管的粗细和形态。

（三）鉴别诊断

1. 主－肺动脉窗：本病发病早期即可发生严重肺动脉高压，杂音位置在胸骨左缘3～4肋间，收缩期较响。超声、CT和（或）MRI可明确诊断。

2. 室间隔缺损合并主动脉瓣关闭不全：杂音为胸骨左缘3～4肋间不连续的双期杂音，舒张期杂音为哈气样，向心尖传导。超声可明确主动脉瓣反流及心室水平分流征象。

3. 冠状动脉瘘：连续性杂音位置较低且表浅，舒张期较收缩期响，X线片显示主动脉结正常或缩小。超声显示分流水平在右心房或右心室，并可见异常扩大的冠状静脉窦。升主动脉造影可见扩大的冠状动脉与瘘口破入的相应的心室同时显影。

（四）治疗措施

1. 药物治疗：早产儿PDA，分流较大时可致心脏扩大，出现特发性呼吸困难、肺水肿或合并呼吸窘迫综合征和充血性心力衰竭，此时除内科积极抗心力衰竭治疗外，可积极关闭 PDA。

（1）布洛芬。推荐使用剂量：第 1 剂 10mg/kg，第 2、3 剂5mg/kg，间隔 24h。口服布洛芬的胃肠道不良反应少，已逐渐替代吲哚美辛。

（2）对乙酰氨基酚。口服剂量：15mg/kg，q6h，连续使用 3d，在导管关闭率及合并症方面的疗效与布洛芬相似，有望成为布洛芬的替代药物，但仍需进一步研究。

2. 介入治疗：目前，经皮动脉导管未闭封堵术在世界范围内得到广泛应用，并成为 PDA 的首选治疗方法，见附件一。

3. 外科治疗：外科手术只适用于 PDA 太大无法封堵、解剖结构不合适（如动脉瘤形成）或合并其他需要外科手术矫治畸形的患儿。

4. 对症治疗：主要防治感染性心内膜炎、肺部感染和心力衰竭，如抗感染、强心、利尿、扩血管等。

（五）疾病注意事项

1. 当 PDA 合并严重肺动脉高压，出现右向左分流时，介入治疗或手术均属于禁忌证。

2. 依赖于动脉导管的开放维持有效肺循环或体循环的先天性心脏畸形也属于介入治疗或手术的禁忌证。

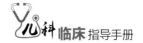

附件一 经皮动脉导管未闭封堵术

一、治疗建议（表 6-1-1）

表 6-1-1 经皮动脉导管未闭封堵术治疗建议

推荐	推荐级别	证据级别
体重≥4kg，有左心室容量超负荷证据且解剖条件适合介入的 PDA 患者，无论有无症状，推荐首选介入封堵 PDA	推荐	B
心腔大小正常的左向右分流的小型 PDA，如果通过标准的听诊技术可闻及杂音，建议介入封堵 PDA	建议	C
"沉默型" PDA 伴有少量左向右分流（包括外科术后或者介入术后残余分流）	不建议	C
PDA 合并重度肺动脉高压，动脉导管水平出现以左向右分流为主的双向分流，急性肺血管扩张试验阳性或试验性封堵后肺动脉收缩压降低 20% 或降低 30mmHg 以上，且无主动脉压力下降和全身不良反应	不建议	C
依赖于动脉导管的开放维持有效肺循环或体循环的先天性心脏畸形	不推荐	C
合并严重肺动脉高压，动脉导管水平出现双向分流或者右向左分流，急性肺血管扩张试验阴性或经靶向药物治疗无改善患者	不推荐	C

注：PDA 为动脉导管未闭；1mmHg=0.133kPa［引用自《常见先天性心脏病经皮介入治疗指南（2021 版）》］。

二、术前准备

1. 常规体检，超声心动图、心电图、胸部 X 线检查和辅助化验检查等。

2. 患者和家属签署介入手术知情同意书。

3. 有明显活动后心前区疼痛者，推荐行冠状动脉造影检查。

4. 不能配合手术的儿童和需做经食管超声心动图的患者需要全身麻醉（全麻），术前需禁饮食。

5. 术前建立外周静脉通道。

三、术后管理

1. 穿刺血管处理：推荐术后穿刺部位沙袋压迫 4h，经颈静脉途径者可直接下床活动，经股静脉途径者卧床 12h。

2. 术后抗血小板处理：推荐术后 24h 给予低分子量肝素（100U/kg）皮下注射抗凝。

3. 术后随访：推荐术后 24h、1 个月、3 个月、6 个月、12 个月及之后每年复查超声心动图和心电图，必要时复查胸部 X 线片。

四、操作注意事项

1. 术中应对 PDA 形态有充分的了解，根据解剖形态选择合适的封堵器，避免封堵器突入肺动脉过多造成左肺动脉狭窄，或过多突入降主动脉造成降主动脉狭窄。

2. 导丝送入过程中若感到阻力增大，切勿盲目用力，应退回调整方向后再次尝试，避免损伤三尖瓣。

二、房间隔缺损

（一）概述

房间隔缺损（atrial septal defect，ASD）是一种较常见的先心病，是指在胚胎发育过程中，房间隔的发生、吸收和融合出现异常，导致左、右心房之间残留未闭的缺损。根据胚胎学发病机制和解剖学特点，ASD通常分为继发孔型ASD（约80%）、原发孔型ASD（约15%）、静脉窦型ASD（约5%）和冠状静脉窦型ASD（<1%）4种类型。

（二）诊断要点

1. 临床表现：症状出现的时间和严重程度取决于缺损的大小。缺损小的可无症状，仅在体格检查时发现胸骨左缘2～3肋间有收缩期杂音。缺损较大时分流量也大，导致肺充血、体循环血流量不足，表现为易反复呼吸道感染和生长发育迟缓，严重者早期发生心力衰竭。

2. 心脏查体：心脏增大，视诊可见左胸廓饱满。听诊有以下4个特点。

（1）胸骨左缘2～3肋间可闻及2～3级吹风样收缩期杂音，较柔和。

（2）肺动脉瓣区第二心音增强，呈固定性分裂，是ASD的特征之一。

（3）当肺循环血流量超过体循环达1倍以上时，胸骨左下4～5肋间隙处可出现三尖瓣相对狭窄的短促与低频的舒张早中期杂音，吸气时更响，呼气时减弱。

（4）随肺动脉高压的进展，左向右分流可逐渐减少，第二心音增强，固定性分裂消失，收缩期杂音缩短，舒张期杂音消失，但可出现肺动脉瓣及三尖瓣关闭不全的杂音。

3. 辅助检查。

（1）超声心动图：M 型超声心动图可以显示右心房、右心室增大及室间隔的矛盾运动。二维超声可以显示 ASD 的位置及大小，多普勒超声可以估测分流量的大小和右心室收缩压及肺动脉压力。年龄较大的肥胖患者经胸超声透声较差，可选用经食管超声心动图进行诊断。

（2）X 线检查：对分流较大的 ASD 具有诊断价值。心脏轻至中度增大，以右心房及右心室为主，心胸比大于 0.5。肺动脉段突出，肺叶充血明显，主动脉影缩小。透视下可见肺动脉总干及分支随心脏搏动而出现一明一暗的"肺门舞征"，心影略呈梨形。原发孔型 ASD 伴二尖瓣裂缺者，左心房及左心室增大。

（3）心电图：大多数患者的心电图有右心室增大伴不完全性右束支传导阻滞的图形。电轴右偏，右心房和右心室肥大。P－R 间期延长，V1 导联及 V3R 导联呈 rSr′或 rsR′等。分流量较大者 R 波可出现切迹。原发孔型 ASD 患者常见电轴左偏及左心室肥大。一般为窦性心律，年龄较大者可出现交界性心律或室上性心律失常。

（4）心导管检查：一般不需要做心导管检查，当合并肺动脉高压、肺动脉瓣狭窄或肺静脉异位引流时，可行右心导管检查。

（5）MRI：年龄较大者剑突下超声透声受限，图像不够清晰，MRI 可以清晰地显示缺损的位置、大小及肺静脉回流情况，从而明确诊断。

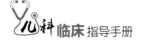

（三）鉴别诊断

1. 室间隔缺损：症状常出现较早，且严重，心脏杂音多较粗糙，且位置相对较低，超声心动图检查可明确诊断。

2. 部分性心内膜垫缺损：症状明显且出现早，在心尖部常可闻及二尖瓣反流引起的收缩期杂音。心电图多显示电轴左偏，并有左前分支传导阻滞，超声心动图检查可明确诊断。

3. 单纯的部分肺静脉畸形引流：多无明显症状，仅在查体时发现与 ASD 相似的杂音，超声心动图检查可以发现房间隔是完整的，并可以明确肺静脉回流入心房的位置。

（四）治疗措施

1. 介入治疗：外科手术与经皮房间隔缺损封堵术治疗继发孔型 ASD 均有良好的远期效果。经皮房间隔缺损封堵术对左、右心室功能的负面影响较小，住院时间短、感染率低、并发症少、总费用低，随着介入器材和导管技术的进步，经皮房间隔缺损封堵术死亡发生率接近 0，严重并发症发生率<1%，目前已成为解剖条件合适的继发孔型 ASD 的首选治疗方式，约 80% 继发孔型 ASD 可以通过经皮房间隔缺损封堵术治疗，见附件二。

2. 外科治疗：原发孔型、静脉窦型及无顶冠状窦型 ASD 仍需施行手术治疗。有重度肺动脉梗阻性病变、出现发绀者失去关闭缺损的机会，预后不良。

3. 对症治疗：包括抗心力衰竭和心律失常等的治疗，需注意预防和治疗呼吸道感染。

（五）疾病注意事项

1. 低龄患者的小型继发孔型 ASD 常发生自然闭合，

<3 月龄患儿的总体自然闭合率可达 87%。其中<3mm 的继发孔型 ASD 在 1 岁半内可全部自然闭合；缺损直径 3～8mm 的患儿在 1 岁半内有 80% 以上的自然闭合率；但缺损在 8mm 以上者几乎不能自然闭合。

2. 未自然闭合的继发孔型 ASD 患儿，其缺损大小可随年龄增长而变大或变小，需规律随访，根据缺损大小、血流动力学变化及患儿症状判断治疗时机。

附件二　经皮房间隔缺损封堵术

一、治疗建议（表 6-1-2）

表 6-1-2　经皮房间隔缺损封堵术治疗建议

推荐	推荐级别	证据级别
年龄≥2 岁且体重≥10kg 的继发孔型 ASD	推荐	C
有右心室容量超负荷证据且无肺动脉高压或左心疾病的继发孔型 ASD，无论有无症状，推荐关闭 ASD	推荐	B
在缺损适合封堵的情况下（ASD 边缘距冠状静脉窦，上、下腔静脉及肺静脉开口≥5mm，距房室瓣≥7mm），首选经皮房间隔缺损封堵术	推荐	B
合并其他心脏畸形，但可行经皮介入治疗的患者，如 ASD 合并肺动脉瓣狭窄或动脉导管未闭等	推荐	C
年龄<2 岁，有血流动力学意义（Qp：Qs≥1.5）且符合上述介入标准的继发孔型 ASD	建议	C

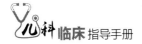

推荐	推荐级别	证据级别
如体重<10kg 或股静脉途径限制（如合并下腔静脉缺如、下腔静脉滤器植入术后等），可选择经颈静脉途径	建议	C
特殊类型 ASD 如多孔型、筛孔型和后下边缘不良的 ASD，应在临床经验丰富的中心结合 3D 打印、超声引导等技术实施封堵治疗	建议	C
无血流动力学意义且无栓塞危险因素（如使用经静脉起搏系统、长期留置静脉导管或高凝状态等）的继发孔型 ASD	不推荐	C
重度肺动脉高压伴双向分流，艾森曼格综合征	不推荐	C

注：ASD 为房间隔缺损；Qp 为肺循环血量；Qs 为体循环血量［引用自《常见先天性心脏病经皮介入治疗指南（2021 版)》］。

二、术前准备

术前准备同"经皮动脉导管未闭封堵术"。

三、术后管理

1. 穿刺血管处理：推荐术后穿刺部位沙袋压迫 4h，经颈静脉途径者可直接下床活动，经股静脉途径者卧床 12h。

2. 术后抗血小板治疗：推荐术后 4h 给予低分子量肝素（100U/kg）皮下注射抗凝，术后第 1 日起口服阿司匹林 3～5mg/(kg·d)，共 6 个月。

3. 特殊情况处理：术后反复头痛患者推荐在口服阿司匹林的基础上，加用氯吡格雷 0.2～1.0mg/(kg·d) 抗血小板 3 个月。术后出现房颤者推荐使用新型口服抗凝药或华法林抗凝。

4. 术后随访：推荐术后 24h、1 个月、3 个月、6 个月、12 个月及之后每年复查超声心动图和心电图，必要时复查胸部 X 线片。

四、操作注意事项

1. 术前准确评估缺损边缘情况，术中操作规范、确切，选择合适的封堵器，尤其是下腔静脉缘残端薄而短者，避免出现封堵器移位和脱落。

2. 如果术中放置封堵器后立即出现房室传导阻滞，建议收回封堵器，待心律恢复后更换小一号封堵器再次尝试，若仍出现房室传导阻滞，推荐放弃封堵。

3. 术后早期封堵器内出现残余分流一般不需要处理，封堵器内皮化后残余分流将会消失。在封堵器覆盖范围以外发现的残余分流，如果分流≥5mm，视具体解剖条件，建议再置入 1 枚封堵器，保证完全封堵；如分流＜5mm，建议暂时不处理。

三、室间隔缺损

（一）概述

室间隔缺损（ventricular septal defect，VSD）为最常见的先心病，是指在胚胎发育过程中，室间隔发育不全而形成的左右心室间的异常交通。VSD 可单独存在，也可以是复杂心脏畸形的组成部分。根据 VSD 所处位置，一般将其分为膜周部（约 80%）、肌部（5%～20%）和双动脉瓣下 VSD（约 5%）。

（二）诊断要点

1. 临床表现：小型 VSD 多无症状，常因在体格检查时偶然发现杂音就诊。缺损较大，患儿可出现体重增加迟缓和反复呼吸道感染。严重者早期发生心力衰竭，表现为喂养困难、发育不良、多汗、呼吸急促。

2. 心脏查体：小型 VSD 心脏大小多正常或轻度扩大，心尖搏动并不强烈。中至大型缺损，左右室均有增大，以左室增大为主。典型体征为胸骨左缘 3~4 肋间听到粗糙、响亮的全收缩期杂音，向心前区和背部传导。若伴有震颤，震颤与杂音部位相同。分流量大时，可发生艾森曼格综合征，心尖区可有功能性舒张期杂音，肺动脉瓣区第二心音亢进，出现右向左的分流时可出现发绀，并有杵状指。

3. 辅助检查。

（1）超声心动图：目前是诊断 VSD 无创检查的首选。二维超声心动图在左心室长轴、大动脉短轴和四腔心切面常可显示缺损大小，同时可测量各房室内径。彩色多普勒超声心动图可明确分流方向和速度，估测肺动脉压力。

（2）X 线检查：小型 VSD 心脏形态及大小正常或轻度扩大。较大 VSD 心脏有中度或中度以上扩大，以左心室扩大为主，有时也见左心房扩大，扩大程度与肺部充血情况成正比。肺动脉段饱满或膨隆、搏动强烈，肺门阴影扩大、可见搏动，主动脉弓影较正常小。

（3）心电图：往往正常或表现为轻度左心室肥大。若肺动脉压力增高不明显，血液分流方向为左向右，则左心室负担加重而出现左心室肥大。若肺动脉压增高，同时伴较大的左向右分流，则心电图呈现左心室、右心室合并肥大。

（4）CT 和 MRI：单纯的 VSD 一般不需要做 CT 和 MRI。CT 和 MRI 对于发现肌部小 VSD 比较灵敏。

（5）心导管和造影检查：一般 VSD 不需要造影检查。在心导管检查时，如右心室水平血氧含量高于右心房 1.0% 容积，即有诊断意义。

（三）鉴别诊断

1. ASD：幼时多无明显症状，心脏杂音柔和，且位置相对较高，伴第二心音固定分裂，超声心动图可明确诊断。

2. 肺动脉瓣狭窄：肺动脉瓣狭窄收缩期杂音一般位置较高，肺动脉瓣区第二心音正常或减低，X 线片示肺血管影稀少，超声心动图可明确诊断。

3. 主动脉瓣狭窄：杂音位置相似，且均较粗糙，心电图上都表现为左心室肥大，可行彩色多普勒超声心动图鉴别。

（四）治疗措施

1. 介入治疗：经皮室间隔缺损封堵术因其具有创伤小、恢复快、住院时间短和费用低等优势，已逐渐成为解剖条件合适的 VSD 的重要治疗方法（附件三）。经皮室间隔缺损封堵术是外科手术有效的替代治疗方法，尤其对于解剖条件合适的膜周部和肌部 VSD、外科术后残余 VSD 和无法耐受二次手术的 VSD 患者。

2. 外科治疗：大中型缺损和有难以控制的充血性心力衰竭者，肺动脉压持续升高超过体循环压的 1/2，或肺循环血量/体循环血量之比大于 2∶1 时，或年长儿合并主动脉瓣脱垂或反流等应及时手术处理。合并梗阻性肺动脉高压伴双向分流为手术禁忌。

3. 对症治疗：防治感染性心内膜炎、肺部感染和心力衰竭，如抗感染、强心、利尿、扩血管等。

（五）疾病注意事项

1. 双动脉瓣下型 VSD 无论大小，应于婴儿期施行手术治疗，以避免继发主动脉瓣脱垂，而且该型 VSD 几乎没有自行闭合的可能。

2. 其余类型 VSD 有自然闭合的可能，中小型 VSD 可先在门诊随访至学龄前期，有临床症状，如反复呼吸道感染和充血性心力衰竭时进行抗感染、强心、利尿、扩血管等处理。

附件三　经皮室间隔缺损封堵术

一、治疗建议（表 6-1-3）

表 6-1-3　经皮室间隔缺损封堵术治疗建议

推荐	推荐级别	证据级别
年龄≥3 岁且体重≥10kg 的膜周部 VSD	推荐	C
膜周部 VSD 直径 3～14mm，有临床症状或有左心超负荷表现，Qp：Qs>1.5	推荐	B
在解剖条件合适的情况下（VSD 上缘距主动脉瓣≥2mm，VSD 后缘距三尖瓣≥2mm，无主动脉瓣反流及主动脉右冠瓣脱垂），推荐经皮室间隔缺损封堵术	推荐	B
肌部 VSD，年龄≥3 岁，有临床症状或有左心超负荷表现，Qp：Qs>1.5	推荐	C
VSD 外科修补术后残余分流且符合上述介入标准	推荐	C

推荐	推荐级别	证据级别
创伤性 VSD 或心肌梗死后室间隔穿孔且符合上述介入标准	建议	C
年龄 2~3 岁，有临床症状或有左心超负荷表现的膜周部 VSD 且符合上述介入标准。如患者体重<10kg，可选择经颈静脉途径	建议	C
VSD 上缘距主动脉瓣≤2mm，无主动脉瓣脱垂，不合并主动脉瓣轻度以上反流	建议	C
肌部 VSD，年龄<3 岁，有临床症状或有左心超负荷表现，Qp：Qs>2.0	建议	C
缺损解剖位置不良，封堵器影响瓣膜功能	不推荐	C
重度肺动脉高压伴双向分流，艾森曼格综合征	不推荐	C

注：VSD 为室间隔缺损；Qp 为肺循环血量；Qs 为体循环血量［引用自《常见先天性心脏病经皮介入治疗指南（2021 版）》］。

二、术前准备

术前准备同"经皮动脉导管未闭封堵术"。

三、术后管理

1. 穿刺血管处理：推荐术后穿刺部位沙袋压迫 4h，经颈静脉途径者可直接下床活动，经股静脉途径者卧床 12h。

2. 术后抗血小板治疗：推荐术后 24h 给予低分子量肝素（100U/kg）皮下注射抗凝。术后第 1 日起口服阿司匹林 3~5mg/(kg·d)，共 6 个月。

3. 术后随访：推荐术后 24h、1 个月、3 个月、6 个月、12 个月及之后每年复查超声心动图和心电图，必要时复查胸部 X 线片。

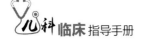

四、法洛四联症

(一)概述

法洛四联症(tetralogy of Fallot,TOF)是最常见的右向左分流型先心病,系胚胎发育早期圆锥间隔异常向左前上方移位所致,男女发病率类似。病理改变包括肺动脉狭窄、室间隔缺损、主动脉骑跨和右心室肥厚。

(二)诊断要点

1. 临床表现:生后半年至 1 年因动脉导管闭合、缺氧渐加重,常表现为唇、指(趾)甲、耳垂、鼻尖、口腔黏膜等部位发绀,哭吵、吃奶及活动后发绀可加重。因缺氧可出现呼吸急促。2 岁以下的患儿多数有缺氧发作,哭吵及大便后突然出现阵发性呼吸困难,表现为呼吸加快、加深,发绀逐渐加重。若持续时间较长可致神志不清、惊厥、偏瘫,偶致死亡。约80%的年长儿可出现活动后蹲踞(或蹲坐)现象。缺氧可引起代偿性红细胞增多、血液循环量增多和侧支循环增多,故呼吸道黏膜下微血管有扩张现象,血管破裂可致鼻出血与咯血。

2. 心脏查体及体征:心前区隆起,心界不大,胸骨左缘2~4 肋间可闻及漏斗部狭窄的粗糙喷射性收缩期杂音,部分伴有收缩期震颤。杂音的响度和与肺动脉狭窄程度成反比,狭窄严重,肺动脉瓣第二音减弱或消失。狭窄极严重者或在缺氧发作时,可听不到杂音。有时可听到侧支循环的连续性杂音。发绀持续 6 个月以上,由于组织缺氧,出现杵状指(趾)。

3. 辅助检查。

(1)X 线检查:心影正常或稍大,右心室增大,有时右心房也增大。典型者心影呈靴状,即心尖圆钝上翘、心腰凹陷、上纵隔较宽。肺门血管阴影细小稀疏，肺野清晰缺血。年长儿肺野可出现网状侧支循环影。

（2）心电图：典型病例示电轴右偏，右心室肥大，V1 导联呈 Rs 型或 qR 型，V3 呈 Rs 型。严重者 V1 呈 Rs 型或 qR 型，V1 导联 T 波直立，V3 导联 T 波呈 rS 型，Ⅱ 导联 P 波可高尖。

（3）超声心动图：二维超声示主动脉前壁与室间隔连续中断，室间隔位于主动脉前后壁间，主动脉增宽骑跨，右室流出道及肺动脉狭窄，右心室增大、前壁增厚，左心室内径缩小。多普勒彩色血流显像可见右心室直接将血液注入骑跨的主动脉及狭窄的肺动脉。

（4）心血管造影：进行选择性右心室造影可了解右心室流出道、肺动脉狭窄的部位、程度和类型，肺动脉分支情况，室间隔缺损部位、大小，主动脉增宽及骑跨程度。必要时行左心室及主动脉造影或冠状动脉造影可进一步了解左心室发育情况及冠状动脉的走向等，对制订手术方案有较大帮助。

（三）鉴别诊断

本病应与严重肺动脉瓣狭窄、完全性大动脉转位、三尖瓣闭锁、艾森曼格综合征等其他发绀型先心病相鉴别，经超声能明确诊断。

（四）治疗措施

1. 内科治疗：防治感染性心内膜炎，预防脱水及并发症，重症病例可用 β 受体阻滞剂以减轻右心室流出道梗阻，预防缺氧发作。

缺氧发作的处理方法：轻者使之取胸膝体位即可缓解；重者可静脉注射普萘洛尔每次 0.1mg/kg，或去氧肾上腺素每次

0.05mg/kg，必要时皮下注射吗啡每次 0.1～0.2mg/kg。氧气吸入，并及时纠正酸中毒，静脉注射 5％碳酸氢钠 1.5～5.0mL/kg，普萘洛尔 0.25～1.00mg/kg、每 6h 口服 1 次，可预防再次缺氧发作。注意去除引起缺氧发作的诱因，如贫血、感染等。

2. 手术治疗：以根治手术为主，目前大多可以进行根治手术。若症状严重、肺血管发育较差不宜行根治手术，则可能需要进行分期手术，先采用姑息手术，日后再进行根治手术。

（五）疾病注意事项

1. 手术治疗预后良好。

2. 术后有时存在肺动脉反流、肺动脉口残余梗阻、室间隔缺损残余分流等，严重者需要再次手术处理。

第二节　儿童晕厥

一、概述

晕厥是由短暂的全脑低灌注导致的一过性意识丧失及体位不能维持的症状，具有起病迅速、持续时间短暂、可自行恢复的特点。儿童晕厥病因分类见表 6-2-1。

表6-2-1　儿童晕厥病因分类

分类	具体内容
自主神经介导性晕厥（占70%～80%）	血管迷走性晕厥（血管抑制型、心脏抑制型、混合型）
	体位性心动过速综合征
	直立性低血压
	直立性高血压
	境遇性晕厥
	颈动脉窦敏感综合征
心源性晕厥（占2%～3%）	心律失常（快速心律失常、缓慢心律失常）
	结构性心脏病
不明原因晕厥（约占20%）	—

二、诊断要点

1. 自主神经介导性晕厥。

（1）年长儿多见。

（2）多有持久站立或体位由卧位或蹲位快速达到直立位、精神紧张或恐惧、闷热环境等诱发因素。

（3）有晕厥表现。

（4）直立倾斜试验（HUTT）达到阳性标准。

（5）除外其他疾病。

2. 体位性心动过速综合征。

（1）年长儿多见。

（2）多有上述诱发因素。

（3）直立后常出现直立不耐受症状，如头晕、头痛、疲劳、视物模糊、胸闷、心悸、长出气、手颤、不能耐受运动，严重时可出现晕厥发作。

（4）直立试验或 HUTT 达到阳性标准。

（5）除外其他疾病。

3. 直立性低血压/直立性高血压。

（1）年长儿多见。

（2）多有上述诱发因素。

（3）具有直立不耐受症状。

（4）直立试验或 HUTT 达到阳性标准。

（5）除外其他疾病。

4. 心源性晕厥。以心脏的节律或结构异常为主要因素导致的晕厥，可发生在任何年龄阶段。

（1）常见的节律异常包括心律失常，如快速心律失常（室性心动过速、室上性心动过速合并心房颤动）、缓慢心律失常（Ⅲ度房室传导阻滞、病态窦房结综合征），尤其应注意遗传性离子通道病（先天性长 QT 综合征、儿茶酚胺敏感性多形性室性心动过速等）。

（2）心脏结构异常主要包括可导致流出道梗阻的心脏病（如肺动脉高压、肥厚型梗阻性心肌病、法洛四联症），或者兼有以上 2 种因素，如心动过速性心肌病、致心律失常右室心肌病及部分先心病等。

5. 完善超声心动图、心电图、24h 动态心电图等检查。

儿童晕厥诊疗流程图见图 6-2-1。

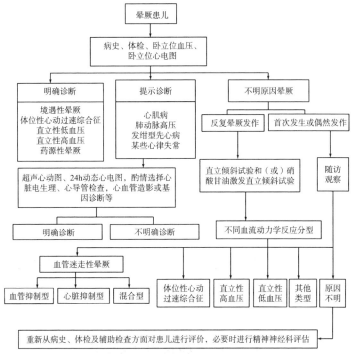

图6-2-1 儿童晕厥诊疗流程图

三、鉴别诊断

本病应与癫痫、代谢紊乱（如低血糖、低氧血症、过度通气所致低碳酸血症）、精神心理因素等所致"假性晕厥"相鉴别。

四、治疗措施

1. 儿童晕厥的恰当处理需要正确识别和治疗基础病因。

2. 对于血管迷走性（神经心源性）晕厥患儿，建议采用以下方法。

（1）增加饮水量至 30～50mL/(kg·d)。

（2）加用含盐零食。

（3）避免含咖啡因的饮料。

（4）采用预防静脉淤积的方法，包括长时间站立时保持膝关节微弯、四肢肌肉等长收缩、脚趾上翘、双臂交叉及双腿交叉。

3. 若患儿增加液体和盐摄入后仍继续出现晕厥，则需至儿童心脏科进一步评估。

五、疾病注意事项

1. 血管迷走性（神经心源性）晕厥注意避免发作诱因。

2. 注意晕厥发作形式。

第三节　病毒性心肌炎

一、概述

心肌炎在临床及病理学上被定义为病变范围主要限于心肌的炎症性疾病，由多种病原体（病毒、细菌、螺旋体、原虫等）、过敏或自身免疫性疾病等引起。在心肌炎中，病毒性心肌炎最为常见，病原体包括肠道病毒（特别是柯萨奇病毒B组）、腺病毒、流感病毒、EB病毒、巨细胞病毒及细小病毒B19 等。

二、诊断要点

（一）主要临床诊断依据

1. 心功能不全、心源性休克或心脑综合征。

2. 心脏扩大。

3. 血清心肌肌钙蛋白 I 或 T（cTnI 或 cTnT），或血清肌酸激酶同工酶（CK－MB）升高，伴动态变化。

4. 显著心电图改变（心电图或 24h 动态心电图）：以 R 波为主的 2 个或 2 个以上主要导联（Ⅰ、Ⅱ、aVF、V5）的 ST－T 改变持续 4d 以上伴动态变化，新近发现的窦房传导阻滞、房室传导阻滞，完全性右或左束支传导阻滞，窦性停搏，成联律、成对、多形性或多源性期前收缩，非房室结及房室折返引起的异位性心动过速，心房扑动，心房颤动，心室扑动，心室颤动，QRS 低电压（新生儿除外），异常 Q 波等。

5. 心脏磁共振成像（CMR）呈现典型心肌炎症表现，具备以下 3 项中至少 2 项。

（1）CMR 提示心肌水肿：T2 加权像显示局限性或弥漫性高信号。

（2）CMR 提示心肌充血及毛细血管渗漏：T1 加权像显示早期钆增强。

（3）CMR 提示心肌坏死和纤维化：T1 加权像显示至少 1 处非缺血区域分布的局限性晚期延迟钆增强。

（二）次要临床诊断依据

1. 前驱感染史：发病前 1～3 周有上呼吸道或胃肠道病毒感染史。

2. 胸闷、胸痛、心悸、乏力、头晕、面色苍白、面色发灰、腹痛等症状（至少2项），小婴儿可有拒乳、发绀、四肢凉等。

3. 血清乳酸脱氢酶（LDH）、α-羟丁酸脱氢酶（α-HBDH）或天冬氨酸氨基转移酶（AST）升高。若在血清LDH、α-HBDH或AST升高的同时，亦有cTnI、cTnT或CK-MB升高，则只记录主要临床诊断依据，该项次要临床诊断依据不重复记录。

4. 心电图轻度异常，未达到心肌炎主要临床诊断依据中"显著心电图改变"标准的ST-T改变。

5. 抗心肌抗体阳性。

（三）临床诊断标准

1. 心肌炎：符合心肌炎主要临床诊断依据≥3条，或主要临床诊断依据2条加次要临床诊断依据≥3条，并除外其他疾病，可以临床诊断心肌炎。

2. 疑似心肌炎：符合心肌炎主要临床诊断依据2条，或主要临床诊断依据1条加次要临床诊断依据2条，或次要临床诊断依据≥3条，并除外其他疾病，可以临床诊断疑似心肌炎。

3. 病毒性心肌炎病原学诊断依据。

1）病原学确诊指标：自心内膜、心肌、心包（活体组织检查、病理）或心包穿刺液检查发现以下之一者可确诊。

（1）分离到病毒。

（2）用病毒核酸探针查到病毒核酸。

2）病原学参考指标：有以下之一者结合临床表现可考虑心肌炎由病毒引起。

（1）自粪便、咽拭子或血液中分离到病毒，且恢复期血清同型抗体滴度较第 1 份血清升高 4 倍或降低 1/4 以上。

（2）病程早期血清中特异性 IgM 抗体阳性。

（3）用病毒核酸探针从患儿血液中查到病毒核酸。

4. 病毒性心肌炎诊断标准：在符合心肌炎诊断的基础上存在下列条件之一。

（1）具备病原学确诊指标之一，可确诊为病毒性心肌炎。

（2）具备病原学参考指标之一，可临床诊断为病毒性心肌炎。

（四）分期

（1）急性期：新发病，症状、体征和辅助检查异常、多变，病程多在 6 个月以内。

（2）迁延期：症状反复出现、迁延不愈，辅助检查未恢复正常，病程多在 6 个月以上。

（3）慢性期：病情反复或加重，心脏进行性扩大或反复心功能不全，病程多在 1 年以上。

三、鉴别诊断

本病与心肌梗死、甲状腺功能亢进症、心肌病的主要鉴别要点如下。

1. 心肌梗死：突发胸痛、肩背痛、上腹痛、头晕、恶心等表现，心电图 ST－T 的动态改变，可结合冠状动脉造影辅助诊断。

2. 甲状腺功能亢进症：高代谢症状与体征，甲状腺增大，血清甲状腺激素水平升高、促甲状腺激素水平下降。

3. 心肌病：起病缓慢，随着疾病进展出现心力衰竭表现，典型症状表现为充血性心力衰竭，超声心动图可辅助诊断。

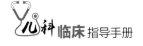

四、治疗措施

1. 卧床休息：患儿应卧床休息以减轻心脏负担及减少耗氧量。心脏扩大及并发心力衰竭者应延长卧床休息至少 3 个月，病情好转或心脏缩小后可逐步开始活动。

2. 镇静及镇痛处理：患儿烦躁不安，心前区痛、腹痛及肌痛，必须及时对症处理，可用解痛镇静剂，必要时可注射吗啡。

3. 免疫抑制剂。单用皮质类固醇或与硫唑嘌呤联合应用。

(1) 皮质类固醇：可选用泼尼松或泼尼松龙，起始用量 2mg/(kg·d)，分 3 次口服，持续 1～2 周后逐渐减量，至 8 周左右减至 0.3mg/(kg·d)，并维持此量至 16～20 周，然后逐渐减量至 24 周停药。危重病例可采用冲击疗法，用甲泼尼龙 10mg/kg，2h 静脉输注，连续用 3d，然后逐渐减量，或改口服，减量方法及疗程同上。

(2) 硫唑嘌呤：2mg/(kg·d)，分 2 次服用，疗程同皮质类固醇，应监测白细胞计数，维持在 $4×10^9$/L 以上。

4. 免疫球蛋白：重症急性者使用 2g/kg，单剂 24h 静脉输注。

5. 对症治疗：强心、利尿、扩血管等。正性肌力药物宜选用多巴胺及多巴酚丁胺静脉输注；予强效利尿剂；静脉输注血管扩张药物及血管转换酶抑制剂等。

6. 其他治疗。

(1) 磷酸肌酸：0.5～1.0g，静脉输注，2～4 次/日。

(2) 维生素 C：100～200mg/(kg·d)，加入葡萄糖溶液 20～50mL，静脉注射，3～4 周为 1 疗程。

（3）辅酶 Q10：1mg/（kg·d），分 2 次口服，连用 3 个月以上。

（4）1，6－二磷酸果糖：100～250mg/kg，静脉注射，连用 2 周。

（5）对有明确病毒感染证据的患儿可使用抗病毒治疗，如 α－干扰素等。

五、疾病注意事项

普通急性心肌炎大部分预后良好，约 50％病例在 2～4 周恢复，少部分病例病情迁延成为慢性或持续性心肌炎或心肌病。暴发性心肌炎急性期病死率可高达 80％。

第四节　阵发性室上性心动过速

一、概述

阵发性室上性心动过速（PS－VT），简称室上速，是小儿常见的快速性心律失常之一，主要由折返机制产生，少数为自律性增高或并行心律，临床表现及心电图特点相似。

二、诊断要点

（一）临床表现

心动过速突发突止。发作时患儿突然出现面色苍白、烦躁不安、口唇发绀、呼吸急促。儿童心率＞160 次/分，婴儿心率＞230 次/分。心音强弱一致，心律绝对规则。每次发作持续数秒、数分或数小时，然后突然终止。

（二）心电图诊断

1. R−R 间期绝对匀齐，心室率婴儿 250～325 次/分、儿童 160～200 次/分。

2. QRS 波形态正常，若伴有室内差异性传导，则 QRS 波增宽，呈右束支传导阻滞型；若为逆传型旁道折返，则呈预激综合征图形。

3. P 波较小，常与前一心动的 T 波重叠，大约半数病例可见逆行 P 波。

4. ST−T 波可呈缺血型改变，发作终止后仍可持续 1～2 周。

三、鉴别诊断

1. 窦性心动过速：心率<180 次/分，心电图显示正常窦性 P 波，R−R 间期不均匀。

2. 室性心动过速：心率多在 140～200 次/分，节律可稍不齐，心电图显示 QRS 波宽大畸形，时限通常大于 0.12s，偶见心室夺获波或发生室性融合波。

四、治疗措施

（一）治疗原则

1. 评估血流动力学情况，血流动力学不稳定者尽快终止发作。

2. 消除诱发心动过速的诱因。

3. 积极针对原发病进行治疗。

4. 终止发作。

5. 预防复发及射频消融手术根治等。

（二）终止发作

1. 兴奋迷走神经。

1）压舌咽法。

2）屏气法：用于较大儿童，令患儿吸气后用力屏气 10～20s。

2. 使用抗心律失常药物。

1）药物选择。

（1）顺传型房室旁道及房室结折返性室上速：选择药物顺序为 ATP、普罗帕酮，无效时可用胺碘酮。合并心力衰竭时，首选洋地黄制剂静脉注射。

（2）逆传型房室折返性室上速：首选普罗帕酮、胺碘酮，禁用洋地黄制剂、维拉帕米。

（3）房性心动过速：心房扩大的器质性心脏病伴心力衰竭者，在排除洋地黄毒性反应后，可首选洋地黄制剂静脉注射或选用普罗帕酮。无效时，未发生心力衰竭者可静推维拉帕米。

（4）室上速伴房室传导阻滞发生洋地黄中毒者，首先停用洋地黄制剂，选用硫酸镁、天冬氨酸钾镁、苯妥英钠。

2）药物剂量。

（1）ATP：弹丸式静脉注射，每次 0.04～0.05mg/kg，于 2s 内快速注入，平均复律时间在 20s 内。首剂无效，3～5min 后可加倍剂量，重复应用 1～2 次，有效率达 85%～90%。有传导阻滞及窦房结功能不全者慎用。

（2）胺碘酮：静脉注射 5mg/kg，加入 5% 葡萄糖溶液 50mL 于 30min 缓慢注入，10～15mg/(kg·d) 维持 24h。

（3）普罗帕酮：该药起效快，平均复律时间 8min，静脉注射每次 1.0~1.5mg/kg，加入 10％葡萄糖溶液 10mL 缓慢注入，首剂无效，间隔 20~30min 注入第 2 次，一般不超过 3 次。有明显心功能不全及传导阻滞者禁用。

（4）洋地黄制剂：室上速并发心力衰竭者药物转复首选毛花苷 C 或地高辛静脉注射。有增强心脏收缩力、抑制房室结传导的作用，首剂用饱和量的 1/3~1/2，余量分 2 次，每 6h 注入 1 次。起效慢，需 2h 以上。用法：毛花苷 C 饱和量新生儿为 0.02~0.04mg/kg，1 月龄至 2 岁为 0.04~0.06mg/kg，2 岁以上为 0.02~0.04mg/kg。地高辛饱和量新生儿为 0.02~0.03mg/kg，1 个月至 2 岁为 0.03~0.04mg/kg，2 岁以上为 0.02~0.03mg/kg。

（5）其他药物：普萘洛尔、双异丙吡胺在上述药物治疗无效时可试用。

3. 电学治疗。

1）直流电同步复律（电复律）：除洋地黄中毒所致室上速外，电复律为紧急首选治疗方法，尤其对于伴有心力衰竭、心源性休克或对宽大畸形 QRS 波的心动过速，或难以鉴别室上速伴室内差异性传导与室性心动过速时，病情危重者也应首选电复律。电能量 0.5~1.0J/kg，如未复律，可加大能量重复电击，一般不宜超过 3 次。

2）心房调搏复律：食管心房调搏或右房内调搏，以快速起搏或程序刺激法终止发作。

（三）预防发作

1. 药物：对于反复发作或并发严重心功能障碍者，终止发作后应继续应用药物预防复发，常口服地高辛维持量或普萘洛尔，或两者合用。胺碘酮多用于上述药物无效的顽固病例。

2. 射频消融术：对室上速反复发作 2 次以上，或药物难以控制，或发作时并发严重血流动力学障碍，或心动过速影响学习和工作，可首先考虑射频消融术。对于部分没有心动过速发作的预激图形的患儿，或合并心脏扩大者，可考虑行射频消融术，可以改善心肌功能，使心脏大小恢复正常。

3. 外科手术治疗：旁道切割术需要开胸进行。先心病并发旁道折返性室上速者，可于心脏手术中同时行心外膜旁道标测定位，切断或注射无水乙醇阻断旁道。

第五节 川崎病

一、概述

川崎病（Kawasaki disease，KD）也称为黏膜皮肤淋巴结综合征（mucocutaneous lymph node syndrome，MCLS），主要发生于 5 岁以下儿童，东亚地区发病率高，KD 病因不明，现普遍认为是由感染因素触发的急性全身免疫性血管炎，可并发冠状动脉病变（coronary artery lesions，CAL）。

二、诊断要点

1. KD 主要临床特征。

（1）发热。

（2）双侧球结合膜充血。

（3）口唇及口腔的变化：唇红，草莓舌，口咽部黏膜弥漫性充血。

（4）皮疹（包括卡介苗接种处发红）。

（5）四肢末梢改变：急性手足发红、肿胀，恢复期甲周脱皮。

（6）非化脓性颈部淋巴结肿大。

2. KD 诊断依据：依据主要临床特征和是否存在冠状动脉异常，可诊断为完全性川崎病（cKD）或不完全性川崎病（iKD）（表 6-5-1），需排除其他发热性疾病。

表 6-5-1　cKD 或 iKD 的定义

主要临床特征数量（项）	冠状动脉异常	冠状动脉正常
6	cKD	cKD
5	cKD	cKD
4	cKD	iKD
3	iKD	iKD

注：引自 2020 年日本《川崎病诊断指南第 6 次修订版》要点解读。

（1）符合 5~6 项主要临床特征，诊断为 cKD。

（2）符合 4 项主要临床特征，超声心动图显示冠状动脉异常，诊断为 cKD。

（3）符合 3 项或 4 项主要临床特征，未发现冠状动脉扩张，但具有"其他有意义临床特征"中的某些特征，排除其他疾病，诊断为 iKD。

（4）符合 3 项主要临床特征，超声心动图显示冠状动脉异常，排除其他发热性疾病，诊断为 iKD；只符合 1 项或 2 项主要临床特征，排除其他诊断，也可考虑 iKD。

3. 其他对 KD 诊断有意义的项目，有助于识别重症 KD 和静脉注射免疫球蛋白（IVIg）耐药的提示。

1）不足 4 项主要临床特征，观察到下列"其他有意义临床特征"时考虑 KD。

（1）病程早期肝转氨酶升高。

（2）婴儿尿沉渣中白细胞增多。

（3）恢复期血小板增多。

（4）脑钠肽（BNP）或 N 末端脑钠肽前体（NT－pro BNP）升高。

（5）超声心动图显示二尖瓣反流或心包积液。

（6）胆囊增大（胆囊积液）。

（7）低白蛋白血症或低钠血症。

2）如果 KD 患儿出现以下情况，应考虑进入重症监护病房。

（1）有血流动力学表现的心肌炎。

（2）低血压（休克）。

（3）麻痹性肠梗阻。

（4）意识水平下降。

3）以下特征是预测 IVIg 耐药的风险因素。

（1）白细胞增多伴核左移。

（2）血小板减少。

（3）低白蛋白血症。

（4）低钠血症。

（5）高胆红素血症（黄疸）。

（6）C 反应蛋白（CRP）升高。

（7）年龄＜1 岁。

4）如果观察到患儿出现以下其他非特异性表现，不应排除 KD 诊断。

（1）易激惹。

（2）心血管系统：异常额外心音、心电图改变、冠状动脉以外的外周动脉瘤（腋动脉等）。

（3）消化系统：腹痛、呕吐、腹泻。

（4）血液系统：血沉升高、贫血。

（5）皮肤改变：小脓疱疹、指甲横纹。

（6）呼吸系统：咳嗽、流涕、咽后壁水肿、胸部 X 线片示肺部渗出。

（7）风湿免疫：关节肿痛。

（8）神经系统：脑脊液细胞数增多、癫痫发作、面神经麻痹、四肢瘫痪。

4. IVIg 无反应型 KD：患者在发病 10d 内接受 IVIg 等标准治疗后 36h 体温仍高于 38℃，或给药 2～7d 后甚至 2 周内再次发热，并仍有至少一项 KD 临床表现。

5. 复发性 KD：上一次发作完全消退后重复的完全或不完全 KD 发作。

6. KD 冠状动脉损害高危因素评估：目前常用以下评分进行评估，以预估有无冠状动脉损害高危因素，对临床治疗方案选择有一定指导意义。

1）Harada 评分，以下每项 1 分，满足 7 项中的 4 项（4 分及以上）为高危人群。

（1）年龄<1 岁。

（2）男性。

（3）血浆白蛋白≤35g/L。

（4）血细胞比容≤35%。

（5）CRP≥30mg/L。

（6）外周血白细胞≥$12×10^9$/L。

（7）血小板≤$350×10^9$/L。

2）Kobayashi 评分，总积分 11 分，综合评估 7 分及以上为高危人群。

（1）血钠≤133mmol/L（2 分）。

（2）AST≥100IU/L（2 分）。

（3）血中性粒细胞占比≥80%（2 分）。

（4）IVIg 开始治疗时间在病程 4d 之内（2 分）。

（5）CRP≥ 100mg/L（1 分）。

（6）血小板≤ $300×10^9$/L（1 分）。

（7）年龄<1 岁（1 分）。

三、鉴别诊断

1. 猩红热：①皮疹在发病第 1 日出现。②皮疹潮红融合成片。③好发于学龄期儿童。④青霉素治疗有效。

2. 出疹性病毒感染：白细胞正常或减少，以淋巴细胞占比增加为主。

3. 急性淋巴结炎：①颈部淋巴结肿大伴局部皮肤及皮下组织红肿。②可有原发病灶。

四、治疗措施

1. 初始治疗：诊断的患儿应尽早使用 IVIg，单剂 2g/kg，10～12h 持续静脉输入。阿司匹林：初始剂量 30 ～50mg/（kg•d），在热退 48～72h 后改为小剂量 3～5mg/（kg•d）。

2. 单次甲泼尼龙冲击联合 IVIg 治疗不应作为常规方案，应用 Harada 评分或 Kobayashi 评分预估存在发生冠状动脉损害的高危因素患儿，初始治疗可以考虑糖皮质激素［泼尼松龙2mg/(kg·d)，2～3周减停］联合 IVIg（2g/kg）及阿司匹林的治疗方案。

3. IVIg 无反应的治疗。

（1）应用第二剂 IVIg（2g/kg）。

（2）大剂量甲泼尼松龙冲击治疗：静脉用甲泼尼龙 20～30mg/kg，1～3d。

（3）较长时间（2～3周）泼尼松龙或泼尼松联合 IVIg（2g/kg）及阿司匹林。

（4）英夫利西单抗：可替代第二剂 IVIg 或糖皮质激素，2h 内静脉给药 5mg/kg。静脉注射，5mg/(kg·d)，每 12h 一次；口服，4～8mg/(kg·d)，每 12h 一次。调整剂量以达到 50～150ng/mL 的谷值、2h 峰值水平达 300～600ng/mL。

（5）环孢素：可用于第二剂 IVIg、英夫利西单抗、糖皮质激素治疗无效的难治性 KD。

（6）免疫调节单克隆抗体（除 TNF-α 拮抗剂）、细胞毒性药物：可考虑用于第二剂 IVIg、长时间糖皮质激素、英夫利西单抗无效的难治性患者。依那西普：剂量为 0.8mg/kg，IVIg 后 1 次，1～2 周后 1 次。环孢素：静脉注射，3mg/(kg·d)，每 12h 一次；口服，4～8mg/(kg·d)，每 12h 一次。调整剂量以达到 50～150ng/mL 的谷值、2h 峰值水平达 300～600ng/mL。

4. KD 冠状动脉病变（CAL）的药物治疗。

（1）抗血小板治疗：CAL 风险分级为Ⅲa 级及以下者使用一种抗血小板药物，CAL 风险分级为Ⅲb 者使用两种抗血小板药物。常用的药物：阿司匹林 3～5mg/(kg·d)；氯吡格雷，年龄<2 岁 0.2～1.0mg/(kg·d)，年龄≥2 岁 1.0mg/(kg·d)，1 次服用。

（2）抗凝治疗：CAL 风险分级为Ⅳ级及以上者，需要同时抗血小板和抗凝治疗，常用小剂量阿司匹林加华法林，或小剂量阿司匹林加低分子量肝素。华法林，0.05～0.12mg/(kg·d)，3～7d 起效。低分子量肝素，年龄<1 岁治疗量 300U/(kg·d)、预防量 150U/(kg·d)，年龄≥1 岁治疗量 200U/(kg·d)、预防量 100U/(kg·d)，皮下注射，每 12h 一次。

（3）溶栓治疗：川崎病患者发生急性冠状动脉阻塞可行溶栓治疗，在心肌梗死发生的 12h 内尽早用药，最常用的溶栓药物是纤溶酶原激活因子，0.5mg/(kg·h)，共 6h。溶栓的同时需应用阿司匹林及低剂量肝素 10U/(kg·h)，检测凝血和出血，保持纤维蛋白原>1000g/L。

5. CAL 的非药物治疗：CAL 风险分级为Ⅴ级及以上者，需行非药物治疗，主要包括经皮冠状动脉介入治疗（PCI）及冠状动脉旁路移植术（CABG），必要时需考虑心脏移植。

五、疾病注意事项

1. 丙种球蛋白输注后 9 个月不接种减毒活疫苗。

2. 小剂量阿司匹林抗血小板治疗需使用 6～8 周且冠状动脉恢复正常后停用。对于发生冠状动脉异常的儿童，应根据冠状动脉异常的危险分层进行长期的血栓预防及药物治疗。

第七章　泌尿系统疾病及相关技术

第一节　急性肾小球肾炎

一、概述

急性肾小球肾炎（acute glomerulonephritis），简称急性肾炎，是指一组病因不一，临床表现为急性起病，多有前驱感染，以血尿为主，伴不同程度蛋白尿，可有水肿、高血压或肾功能不全等特点的肾小球疾病。按照病因急性肾小球肾炎可分为急性链球菌感染后肾小球肾炎和非链球菌感染后肾小球肾炎。本病多见于儿童和青少年，以 5～14 岁多见，男女之比约 2：1。

二、诊断要点

1. 急性起病（3 个月内）。

2. 前驱感染史：约 90％的患儿有链球菌的前驱感染史，以呼吸道及皮肤感染为主。

3. 典型临床表现：以血尿为主，伴不同程度蛋白尿，可有水肿、高血压或肾功能不全等特征。

4. 少数患儿在疾病早期（2 周内）可出现下列严重症状。

（1）严重循环充血：常发生在起病 1 周内，由于水钠潴留、血浆容量增加而出现循环充血。当肾炎患儿出现呼吸急促和肺部湿啰音时，应警惕循环充血的可能性。

（2）高血压脑病：脑血管痉挛导致缺血、缺氧、血管渗透性增高而发生脑水肿。血压可达 150～160mmHg/100～110mmHg 以上。年长儿会主诉剧烈头痛、呕吐、复视或一过性失明，严重者突然出现惊厥、昏迷。

（3）急性肾功能不全：常发生于疾病初期，出现尿少、尿闭等症状，引起暂时性氮质血症、电解质紊乱和代谢性酸中毒，一般持续 3~5d，不超过 10d。

5. 非典型临床表现。

（1）无症状性急性肾炎：为亚临床病例，患儿仅有显微镜下血尿或仅有血清 C3 水平降低而无其他临床表现。

（2）肾外症状性急性肾炎：部分患儿水肿、高血压明显，甚至有严重循环充血及高血压脑病，但尿改变轻微或尿常规检查正常，可有链球菌前驱感染史和血清 C3 水平明显降低。

（3）以肾病综合征为表现的急性肾炎：少数患儿以急性肾炎起病，但水肿和蛋白尿突出，伴低白蛋白血症和高胆固醇血症，临床表现似肾病综合征。

6. 病理变化以毛细血管内皮细胞和系膜细胞增生性变化为主，急性链球菌感染后肾炎电镜见上皮下"驼峰状"电子致密物沉积。

7. 辅助检查。

（1）实验室检查。

①血液检验：血常规、风湿免疫全套、免疫球蛋白＋补体定量、肾功、电解质全套、血脂全套、红细胞沉降率、乙丙肝

标志物、EB 病毒、MP 抗体、凝血检查。

②尿液检验：尿液分析＋沉渣定量、24h 尿蛋白定量、尿畸形红细胞（不同时间做 2 次）。

③大便检验：大便常规。

（2）影像学检查：肾输尿管膀胱彩超、胸部 X 线检查。

三、鉴别诊断

1. 其他病原体感染后的肾小球肾炎：多种病原体可引起急性肾小球肾炎，可从原发感染灶及各自临床特点相区别。

2. IgA 肾病：以血尿为主要症状，表现为反复性肉眼血尿，多在上呼吸道感染 24～48h 出现肉眼血尿，多无水肿、高血压，血清 C3 水平正常。确诊靠肾活体组织免疫病理学检查。

3. 慢性肾炎的急性发作：既往肾炎史不详，无明显前期感染，除肾炎症状外，常有贫血、肾功能异常、低比重尿或固定低比重尿，尿改变以蛋白增多为主。

四、治疗措施

本病为自限性疾病，无特异性治疗，主要以休息、对症支持治疗为主。

1. 饮食：严重水肿时，低盐饮食 [＜1g/d 或＜60mg/(kg·d)]。

2. 抗感染：有感染灶时用青霉素或其他敏感抗生素 10～14d。

3. 利尿：经控制水、盐摄入量后仍水肿、少尿者可用氢氯噻嗪 1～2mg/(kg·d)，分 2～3 次口服。无效时需用呋塞米，口服剂量为 2~5mg/(kg·d)，注射剂量为每次 1~2mg/kg，每日 1~2 次，静脉注射剂量过大时可有一过性耳聋。

4. 降压。对经休息，控制水、盐摄入，利尿后血压仍高者，应给予降压药。

(1) 硝苯地平：钙通道阻滞剂，开始剂量为 0.25mg/(kg·d)，最大剂量为 1mg/(kg·d)，分 3 次口服。

(2) 卡托普利：血管紧张素转换酶抑制剂，初始剂量为 0.3~0.5mg/(kg·d)，最大剂量为 5~6mg/(kg·d)，分 3 次口服，与硝苯地平交替使用降压效果更佳。

5. 严重循环充血的治疗。

(1) 纠正水钠潴留，恢复正常血容量，可使用呋塞米注射。

(2) 表现有肺水肿者除一般对症治疗外，可加用硝普钠，5~20mg 加入 5% 葡萄糖溶液 100mL 中，以 1μg/(kg·min) 速度静脉滴注，用药时严密监测血压，随时调节药液滴速，每分钟不宜超过 8μg/kg，以防发生低血压。滴注时针筒、输液管等须遮光处理，以免药物遇光分解。

(3) 对难治病例可采用连续血液净化治疗或透析治疗。

6. 高血压脑病的治疗：原则为选用降血压效力强而迅速的药物。首选硝普钠，用法同上。有惊厥时需及时止痉。

7. 高血钾的治疗：限制摄入、应用排钾利尿剂。

8. 心力衰竭的控制：利尿、降压。

五、疾病注意事项

1. 出院后注意事项：预防感染，肉眼血尿消失、水肿消退、血压恢复正常，即可下床进行轻微活动。红细胞沉降率正常可上学，但应避免重体力活动。尿检完全正常后方可恢复体力活动。

2. 出院后于肾专科门诊随访，前 6 个月每月随访 1～2 次，复查补体、红细胞沉降率及尿常规直到正常。

【参考文献】

[1] 王天有，申昆玲，沈颖. 诸福棠实用儿科学 ［M］. 9 版. 北京：人民卫生出版社，2022.

[2] 中国人民解放军医学会儿科分会肾脏病学组. 急性肾小球肾炎的循证诊治指南 ［J］. 临床儿科杂志，2013，31（6）：561－564.

第二节　肾病综合征

一、概述

肾病综合征（nephrotic syndrome，NS）是一组由多种病因引起的肾小球基底膜通透性增加，导致大量蛋白从尿中丢失的综合征。发病年龄多为学龄前儿童，3～5 岁为发病高峰，男女比例约为 3.7∶1。临床特点是明显水肿、大量蛋白尿、低白蛋白血症、高脂血症。

二、诊断要点

（一）肾病综合征的分型及诊断要点

1. 临床分型。

1）单纯性肾病。

（1）大量蛋白尿：1 周内 3 次尿蛋白定性呈阳性（＋＋

+～++++），或随机尿或晨尿蛋白/肌酐（mg/mg）≥2.0；24h尿蛋白定量≥50mg/kg。

（2）低蛋白血症（血浆白蛋白低于25g/L）。

（3）高度水肿。

（4）高脂血症（胆固醇高于5.7mmol/L）。

以上4项中（1）和（2）为诊断的必要条件。

2）肾炎型肾病：除上述四大临床特点外，还有以下临床表现之一。

（1）高血压：学龄前儿童>120mmHg/80mmHg；学龄儿童>130mmHg/90mmHg。

（2）氮质血症：血尿素氮（BUN）>10.7mmol/L（>30mg/dL）。

（3）血尿：尿红细胞>10/HP（2周内≥3次以上离心尿检查）。

（4）持续性低补体血症：血清总补体或C3持续降低。

2. 按对糖皮质激素反应分型。

（1）激素敏感型：以泼尼松足量［2mg/(kg·d)］治疗4周尿蛋白转阴。

（2）激素耐药型：以泼尼松足量治疗>4周尿蛋白仍呈阳性。

（3）激素依赖型：对激素敏感，但连续两次减量或停药2周内反复。

（4）肾病复发与频复发：复发指连续3d尿蛋白由阴性转为阳性（+++或++++），或24h尿蛋白定量≥50mg，或尿蛋白/肌酐（mg/mg）≥2.0；频复发指肾病病程中半年内复发≥2次，或1年内复发≥3次。

（二）并发症

1. 感染：肾病综合征患儿极易患各种感染，以呼吸道感染常见。

2. 电解质紊乱：患儿不恰当的低盐、无盐饮食，或过多使用利尿剂等均可导致电解质紊乱，常见的电解质紊乱有低钠、低钙及低钙血症。

3. 血栓形成：肾病综合征高凝状态易致各种动静脉血栓形成，其中以肾静脉血栓形成常见，表现为突然腰痛、出现血尿或血尿加重、少尿甚至发生肾衰竭。

4. 急性肾衰竭：5％的微小病变型肾病可并发急性肾衰竭。

5. 肾小管功能障碍：肾小球的基础病变可引起肾小管功能损害。

（三）辅助检查

1. 实验室检查。

（1）血液检验：血常规、风湿免疫全套、免疫球蛋白＋补体定量、肝肾功、电解质全套、血脂全套、红细胞沉降率、乙丙肝标记物、血清 TORCH、EB 病毒、MP 抗体、凝血检查。

（2）尿液检验：尿液分析＋沉渣定量、24h 尿蛋白定量、尿蛋白/肌酐、尿微量蛋白。

（3）大便检验：大便常规。

2. 影像学检查：肾输尿管膀胱彩超、胸部 X 线检查。

3. 肾活检指征。

（1）迟发激素耐药者。

（2）高度怀疑病理为非微小病变者。

三、鉴别诊断

1. 紫癜性肾炎：常伴有出血性皮疹、关节痛、腹痛、呕血、便血等可有助鉴别。

2. 乙型肝炎病毒（HBV）相关性肾炎：患儿血清 HBV 标志物阳性，肾组织切片中找到 HBV 抗原或 HBV－DNA，肾组织病理主要为膜性肾病。

3. 系统性红斑狼疮性肾炎：学龄期女孩好发，有多器官系统受损的表现，血清狼疮抗体等检查有助鉴别。

四、治疗措施

1. 饮食：低盐、低蛋白、低脂肪、热量充足的饮食。饮食中应含充足的维生素及微量元素等。

2. 休息：除水肿显著、并发感染或严重高血压外，一般不需卧床休息。病情缓解后逐渐增加活动量。

3. 药物治疗。

（1）糖皮质激素（初发肾病综合征的治疗）治疗可分以下两个阶段。

①诱导缓解阶段：足量泼尼松 2mg/（kg・d）（按身高的标准体重计算）或 60mg/（m² ・ d），最大剂量 60mg/d，先分次口服，尿蛋白转阴后改为晨顿服，共 4～6 周。

②巩固维持阶段：泼尼松 2mg/kg（按身高的标准体重计算），最大剂量 60mg/d，隔日晨顿服，维持 4～6 周，然后逐渐减量，总疗程 9～12 个月。

"拖尾疗法"：对反复复发的肾病综合征患者，在完成上述疗程后，保留较小剂量（如 5.0～7.5mg 隔日顿服，或

0.25mg/kg 隔日顿服，即大于复发的阈值）维持 6 个月左右。

甲泼尼松龙冲击疗法：可应用于部分糖皮质激素耐药、糖皮质激素依赖的肾病综合征患者。甲泼尼龙冲击剂量为15～30毫克/（千克·次），溶于 5% 葡萄糖注射液 100mL 中静脉滴注，维持 1～2h，连用 3d 为 1 个疗程，间隔 1 周可重复使用，一般应用 1～3 个疗程。冲击治疗后继续口服泼尼松。

（2）免疫抑制剂治疗。

①环磷酰胺。口服疗法：2～3mg/（kg·d），分 2～3 次，疗程 8～12 周；静脉冲击疗法：8～12mg/（kg·d），每 2 周连用 2d，总剂量≤168mg/kg 或 500mg/m^2，每月 1 次，共 6 次。

②他克莫司：0.05～0.15ng/（kg·d），每间隔 12h 1 次，维持血药谷浓度 5～10g/L，疗程 12～24 个月。

③其他免疫抑制剂：可根据患者需要选用苯丁酸氮芥、环孢素、硫唑嘌呤、吗替麦考酚酯（霉酚酸酯）等。

（3）抗凝治疗。由于肾病综合征患儿往往存在高凝状态和纤溶障碍，易有血栓形成，需进行抗凝和溶栓治疗。

①肝素：剂量为 1mg/（kg·d），加入 50～100mL 10% 葡萄糖注射液中静脉滴注，qd，2～4 周为 1 个疗程。亦可选用低分子量肝素。病情好转后改口服抗凝药维持治疗。

②尿激酶：有直接激活纤溶酶溶解血栓的作用。一般剂量为 3 万～6 万 U/d，加入 10% 葡萄糖注射液 100～200mL 中静脉滴注，1～2 周为 1 个疗程。

③口服抗凝药：双嘧达莫 5～10mg/（kg·d），分 3 次饭后服用，6 个月为 1 个疗程。

（4）对症治疗、支持治疗。

五、疾病注意事项

（1）出院后于肾专科门诊随访，每月随访 1～2 次，复查尿常规。随访过程中出现病情变化重新评估，每 3 个月复查血常规及肝肾功能。每年复查腹部 B 超 1～2 次。

（2）出院后注意事项：在服用激素过程中应补充维生素 D 500～1000IU/d，同时加服钙剂。用药期间需监测血钙，以免血钙过高。活疫苗的接种应在病情完全缓解且停用激素 6 周后进行。

【参考文献】

[1] 中华医学会儿科学分会肾脏学组. 儿童激素敏感、复发/依赖肾病综合征诊治循证指南（2016）[J]. 中华儿科杂志，2017，55（10）：729－734.

[2] 中华医学会儿科学分会肾脏学组. 激素耐药型肾病综合征诊治循证指南（2016）[J]. 中华儿科杂志，2017，55（11）：805－809.

第三节 泌尿道感染

一、概述

泌尿道感染（urinary tract infection，UTI）是病原体直接侵入泌尿道，在尿液中生长繁殖，并侵犯泌尿道黏膜或组织而引起的泌尿道炎症性疾病。女性较多见，病原体多为细菌，其中大肠埃希菌占 50%～90%。感染可累及上、下泌尿道，包括肾盂肾炎、膀胱炎、尿道炎，因定位困难常统称为泌尿道感染。泌尿道感染是小儿常见的感染性疾病，其与泌尿道畸形特别是膀胱输尿管反流密切相关，并易反复，导致肾瘢痕形成。因此，要及时诊断及治疗，并寻找潜在的畸形，预防复发及肾瘢痕形成，改善预后。

二、诊断要点

1. 病史采集：在采集患者病史时需要考虑发病部位、次数、症状等。内容包括询问初次或再次（复发）感染，发热或非发热性泌尿道感染，泌尿道畸形（如出生前或出生后超声筛查），是否有便秘或下泌尿道症状，饮水和排尿习惯，既往手术史、家族史。

2. 临床症状：发热可能是泌尿道感染的唯一症状，尤其对于年幼的儿童。年长儿童的下泌尿道症状包括排尿困难、尿不尽、尿频、尿急、尿液恶臭、尿失禁、血尿和耻骨上区疼痛；上泌尿道症状则为发热和腰腹痛。

3. 体格检查：需要一套完整的儿科体格检查来排除任何来源的发热。体格检查时注意是否有尿道口炎症、肾区叩击痛、生殖器疾病（包茎、小阴唇粘连、包皮环切后尿道口狭窄、异常的泌尿生殖系统融合、外阴炎和附睾睾丸炎等）、蛲虫感染等。

4. 实验室检查。

（1）尿常规：离心尿白细胞≥10/HP，或不离心尿白细胞≥5/HP，或白细胞成堆，或见白细胞管型。

（2）尿培养细菌学检查：尿细菌培养及菌落计数是诊断泌尿道感染的主要依据。中段尿培养菌落数$>10^5$/mL 可确诊，$10^4 \sim 10^5$/mL 为可疑，$<10^4$/mL 为污染。粪链球菌菌落数

$10^3 \sim 10^4/\text{mL}$ 即可诊断。通过耻骨上膀胱穿刺取的尿培养，发现有细菌生长，即有诊断意义。

5. 影像学检查：目的在于检查泌尿系统有无先天性或获得性畸形，了解有无慢性肾损害或瘢痕进展情况，辅助上泌尿道感染的诊断。建议首次发热性泌尿道感染均行泌尿系统超声检查，目的主要是发现和诊断泌尿系统发育畸形。核素肾静态扫描（DMSA）是诊断急性肾盂肾炎的"金标准"，亦用于肾瘢痕的评估。排泄性膀胱尿道造影（MCU）是确诊膀胱输尿管反流的基本方法及分级的"金标准"。

6. 泌尿道感染的诊断除了评定泌尿系统是否被病原体感染，还应包括本次系急性或慢性；初次感染、复发或再感染；确定致病菌类型并做药敏试验；感染的定位诊断（上泌尿道或下泌尿道）；有无尿路结构或功能异常。

三、鉴别诊断

1. 急性肾小球肾炎：初期可有轻微尿路刺激症状，尿常规检查见红细胞增多、少数白细胞，但多有管型、蛋白尿，且伴有水肿、高血压，尿培养阴性。

2. 肾结核：多见于年长儿，有结核接触史、结核感染中毒症状，结核菌素试验阳性。病变累及膀胱可出现血尿、脓尿、尿路刺激症状，尿液中可查到结核分枝杆菌，静脉肾盂造影可见肾盂、肾盏出现破坏性病变。

四、治疗措施

治疗原则：积极控制感染，防止复发，去除诱因，纠正泌尿道结构和功能异常，尽可能减少肾损害。

1. 一般治疗：急性感染时卧床休息，多饮水、勤排尿，减少细菌在膀胱停留时间，注意外阴清洁。尿路刺激症状明显者可予抗胆碱药、碱化尿液。

2. 抗生素治疗。

（1）药物选择：①根据感染部位，上泌尿道感染应选择血浓度高的药物、下泌尿道感染应选择尿浓度高的药物；②选用抗菌能力强，抗菌谱广，在肾组织、尿液、血液中有较高浓度的药物；③选择对肾损害小的药物；④根据疗效、尿培养及药敏试验结果调整用药，如治疗 2～3d 症状仍不见好转或菌尿持续存在，可能系耐药菌，应及早调整，必要时可两种药物联合应用。

（2）给药方式：当患儿病情轻、无脱水表现、依从性好，可口服用药；如病情重、脱水、口服困难，可给予静脉抗生素治疗，体温稳定、一般情况改善后可改为口服。

（3）常用药物：①青霉素类和头孢类。口服给药，阿莫西林 25～40mg/(kg·d)、分 3 次，阿莫西林－克拉维酸钾 20～40mg/(kg·d)、分 2～3 次，头孢丙烯 30mg/(kg·d)、分 2 次，头孢克肟 2～6mg/(kg·d)、分 2 次。静脉给药，头孢曲松 50～75mg/(kg·d)、qd，头孢噻肟 150mg/(kg·d)、q8h，头孢他啶 100～150mg/(kg·d)、q8h，哌拉西林－他唑巴坦 300mg/(kg·d)、q6h 或 q8h，或应用头孢哌酮钠－舒巴坦钠。②磺胺类药。对大多数大肠埃希菌有较强的抑菌作用，如复方磺胺甲噁唑，按每次磺胺甲噁唑（SMZ）20mg/kg 及甲氧苄啶（TMP）4mg/kg，q12h；体重 ≥40kg 剂量同成人，SMZ 800 毫克/次，TMP 160 毫克/次，q12h。2 月龄以下婴儿、葡萄糖－6－磷酸脱氢酶（G－6－PD）缺乏症患儿禁用，易发生过敏，如药疹、肝肾功能损害等。③呋喃妥因：1个月以上小儿每日按5～7mg/kg，分4次服。④氨曲南等。

（4）治疗疗程：①急性肾盂肾炎一般疗程10～14d，≤3月龄患儿需全程静脉注射敏感抗菌药物治疗10～14d；严重者需给予强而有效的抗生素治疗，预防进展为肾脓肿，疗程3周。②急性膀胱炎疗程为5～7d。

完成疗程1周后复查。再次感染者：不是反复再发者，再发后按急性感染处理；反复再发者，急性症状控制后可用小剂量（治疗量的1/4～1/3）每晚睡前服用1次，持续3～4个月或至泌尿道结构及功能异常纠正。

3. 积极治疗泌尿道结构及功能异常。

五、疾病注意事项

急性泌尿道感染经合理的抗生素治疗后多能恢复，但半数患儿可有复发或再感染。急性疗程结束后1周、2周分别做中段尿培养，连续两次阴性为临床痊愈。反复发作者，每3～6个月复查1次，复查持续2年或更长。

【参考文献】

中华医学会儿科学分会肾脏病学组. 儿童常见肾脏疾病诊治循证指南（试行）（七）：泌尿系感染诊断治疗指南［J］. 中华儿科杂志，2010，48（11）：814－816.

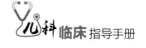

第四节　过敏性紫癜性肾炎

一、概述

过敏性紫癜性肾炎（Henoch – Schönlein purpura nephritis, HSPN）是指在过敏性紫癜基础上出现血尿和（或）蛋白尿，常发生于过敏性紫癜起病后 6 个月内，个别发生于过敏性紫癜前。

二、诊断要点

1. 临床表现：皮肤紫癜、腹痛、血便、血尿、泡沫尿、关节肿痛、活动受限等。

2. 辅助检查。

（1）血液检查：血常规、肝肾功、电解质、血糖、心肌酶谱、凝血全套、红细胞沉降率、免疫球蛋白＋补体、风湿免疫全套、自身抗体谱、T 淋巴细胞亚群（比例＋计数）、抗中性粒细胞胞质抗体（ANCA）、食物不耐受谱。

（2）二便检查：大便常规＋潜血、尿常规、尿微量蛋白、24h 尿蛋白、尿 β_2 微球蛋白。

（3）影像学检查。肾输尿管膀胱彩超、胸部 X 线检查。

3. 诊断标准。过敏性紫癜起病后 6 个月内，出现血尿和（或）蛋白尿。其中血尿和蛋白尿的诊断标准分别如下。

（1）血尿：肉眼血尿或 1 周内 3 次镜下血尿（红细胞＞3 个/HP）。

（2）蛋白尿：满足以下任一项者即可诊断：1 周内 3 次尿常规定性示尿蛋白阳性；24h 尿蛋白定量＞150mg 或尿蛋白/肌酐（mg/mg）＞0.2；1 周内 3 次尿微量白蛋白值高于正常值。

对过敏性紫癜 6 个月后或更长时间发生肾损伤的患儿，应争取进行肾活检，如为 IgA 系膜区沉积为主的系膜增生性肾小球肾炎，则亦应诊断为过敏性紫癜性肾炎。

4. 临床分型与肾小球病理分型。

（1）临床分型：孤立性血尿型；孤立性蛋白尿型；血尿和蛋白尿型；急性肾炎型；肾病综合征型；急进性肾炎型；慢性肾炎型。

（2）肾小球病理分型。Ⅰ级：肾小球轻微异常；Ⅱ级：单纯系膜增生，分为局灶节段和弥漫性；Ⅲ级：系膜增生，伴有＜50％肾小球新月体形成和（或）节段性病变（硬化、粘连、血栓、坏死），其系膜增生可为局灶节段和弥漫性；Ⅳ级：病变同Ⅲ级，50％~75％的肾小球伴有上述病变，分为局灶节段和弥漫性；Ⅴ级：病变同Ⅲ级，＞75％的肾小球伴有上述病变，分为局灶节段和弥漫性；Ⅵ级：膜增生性肾小球肾炎。

5. 肾活检指征：对于无禁忌证的患儿，尤其是以蛋白尿为主要表现或表现为急性肾炎、急进性肾炎者，应尽可能早期行肾活检，根据病理诊断选择治疗方案。

三、鉴别诊断

1. IgA 肾病：二者病理改变很难区别，主要依据临床表现鉴别，如典型的皮疹等。

2. 其他临床上出现皮疹和急性肾炎综合征的疾病。

（1）狼疮肾炎：此病的诊断首先应满足临床诊断标准，其肾病理可见多种免疫球蛋白和补体成分沉积面，表现为典型的"满堂亮"现象。

（2）ANCA相关血管炎：过敏性紫癜性肾炎以皮肤小血管炎及肾小球IgA沉积为主，ANCA相关血管炎患儿除血清ANCA阳性外，临床可有更多脏器受累（如肺、眼、耳等），其肾病理多表现为寡免疫沉积性局灶纤维蛋白样坏死或新月体性肾小球肾炎。

四、治疗措施

1. 一般治疗：卧床休息，清淡饮食，避免摄入容易过敏的食物。

2. 病因治疗：寻找和去除诱因，停止食用和接触致敏原，存在感染者应予抗感染治疗。

3. 对症治疗：过敏性紫癜性肾炎患儿的临床表现与肾病理损伤程度并不完全一致，后者能更准确地反映病变程度及远期预后。没有条件获得病理诊断时，可根据其临床分型选择相应的治疗方案。

（1）孤立性血尿型或病理Ⅰ级。无特殊治疗，可予双嘧达莫3~5mg/(kg·d)、肾复康等中药改善肾血液循环。

（2）血尿和蛋白尿型或病理Ⅱa级。可予血管紧张素转换酶抑制剂（ACEI）或血管紧张素受体阻滞剂（ARB）降压＋双嘧达莫治疗。

（3）非肾病水平蛋白尿或病理Ⅱb级、Ⅲa级。对于持续尿蛋白>1g/(d·1.73m^2)，已予ACEI或ARB治疗、肾小球滤过率（GFR）>50mL/(min·1.73m^2)的患儿，建议采用

6个月糖皮质激素治疗。

（4）肾病综合征型或病理Ⅲb级、Ⅳ级。该组患儿临床症状及病理损伤均较重，多倾向于糖皮质激素联合免疫抑制剂治疗，其中疗效相对肯定的是糖皮质激素+环磷酰胺（CTX）冲击治疗。具体用法：糖皮质激素 $1.5\sim2.0\text{mg/(kg·d)}$，口服4周改隔日口服4周后逐渐减量。在使用糖皮质激素基础上应用 CTX 静脉冲击治疗，常用方法为：①$8\sim12\text{mg/(kg·d)}$，静脉滴注，连续应用 2d，间隔 2 周为 1 个疗程；②每次 $500\sim750\text{mg/m}^2$，每月 1 次，共 6 次。CTX 累计量 $\leqslant168\text{mg/kg}$。

此外，还有泼尼松+吗替麦考酚酯（MMF）治疗〔MMF $20\sim30\text{mg/(kg·d)}$，分 2 次口服，3～6 个月后渐减量，总疗程12～24个月〕，泼尼松+环孢素 A 治疗等。

同时还应予双嘧达莫+ACEI 或 ARB 类降压药物治疗，泼尼松不宜大量、长期应用，一般于 4 周后改为隔日口服。

（5）急进性肾炎型或病理Ⅳ级、Ⅴ级。常用甲泼尼龙冲击治疗，$15\sim30\text{mg/(kg·d)}$，每日最大量不超过 1.0g，每日或隔日 1 次，连续 3 次为 1 个疗程，依据病情 2 周后可重复 1 个疗程，冲击期间及冲击后应使用泼尼松 $20\sim40\text{mg/d}$ 口服维持，甲泼尼龙冲击治疗 1～2 个疗程后口服泼尼松+CTX（或其他免疫抑制剂）+肝素+双嘧达莫（四联疗法），必要时透析或血浆置换。

五、疾病注意事项

1. 此病易复发，通常在初始症状消退后的 4 个月内出现。

2. 过敏性紫癜性肾炎虽有一定的自限性，但仍有部分患儿病程迁延，甚至进展为慢性肾功能不全。

3. 过敏性紫癜发生后，住院期间每周查 2 次尿常规，出院后第 1 个月每周查 1 次尿常规，出院后第 2 个月至半年内每月查一次尿常规。嘱患儿于上述时间在肾专科门诊复诊。

【参考文献】

中华医学会儿科学分会肾脏学组. 紫癜性肾炎诊治循证指南（2016）[J]. 中华儿科杂志，2017，55（9）：647－651.

第五节　肾穿刺术（经皮）

一、概述

肾穿刺术（经皮）是一种采用局部麻醉在超声引导下进行的有创检查，获取部分肾组织进行光镜下组织学检查、免疫荧光检查和电镜检查。

二、适应证、禁忌证

（一）适应证

疑难肾疾病经其他检查不能确诊，治疗和预后等问题未解决且无禁忌证者。

（二）禁忌证

有明显出血倾向且不能纠正、肾活动性感染、重度高血压不能纠正、孤立肾、多囊肾/马蹄肾、肾内肿瘤和固缩肾等，以及不合作的患儿。

三、术前准备

1. 家属签署肾穿刺术知情同意书，并填写病理申请单。

2. 无麻醉药物过敏史，体位训练、憋气训练及提前训练床上大小便。

3. 术前检查：血常规、凝血功能（3d 以内）、肝肾功、输血三项、乙肝五项、血型、心电图、胸部 X 线、肾超声、结核菌素纯蛋白衍生物（PPD）试验。

4. 物品准备：肾穿刺箱〔包含活检枪、活检针（18G）、一次性换药包、洞巾包、剪刀、组织剪、镊子、外科手套、帽子、胶布、棉签、纱布、2％利多卡因、碘伏、100mL 生理盐水、20mL 空针、5mL 空针、记号笔〕、病理盒、腹带、小方巾（家属自购）。

四、术后管理

1. 术毕，局部压迫 10～15min，以腹带加压包扎，换仰卧位，回科后卧床 24h，密切观察血压、脉搏、排尿情况。

2. 嘱多饮水，以防形成血块阻塞泌尿道。

3. 回科后生理盐水 100mL ＋注射用矛头蝮蛇血凝酶 0.5U 止血，以及生理盐水 100mL ＋5％葡萄糖 200mL 补液。

4. 如无异常，24h 后可下床适量活动。

5. 术后连续 3 次小便送尿常规，手术 3d 后复查泌尿系统彩超，检查肾包膜下有无血肿。

五、操作注意事项

1. 肾穿刺者需要提前 2～3d 停用所有抗凝及活血药物

（如肾复康、双嘧达莫、丹参酮、低分子量肝素钙等）。

2. 穿刺点一般选取右肾下极，但若局部穿刺点皮肤有感染或需获取左肾组织活检等，应根据实际情况调整穿刺部位。

3. 操作过程中密切监测患儿面色、呼吸、血压等情况。

4. 注意术后并发症：血尿（镜下血尿发生率几乎 100%，多数 $1\sim2d$ 内自行消失，肉眼血尿一般数日可自行消失），肾周血肿（若为无症状小血肿可自行吸收，若有腰痛、腹痛、恶心呕吐，或血压/血红蛋白下降等，需积极处理），动静脉瘘（多数能自行闭合）等。

第八章　血液系统疾病

第一节　儿童贫血

一、概述

贫血是指外周血中单位容积内的红细胞或血红蛋白（Hb）水平低于正常。根据 WHO 相关标准，6～59 月龄儿童 Hb<110g/L、5～11 岁儿童 Hb<115g/L、12～14 岁儿童 Hb<120g/L 为贫血。6 月龄以下的婴儿因有生理性贫血等因素，Hb 变化值较大，我国小儿血液会议建议：新生儿期 Hb<145g/L，1～4 月龄时 Hb<90g/L，4～6 月时 Hb<100g/L 为贫血。

二、分类

（一）按程度分类

针对 6 个月及以上儿童，根据 Hb 减少程度，贫血可以分为 4 度。

1. Hb 从正常下限至 90g/L 为轻度。

2. Hb60～90g/L 为中度。

3．Hb30～60g/L 为重度。

4．Hb＜30g/L 为极重度。

新生儿 Hb 为 144～120g/L 者为轻度，90～120g/L 者为中度，60～90g/L 者为重度，＜60g/L 为极重度。

（二）按病因分类

依据疾病发生的原因和发病机制进行分类，对诊断及治疗均有指导意义，据此贫血可分为以下几类。

1．红细胞及血红蛋白生成障碍性贫血。

2．失血性贫血。

3．溶血性贫血。

（三）按形态分类

根据红细胞、Hb 和血细胞比容计算平均红细胞容积（MCV）、平均红细胞血红蛋白量（MCH）、平均红细胞血红蛋白浓度（MCHC），据此将贫血分为 4 类（表 8-1-1）。

表 8-1-1　贫血的形态分类

指标	MCV（fl）	MCH（pg）	MCHC（g/L）
正常值	80～94	28～32	320～380
大细胞性	＞94	＞32	320～380
正细胞性	80～94	28～32	320～380
单纯小细胞性	＜80	＜28	320～380
小细胞低色素性	＜80	＜28	＜320

三、诊断要点

贫血是综合征，必须查清贫血的原因才能进行合理有效的治疗，可以根据以下步骤完成。

（一）详细病史

1. 性别、籍贯、出生史、喂养史及生长发育史等。

2. 既往史：以往贫血、黄疸、急慢性失血及围产期病史。

3. 家族史：家族中类似疾病（贫血、黄疸及胆红素脑病等）者。

4. 服药或化学药物接触史：多种药物（包括中草药）、化学品及蚕豆等可诱发贫血或再生障碍性贫血。

（二）体格检查

营养及发育状况，是否伴畸形，皮肤黏膜（肤色、黄疸及出血倾向）、淋巴结、肝脾和骨骼等检查。

（三）实验室检查

1. 全血细胞检查。

2. 血涂片观察血细胞形态。

3. 骨髓检查。

4. 有关贫血病因的特殊实验室检查。

四、治疗措施

1. 去除病因：这是治疗贫血的关键。

2. 一般治疗：加强护理、预防感染、改善饮食质量和搭配等。

3. 药物治疗：针对贫血的病因，选择有效的药物治疗。

4. 输注红细胞：输注红细胞是抢救措施，一般选用红细胞悬液，每次 5~10mL/kg，速度不宜过快，以免引起心力衰竭和肺水肿。

5. 移植造血干细胞：如重型再生障碍性贫血、重型 β 地中海贫血等。

第二节　营养性缺铁性贫血

一、概述

缺铁性贫血（iron deficiency anemia，IDA）是体内铁缺乏导致血红蛋白合成减少，临床上以小细胞低色素性贫血、血清铁蛋白减少和铁剂治疗有效为特点的贫血症。由于缺铁导致许多含铁酶活性降低，影响细胞代谢，机体可出现免疫功能、行为和发育、运动、胃肠道及皮肤黏膜等非血液系统表现。本病易发生在婴幼儿及青春期女性。

二、诊断要点

1. Hb 降低，符合 WHO 相关标准，6～59 月龄儿童 Hb＜110g/L，5～11 岁儿童 Hb＜115g/L，12～14 岁儿童 Hb＜120g/L。

2. 外周血红细胞呈小细胞低色素性改变，MCV＜80fl、MCH＜27pg、MCHC＜310g/L。

3. 具有明确的缺铁原因，如铁供给不足、吸收障碍、需求增多或慢性失血等。

4. 铁剂治疗有效，铁剂治疗 4 周后 Hb 应上升 20g/L以上。

5. 铁代谢检查指标符合 IDA 诊断标准。

（1）血清铁蛋白（SF）降低（$<15\mu g/L$），建议最好同时检查血清 CRP，尽可能排除感染和炎症对血清铁蛋白的影响。

（2）血清铁（SI）$<10.7\mu mol/L$（$60\mu g/dL$）。

（3）总铁结合力（TIBC）$>62.7\mu mol/L$（$350\mu g/dL$）。

（4）转铁蛋白饱和度（TS）$<15\%$。

上述 4 项中至少满足 2 项，但应注意血清铁和转铁蛋白饱和度易受感染和进食等因素影响，并存在一定程度的昼夜变化。

6. 骨髓穿刺涂片和铁染色：骨髓可染色铁显著减少甚至消失、骨髓细胞外铁明显减少、铁粒幼细胞比例$<15\%$。

三、鉴别诊断

1. 地中海贫血：主要与轻至中型地中海贫血鉴别。地中海贫血可有家族史，轻度的肝、脾大，红细胞内游离原卟啉（FEP）正常，Hb 电泳异常，血清铁及骨髓可染铁增多，可检出地中海贫血基因。

2. 特发性肺含铁血黄素沉着症：铁动力学改变与 IDA 相同，但临床表现为发作性苍白、咳痰及咯血，痰和胃液中可找到含铁血黄素细胞，网织红细胞占比增高，X 线片肺野中可见斑点状、粟粒状或网点状阴影。

3. 慢性感染或结缔组织病性贫血：可呈小细胞正色素性贫血，血清铁和铁结合力可降低，但 Hb 降低不明显，总铁结合力可正常或降低，骨髓中铁粒幼细胞增多，对铁治疗无反应。

4. 铁粒幼细胞性贫血：骨髓涂片中细胞外铁明显增加，中、晚幼红细胞的核周围可见铁颗粒呈环状排列，血清铁增高，总铁结合力降低，对铁治疗无反应。

5. 铅中毒：铅中毒患儿红细胞中可见嗜碱性点彩，血清中铅含量增加，红细胞及尿中原卟啉明显增加。

四、治疗措施

1. 一般治疗：加强护理，避免感染，根据患者消化能力，适当增加含铁质丰富的食物，注意饮食的合理搭配，以增加铁的吸收。

2. 去除病因：如有慢性失血性疾病，如钩虫病、肠道畸形等，应及时治疗。

3. 铁剂治疗：尽量给予铁剂口服治疗，二价铁盐容易吸收，临床一般使用二价铁盐制剂，每日补充元素铁 $2\sim6mg/kg$，餐间服用，$2\sim3$ 次/日。应在 Hb 正常后继续补铁 2 个月，以恢复机体贮存铁水平。必要时可同时补充其他维生素和微量元素，如叶酸和维生素 B_{12}。每次间断补充元素铁 $1\sim2mg/kg$，$1\sim2$ 次/周或 1 次/日，亦可达到补铁的效果，疗程 $2\sim3$ 个月。恰当补铁 $3\sim4d$ 网织红细胞计数开始升高，$7\sim10d$ 达高峰，$2\sim3$ 周降至正常。补铁 2 周后 Hb 开始上升，4 周后 $Hb\geqslant20g/L$。

4. 输注红细胞悬液：一般不必输注红细胞悬液，输注红细胞悬液的适应证如下。

（1）贫血严重，尤其是发生心力衰竭者。

（2）合并感染者。

（3）急需外科手术者。

（4）Hb 在 30g/L 以下者，应采用等量换血方法；Hb 在 $30\sim60g/L$ 者，每次可输注红细胞悬液 $4\sim6mL/kg$；Hb 在

60g/L 以上者，不必输注红细胞悬液。

五、疾病注意事项

1. 提倡母乳喂养，因母乳中铁的吸收利用率较高。

2. 做好喂养指导，无论是母乳或人工喂养的婴儿，均应及时添加含铁丰富且铁吸收率高的辅助食品如精肉、血、内脏等，并注意膳食合理搭配，婴儿如以鲜牛奶喂养，必须加热处理以减少牛奶过敏所致肠道失血。

3. 婴幼儿食品（谷类制品、牛奶制品等）应加入适量铁剂加以强化。

4. 对早产儿，尤其是非常低体重的早产儿，宜自 2 个月左右给予铁剂预防。

第三节 再生障碍性贫血

一、概述

再生障碍性贫血（aplastic anemia，AA）是一组以骨髓有核细胞增生减低和外周血两系或三系（全血）血细胞减少为特征的骨髓衰竭性疾病，属于骨髓造血衰竭（bone marrow failure，BMF）综合征的一种。其发病率在我国约为 0.74/10 万人，可发生于各个年龄组，男、女发病率无明显差异。

AA 分为先天性和获得性两大类。

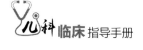

二、诊断要点

（一）诊断标准

1. 临床表现：主要表现为贫血、出血、感染等全血细胞减少的相应临床表现，一般无肝、脾、淋巴结肿大。

2. 实验室检查。

（1）血常规检查：红细胞、粒细胞和血小板减少，校正后的网织红细胞占比<1%。至少符合以下 3 项中的 2 项，①血红蛋白<100g/L；②血小板<100×10^9/L；③中性粒细胞绝对值<1.5×10^9/L（如为两系减少则必须包含血小板减少）。

（2）骨髓穿刺检查：骨髓有核细胞增生活跃或减低，骨髓小粒造血细胞减少，非造血细胞（淋巴细胞、网状细胞、浆细胞、肥大细胞等）增多。巨核细胞减少或缺如，红系细胞、粒系细胞可明显减少。由于儿童不同部位造血程度存在较大差异，骨髓穿刺部位推荐首选髂骨或胫骨（小于 1 岁者）。

（3）骨髓活检：骨髓有核细胞增生减低，巨核细胞减少或缺如，造血细胞减少，脂肪和（或）非造血细胞增多，无纤维组织增生，网状纤维染色阴性，无异常细胞浸润，如骨髓活检困难可行骨髓凝块病理学检查。

3. 除外可致血细胞减少的其他疾病。

（二）分型诊断标准

符合上述 AA 诊断标准者，根据骨髓病理及外周血细胞计数分型。

1. 重型 AA（severe aplastic anemia，SAA）。

（1）骨髓有核细胞增生程度 25%～50%，残余造血细胞少于 30%或有核细胞增生程度低于 25%。

（2）外周血象至少符合以下 3 项中的 2 项：①中性粒细胞绝对值<0.5×10^9/L；②血小板计数<20×10^9/L；③网织红细胞绝对值<20×10^9/L，或校正后的网织红细胞占比<1%。

2. 极重型 AA（very severe aplastic anemia，VSAA）：除满足 SAA 条件外，中性粒细胞绝对值<0.2×10^9/L。

3. 非重型 AA（non－severe aplastic anemia，NSAA）：未达到 SAA 和 VSAA 诊断标准。

三、鉴别诊断

（一）急性白血病

白细胞减少和低增生白血病可呈慢性过程，隐匿起病，病情轻，病程较长，外周血若无幼稚细胞，易与 AA 混淆，主要靠骨髓细胞形态学检查和骨髓病理活检鉴别。

（二）阵发性睡眠性血红蛋白尿（paroxysmal nocturnal hemoglobinuria，PNH）

PNH 与 AA 密切关联或重叠，约 50%PNH 在病程中呈现 AA，少数以 AA 为首发症状，视为 AA－PNH 综合征。但 PNH 患儿出血及感染均较轻，网织红细胞绝对值高于正常值。需在避免近期输血的条件下检测 CD55 和 CD59，以避免供血干扰检查结果。

（三）骨髓增生异常综合征（myelodysplastic syndrome，MDS）

骨髓粒细胞、红细胞、巨核细胞系的病态造血是诊断 MDS 的基本形态学基础。因红系病态造血及幼稚前体细胞异常定位（abnormal localization of immature precursor，ALIP）

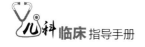

等也可发生于 AA，一旦发现形态异常，应进行先天性 BMF 基因检测、染色体核型及 FISH 检测、骨髓病理及免疫组织化学染色协助诊断。

（四）原发免疫性血小板减少症（primary immune thrombocytopenia）

原发免疫性血小板减少症也称特发性血小板减少性紫癜（idiopathic thrombocytopenic purpura，ITP）。AA 易被误诊为 ITP，尤其是以胸骨穿刺检查结果为诊断依据时。AA 与 ITP 的骨髓巨核细胞数量和状态差异显著，故应严格将骨髓检查作为 ITP 诊断的主要条件之一，在诊断 ITP 时，应适时进行骨髓检查。

四、治疗措施

（一）对症支持治疗

1. 一般措施：避免剧烈活动，防止外伤及出血，尽量避免接触对骨骼有损伤作用的药物，注意饮食和口腔卫生，定期应用消毒剂（如西吡氯铵漱口水、盐水等）清洁口腔。

2. 感染防治：出现发热时，应按"中性粒细胞减少伴发热"进行治疗。

3. 成分血输注：红细胞输注指征为血红蛋白<60g/L，但需氧量增加（如感染、发热、疼痛等）时可放宽红细胞输注指征。预防性血小板输注指征为血小板持续$<10\times10^9/L$，存在血小板消耗危险因素者可放宽输注指征。对严重出血者应积极给予成分血输注，使血红蛋白和血小板达到相对安全的水平。血小板输注无效者推荐 HLA 配型相合血小板输注。强调成分血输注，有条件时建议对血液制品进行过滤和（或）照射。

4. 造血生长因子的应用：对于粒细胞缺乏伴严重感染者可应用粒细胞集落刺激因子。

5. 铁过载的治疗：对于反复输血所致铁过载，当血清铁蛋白>1000μg/L 时可考虑祛铁治疗。

6. 疫苗接种：推荐免疫抑制治疗（immunosuppressive therapy，IST）期间及停药半年内避免接种一切疫苗。停用 IST 半年后，如免疫功能大部分恢复或基本恢复，可接种必要的灭活或减毒疫苗。

（二）造血干细胞移植治疗

造血干细胞移植是治疗 AA 的有效方法，具有起效快、疗效彻底、远期复发和克隆性疾病转化风险小等特点。移植时机与疾病严重程度、供体来源、HLA 相合度密切相关，应严格掌握指征。

1. 适应证：SAA、VSAA 或 IST 无效的输血依赖性 NSAA。

2. 移植时机及供者的选择：SAA、VSAA 患儿如有同胞相合供者，应尽快进行造血干细胞移植治疗。预计在短期（1~2 个月)内能找到（9~10）/10 位点相合的非血缘相关供者并完成供者体检的 SAA、VSAA 患儿，可在接受不包括抗胸腺细胞球蛋白（ATG）的 IST 治疗后直接进行造血干细胞移植。其余患儿则在接受了包括 ATG 在内的 IST 治疗 3~6 个月无效后再接受造血干细胞移植治疗，应尽可能选择相合度高的血缘或亲缘相关的供者进行移植。

3. 造血干细胞的来源：骨髓是最理想的造血干细胞来源，外周血干细胞次之，脐血移植治疗 AA 的失败率较高，应慎重选择。

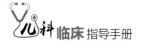

（三）免疫抑制治疗（IST）

IST 是无合适供者获得性 AA 的有效治疗方法。目前常用方案包括抗胸腺细胞球蛋白/抗淋巴细胞球蛋白（ATG/ALG）和环孢素 A（cyclosporin A，CsA）。

1. ATG/ALG。

（1）适应证：

①无 HLA 相合同胞供者的 SAA 和 VSAA。

②血象指标中有一项达 SAA 标准的 NSAA 和输血依赖的 NSAA，且无 HLA 相合同胞供者。

③第一次 ATG/ALG 治疗后 3～6 个月无效，且无合适供者行造血干细胞移植的患儿。ATG/ALG 治疗应在无感染或感染控制后、血红蛋白 80g/L 以上和血小板 20×10^9/L 以上时进行。

（2）药物剂型与剂量：临床上 ATG 的应用比 ALG 多，但疗效因动物来源和品牌的不同而存在差异。药物剂量参照相应产品说明书。

（3）不良反应和注意事项：

①ATG/ALG 急性不良反应包括超敏反应、发热、僵直、皮疹、高血压或低血压及液体潴留等，应给予泼尼松 1～2mg/（kg·d）或相应剂量的其他糖皮质激素进行预防。

②血清病：包括关节痛、肌痛、皮疹、轻度蛋白尿和血小板减少等，一般发生在 ATG/ALG 治疗后 1 周左右，糖皮质激素应足量应用至治疗后 15d，随后减量，一般 2 周减停（总疗程 4 周）。若血清病严重，糖皮质激素剂量根据患儿情况进行调整。

2．CsA。

（1）适应证：

①ATG/ALG 治疗的 SAA/VSAA 患儿。

②NSAA 患儿。

（2）使用方法：一旦确诊，应尽早治疗。口服起始剂量为 5mg/（kg·d）。服药 2 周后监测 CsA 血药浓度，建议全血谷浓度维持在 100～150U/L，在保持谷浓度的前提下尽量将峰浓度维持在 300～400U/L。疗效达平台期后 12 个月方可减量。应按原剂量的 10%～20% 递减，每 3 个月减量 1 次。减量期间密切观察血象，如有波动需慎重减量。一般 CsA 总疗程应在 2～3 年，减量过快可能增加复发风险。

（3）不良反应与处理：主要不良反应为消化道症状、齿龈增生、色素沉着、肌肉震颤、肝肾功能损害，极少数患儿可发生头痛和血压增高，但大多症状轻微或对症处理后减轻，必要时可调整 CSA 剂型或选择其他免疫抑制剂。服药期间应定期监测血药浓度、肝肾功能和血压等。

3．其他 IST：应用大剂量环磷酰胺（HD-CTX）、他克莫司（FK506）、抗 CD52 单抗。

（四）其他药物治疗

雄激素有促进造血的作用，主要不良反应为男性化，如能被患儿和家长接受则推荐全程应用，用药期间应定期复查肝肾功能。

五、疾病治疗疗效标准及随访

1．完全缓解（CR）：中性粒细胞绝对值＞1.5×10^9/L，血红蛋白＞110g/L，血小板＞100×10^9/L，脱离红细胞及血小

板输注，并维持 3 个月以上。

2. 部分缓解（PR）：中性粒细胞绝对值＞$0.5×10^9$/L，血红蛋白＞80g/L，血小板＞$20×10^9$/L，脱离红细胞及血小板输注，并维持 3 个月以上。

3. 未缓解（NR）：未达到 PR 或 CR 标准。

4. 随访时间：建议随访观察时间为 IST 开始后 3 个月、6 个月、9 个月、1 年、1.5 年、2 年、3 年、4 年、5 年、10 年。治疗后 6 个月内血常规至少每 1～2 周检查 1 次，治疗 6 个月后血常规至少每月检查 1 次，肝肾功能至少每月检查 1 次。血红蛋白＞120g/L 后转入维持治疗。建议患儿每年进行 PNH 克隆复查。

【参考文献】

[1] 黄绍良，陈纯，周敦华. 实用小儿血液病学 [M]. 北京：人民卫生出版社，2014.

[2] 中华医学会儿科学分会血液学组，《中华儿科杂志》编辑委员会. 儿童获得性再生障碍性贫血诊疗建议 [J]. 中华儿科杂志，2014，52（2）：103－106.

[3] 国家卫生健康委办公厅. 儿童再生障碍性贫血诊疗规范（2019 年版）[J]. 全科医学临床与教育，2019，17（11）：965－969.

第四节　原发免疫性血小板减少症

一、概述

儿童原发免疫性血小板减少症也称特发性血小板减少性紫癜（idiopathic thrombocytopenic purpura，ITP），是指儿童期发生的一种获得性、免疫性、以无明确诱因的孤立性血小板计数减少为主要特点的出血性疾病，主要发病机制是机体免疫失耐受，介导了血小板免疫破坏及生成不足。儿童 ITP 年发病率为（1.6～5.3）/10 万，诊断为排他性，临床异质性较大。

二、诊断要点与疾病分期

1. 诊断要点。

（1）至少 2 次血常规检查示血小板降低（<$100×10^9$/L），外周血涂片血细胞形态无明显异常。

（2）脾一般不增大。

（3）骨髓检查示巨核细胞增多或正常伴成熟障碍。

（4）排除其他继发性血小板减少症。

2. 疾病分期。

（1）新诊断 ITP：ITP 持续时间<3 个月。

（2）持续性 ITP：ITP 持续时间 3～12 个月。

（3）慢性 ITP：ITP 持续时间>12 个月。

重症 ITP：指血小板<$10×10^9$/L，且就诊时存在需要治疗的出血症状或常规治疗中发生了新的出血症状，且需要用其

他升高血小板药物治疗或增加现有治疗药物的剂量。

难治性 ITP：指满足以下所有三个条件的患儿。①脾切除后无效或者复发；②仍需要治疗以降低出血的危险；③除外其他引起血小板减少症的原因而确诊为 ITP。

三、鉴别诊断

（一）急性白血病

外周血白细胞计数不增高的急性白血病易与 ITP 相混淆，通过血涂片和骨髓涂片检查见到白血病细胞即可确诊。

（二）再生障碍性贫血

患者表现为发热、贫血和出血，肝、脾和淋巴结不肿大，与 ITP 合并贫血者相似。但再生障碍性贫血时贫血较重，外周血白细胞计数和中性粒细胞计数降低，骨髓造血功能减退，巨核细胞减少有助于诊断。

（三）过敏性紫癜

儿童期常见的血管炎综合征，以非血小板减少性弥漫性荨麻疹样皮损和可触及紫癜为特征，为出血性斑丘疹，对称分布，成批出现，多见于下肢和臀部。血小板计数正常，一般易于鉴别。

（四）继发性血小板减少症

严重细菌感染和病毒血症均可引起血小板减少。化学药物、脾功能亢进、部分自身免疫性疾病（如系统性红斑狼疮等）、先天性免疫缺陷病（如 Wiskott-Aldrich 综合征等）、恶性肿瘤侵犯骨髓和某些溶血性贫血等均可导致血小板减少，应注意鉴别。

四、治疗措施

（一）一般原则

ITP 多为自限性，治疗措施更多取决于出血的症状，而非血小板数目。当血小板 $\geq 20 \times 10^9/L$，无活动性出血表现，可先观察随访，不予治疗。在此期间，必须动态观察血小板计数的变化。对于需密切观察随访的患儿，需加强保护，避免外伤、感染，以减少出血风险，定期复查患儿血小板计数变化趋势，及时评估出血风险。

（二）紧急治疗

重症 ITP 患儿（血小板 $< 10 \times 10^9/L$），伴胃肠道、泌尿生殖道、中枢神经系统或其他部位的活动性出血或需要急诊手术时，应迅速提高血小板至 $50 \times 10^9/L$ 以上。对于病情十分危急、须立即提升血小板的患儿，应给予随机供者的血小板输注（其他非危重症急救状态，由于 ITP 患儿血小板输注无效且增加后续治疗难度，故建议对不存在威胁生命出血的患儿不要给予血小板输注治疗）。还可选用 IVIg ［1.0g/(kg•d)，2~3d］和（或）甲波尼松龙 ［10~30mg/(kg•d)，最大剂量为 1.0g/d，3d］，和（或）促血小板生成药物。其他治疗措施包括停用抑制血小板功能的药物、控制高血压、局部加压止血、口服避孕药控制月经过多，以及应用纤溶抑制剂（如氨甲环酸、6－氨基己酸）等。如上述治疗仍不能控制严重出血，可以考虑使用重组人活化因子Ⅶ。

1. ITP 的一线治疗：指应用糖皮质激素和（或）IVIg 以提升血小板计数的传统治疗。

（1）肾上腺糖皮质激素。

①泼尼松：1.5～2.0mg/(kg·d) 开始（最大剂量不超过60mg/d），建议晨起顿服，血小板≥100×10⁹/L 后稳定1～2周，逐渐减量直至停药，一般疗程4～6周。应用时注意监测血压、血糖的变化及胃肠道反应，防治感染。

②大剂量地塞米松（HD－DXM）：冲击治疗，剂量0.6mg/(kg·d)，最大剂量 40mg×4d，静脉滴注或口服用药。效果不满意时可以在上次应用后24d（即28d为1个疗程）再次应用，反复2～5次，血小板计数稳定后即可停用。应用时，注意监测血压、眼压、血糖的变化，预防感染，预防骨质疏松、保护胃黏膜。

（2）IVIg 治疗：常用剂量 400mg/(kg·d)，应用 3～5d；或 0.8～1.0g/(kg·d)，用 1d 或连用 2d，必要时可以重复，IVIg 慎用于 IgA 缺乏症患儿、糖尿病患儿和肾功能不全患儿。

2. ITP 的二线治疗：指在治疗 ITP 时应用促血小板生成类药物、抗 CD20 单克隆抗体或脾切除术这 3 种治疗中的一种或多种。

（1）促血小板生成类药物包括重组人血小板生成素（rhTPO）、血小板生成素受体激动剂（如艾曲波帕等）。此类药物起效快（1～2 周），但停药后疗效一般不能维持，需要进行个体化的维持治疗。

①rhTPO：剂量 300IU/(kg·d)，皮下注射，血小板≥100×10⁹/L 时可考虑停药。应用14d血小板计数不升，可视为无效，可以考虑停药。

②血小板生成素受体激动剂：艾曲波帕为口服制剂，建议空腹口服（餐前 1h 及餐后 2h 服用），如食物中含有乳制品及富含多价阳离子（如铝、钙、铁、镁、硒和锌）的矿物质，则

建议餐前间隔至少2h或餐后间隔至少4h服用。同时也要避免与其他药物同服，如同服其他药物，也需服药前间隔至少2h或服药后间隔至少4h服用。艾曲波帕的最佳给药方案尚不明确，初始剂量通常根据儿童的年龄确定：1～5岁儿童初始剂量为25mg，口服，qd；≥6岁儿童初始剂量为50mg，口服，qd；肝功能受损患儿和东亚血统患儿需要减量。根据疗效按需调整剂量，每2周剂量增加12.5mg（最大剂量为75mg/d）。治疗期间至少每月监测1次肝功能指标。

（2）抗CD20单克隆抗体（利妥昔单抗，rituximab）标准剂量方案为375mg/m²，静脉滴注，每周1次，共4次；小剂量方案为每次100mg，每周1次，共4次（或375mg/m²，单次应用），一般在首次注射4～8周内起效。使用时多数儿童耐受良好，但可出现血清病，使用半年内应注意获得性体液免疫功能低下。

（3）脾切除术：儿童患者应严格掌握适应证，尽可能地推迟切脾时间。脾切除的指征如下。①经以上正规治疗，仍有危及生命的严重出血或急需外科手术者；②病程>1年，年龄>5岁，且有反复严重出血，药物治疗无效或依赖大剂量糖皮质激素维持（>30mg/d）；③有使用糖皮质激素的禁忌证。建议在脾切除术前进行流感嗜血杆菌、脑膜炎双球菌、肺炎链球菌疫苗注射，切除后监测感染指标，对可疑感染积极开展抗感染治疗。对于脾切除术治疗无效或最初有效随后复发的患儿，应进一步检查是否存在副脾。

五、疾病注意事项

1. 儿童ITP有自限性，新诊断ITP的治疗取决于出血严重程度、血小板减少程度及其他危险因素，出血表现和生活是否受到疾病干扰为治疗决策的主要考虑因素，血小板计数为次要考虑因素。

2. ITP 做骨髓穿刺的时机：初次诊断时，对具有典型表现的 ITP 患儿，在无需应用糖皮质激素时，不建议常规进行骨髓穿刺；初次诊断时，对具有典型表现的 ITP 患儿，应用糖皮质激素治疗前，建议完善骨髓穿刺；初次诊断时，对不具有典型表现的 ITP 患儿，推荐进行骨髓穿刺。

3. 持续性、慢性 ITP 患儿再评估时，应结合具体情况，建议再次进行自身免疫系列检查和基因检测。

【参考文献】

［1］国家卫生健康委. 儿童原发性免疫性血小板减少症诊疗规范（2019年版）［J］. 全科医学临床与教育，2019，17（12）：1059－1062.

［2］中国儿童原发性免疫性血小板减少症诊断与治疗指南改编工作组，中华医学会儿科学分会血液学组，中华儿科杂志编辑委员会. 中国儿童原发性免疫性血小板减少症诊断与治疗改编指南（2021版）［J］. 中华儿科杂志，2021，59（10）：810－819.

第五节　中性粒细胞减少症

一、概述

中性粒细胞减少症是指外周血中性粒细胞（ANC）绝对值低于正常值，即新生儿出生后 2 周至 1 岁时 $ANC<1.0\times10^9/L$、>1 岁时 $ANC<1.5\times10^9/L$。而 $ANC<0.5\times10^9/L$ 称

粒细胞缺乏。

二、诊断要点

1. 病史：中性粒细胞减少发生的时间、发作频率、感染严重程度、药物或毒物接触史。

2. 家族史：家族成员中慢性或反复感染史、家族成员的中性粒细胞绝对值、家族中1岁以下死因不明者及患儿种族。

3. 体检：有无合并畸形、了解生长发育情况及感染部位，特别注意口腔黏膜、淋巴结、肝、脾、牙龈及肛周情况，有无其他原发疾病的表现。

4. 实验室检查。

（1）每周检测2~3次白细胞计数和分类，发现粒细胞减少应于3~4周后复查，了解其恢复情况。

（2）持续粒细胞减少者，应测定血清抗中性粒细胞抗体。

（3）慢性中性粒细胞减少合并反复感染者宜追踪观察6周，排除周期性中性粒细胞减少症和重型先天性中性粒细胞减少症（severe congenital neutropenia，SCN）。

（4）骨髓检查排除骨髓疾病。

（5）生长发育追踪。

（6）免疫学检查排除风湿免疫性疾病。

三、病因鉴别

中性粒细胞减少症可由多种因素引起，主要包括感染、免疫、理化因素、脾功能亢进和肿瘤性疾病等。感染尤其是病毒感染是导致中性粒细胞减少症的重要原因，多数患儿经过治疗预后良好，少数粒细胞减少持续时间长者需长期随诊，监测血象和骨髓象，并进一步寻找病因。

先天性中性粒细胞减少症是由多种基因缺陷引起的异质性疾病，诊断主要依赖于临床表现和家系研究，而基因检测对该病的确诊和分型有重要意义。

1. 重型先天性中性粒细胞减少症：为先天性骨髓衰竭的一种类型，又称遗传性婴儿粒细胞缺乏症，为常染色体显性或隐性遗传，主要由干细胞内源性缺陷导致，骨髓早幼或中幼粒发育停滞。

2. 周期性中性粒细胞减少症（cyclic neutropenia，CN）：又称循环性中性粒细胞减少症，为先天性良性疾病，为多能干细胞水平调节缺陷，特点为外周血中性粒细胞数目由正常到减少，呈规律的周期性波动，周期一般为 $18\sim24d$。

3. 自身免疫性中性粒细胞减少症。

4. 新生儿同族免疫性粒细胞减少症。

5. 感染所致的粒细胞减少症。

6. 药物相关的中性粒细胞减少症。

7. 家族良性/种族性中性粒细胞减少症。

8. 慢性特发性中性粒细胞减少症。

四、治疗措施

（一）治疗病因

对继发性者积极治疗原发病，对感染引起者应控制感染，对药物引起者应停用该药物，对接触放射线所致者应停止接触。

（二）积极防治感染

对有高热或感染者，宜早期应用足量广谱杀菌型抗生素。

对重度感染者，在查明病原菌之前，先应用经验抗生素，一般主张两种以上联用，以后根据细菌药敏试验进行更换。

（三）促进白细胞生成的药物

使用指征：①中性粒细胞减少致严重感染或由此引起严重的并发症；②应用抗生素后仍有发热。

G-CSF 或 GM-CSF 对药物及放射性相关的中性粒细胞减少症疗效最好，对原发性中性粒细胞减少症也有效。剂量用法：G-CSF 或 GM-CSF 5～10μg/(kg·d) 静脉或皮下注射，一般 7～10d 为 1 个疗程，或隔 1～3d 一次，维持中性粒细胞≥1.5×10⁹/L。

（四）其他

1. 糖皮质激素对免疫性中性粒细胞减少症有效。免疫抑制剂及环孢素 A 对抗中性粒细胞抗体阳性或由细胞毒性 T 细胞介导的骨髓衰竭患儿有效。

2. 对药物相关的中性粒细胞减少症可用还原型谷胱甘肽（TAD）。

3. 对于脾亢患儿，可给予脾切除术。

4. 对于严重的先天性中性粒细胞减少症及周期性粒细胞减少症患儿，应当及早实施造血干细胞移植。

第六节　噬血细胞综合征

一、概述

噬血细胞性淋巴组织细胞增生症（hemophagocytic

lymphohistiocytosis，HLH）又称噬血细胞综合征，是一组细胞因子风暴引起淋巴细胞、巨噬细胞增生和活化，伴随吞噬血细胞现象的综合征。依据病因，HLH可分为原发性HLH（primary HLH，pHLH）和继发性HLH（secondary HLH，sHLH）两类。pHLH为常染色体或X染色体连锁隐性遗传，伴有相关基因异常；sHLH可继发于多种病毒（如EBV）、细菌、寄生虫引起的感染，风湿免疫性疾病，代谢性疾病及肿瘤等。

二、诊断要点

目前诊断仍参照国际组织细胞协会2004年制定的诊断标准，符合下列2项中的1项者可以明确诊断。

1. 存在HLH相关基因缺陷，以下任一基因的病理性突变：*PRF*1、*UNC*13*D*、*STX*11、*STXBP*2、*Rab*27*a*、*SH*2*D*1*A*、*BIRC*4。

2. 以下8条满足5条及以上。

（1）发热≥38.5℃。

（2）脾大。

（3）血细胞减少（外周血至少两系细胞减少，Hb＜90g/L，新生儿Hb＜100g/L，血小板＜100×10^9/L，中性粒细胞＜1×10^9/L）。

（4）高甘油三酯血症（空腹甘油三酯＞265mg/d或3mmol/L）和（或）低纤维蛋白原血症（纤维蛋白原＜1.5g/L）。

（5）噬血现象（骨髓、脾、淋巴结或肝）。

（6）NK细胞活性低。

（7）铁蛋白＞500μg/L。

（8）SCD25（可溶性 IL－2R 的 α 链）水平升高（＞2400U/L）。

三、sHLH 的鉴别诊断

1. 感染相关 HLH：以病毒感染最常见，主要见于疱疹病毒中 EBV 感染，感染相关 HLH 主要靠病原学诊断进行鉴别。

2. 继发于风湿免疫性疾病的 HLH，又称巨噬细胞活化综合征（macrophage activation syndrome，MAS），最常见于全身型幼年特发性关节炎，该类疾病与其他 HLH 的主要区别是有风湿免疫性疾病的相关表现，如发热伴皮疹、关节炎、自身抗体滴度升高等。

3. 肿瘤相关 HLH：多继发于血液系统恶性肿瘤，如淋巴瘤（尤其是间变性大细胞淋巴瘤或 NK/T 细胞淋巴瘤）、白血病（多见于 T 细胞型），朗格汉斯细胞组织细胞增生症患儿也可并发 HLH。

病理诊断是鉴别的关键。

四、治疗措施

HLH 是一类综合征，可由多种原因引起，治疗应相对个体化，治疗过程中密切观察病情变化，随时评估。

1. 原发病的治疗：根据引起 HLH 的不同原发病给予相应的治疗。

2. 化疗：目前以国际组织细胞协会的 HLH－1994 方案为基础，主要包括糖皮质激素、依托泊苷（VP－16）和环孢素 A（CsA）。

（1）诱导治疗（8周）。

①甲泼尼龙（MP）：静脉滴注，10mg/（kg·d）×3d，5mg/（kg·d）×3d，2mg/（kg·d）×8d，1mg/（kg·d）×2周，0.5mg/（kg·d）×2周，0.25mg/（kg·d）×1周，然后于1周内减停，疗程共8周。

②VP－16：静脉滴注，每次100mg/m²，2次/周×1周，1次/周×7周。

③CsA：口服，5mg/（kg·d），分2次，q12h，自化疗第15日起。血药浓度（谷浓度）不超过200μg/L。

④鞘注：化疗前（患儿出凝血功能允许的情况下）和化疗2周时（化疗前CSF异常）行腰穿，如2周后中枢神经系统症状加重或CSF异常无改善，开始鞘注治疗，每周1次，共4周。鞘注剂量：<1岁，氨甲蝶呤（MTX）6mg，地塞米松2mg；1～2岁，MTX 8mg，地塞米松2mg；2～3岁，MTX 10mg，地塞米松4mg；≥3岁，MTX 12mg，地塞米松3mg。

（2）维持治疗（9～40周）。除外pHLH和MAS，第8周评估完全缓解（CR）者不需要继续维持治疗，维持治疗是为了让需要移植的患儿等待造血干细胞移植。

①地塞米松：口服，10mg/（m²·d）×3d，2次/周，第9周起。

②VP－16：静脉滴注，每次100mg/m²，2次/周，第10周起。

③CsA：继续口服，血药浓度（谷浓度）不超过200μg/L。

3. 支持治疗。

4. 造血干细胞移植：对于pHLH、反复复发或者经一线和二线治疗效果不佳的难治性HLH患儿，应尽早接受造血干细胞移植。

五、疾病状态的定义

（一）临床反应（clinical response）

用于判断诱导治疗期是否按该方案继续进行化疗：①无发热；②脾缩小；③血小板$>100\times10^9$/L；④纤维蛋白原正常；⑤铁蛋白下降$>25\%$。

（二）疾病无活动或完全缓解（non－active disease or resolution）

用于判断8周诱导治疗后是否需要维持治疗。①无发热；②无脾大（部分患者可单独存在中度脾肿大）；③没有血细胞计数减低（Hb>90g/L，血小板$\geqslant100\times10^9$/L，中性粒细胞$>1\times10^9$/L）；④甘油三酯正常；⑤铁蛋白$<500\mu$g/L；⑥脑脊液正常（对于病初脑脊液不正常的患儿）；⑦可溶性CD25正常。

（三）疾病活动（active disease）

治疗后未达到上述疾病无活动条件的患儿。

（四）疾病再激活（reactivation of disease）

已达到完全缓解，又出现以下8条中的3条及以上的患儿：①发热；②脾大；③血小板$<100\times10^9$/L；④甘油三酯>3mmol/L；⑤纤维蛋白原<1.5g/L；⑥骨髓发现噬血现象；⑦铁蛋白$>500\mu$g/L；⑧可溶性CD25>2400U/L。

如果出现新的CNS症状（除外其他疾病）便可诊断疾病再激活。

【参考文献】

国家卫生健康委办公厅. 儿童噬血细胞综合征诊疗规范（2019 年版）[Z]，2019.

第七节　儿童急性淋巴细胞白血病

一、概述

儿童白血病是造血干细胞增殖分化异常引起的恶性疾病，是儿童最常见的恶性肿瘤。在我国，<10 岁儿童白血病的发生率为 3/10 万～4/10 万，男性发病率高于女性。急性白血病占 90％～95％，慢性白血病仅占 3％～5％。

目前，儿童白血病的具体病因尚不十分明确，根据白血病细胞成熟程度分为急性白血病和慢性白血病；根据白血病细胞恶变的细胞系列分为淋巴细胞与非淋巴细胞白血病。儿童时期以急性淋巴细胞白血病（acute lymphoblastic leukemia，ALL）最多见，占儿童白血病的 70％～85％。

儿童 ALL 是急性白血病的一种类型，是儿童最常见的恶性肿瘤。白血病细胞可侵犯髓外组织，如脑膜、性腺、胸腺、肝、脾，或淋巴结、骨组织等，引起相应病变。

二、诊断要点

（一）临床表现

起病大多较急，少数缓慢。早期有面色苍白、精神不振、乏力、食欲低下、鼻出血或齿龈出血等。发热、贫血、出血和白血病细胞脏器浸润（包括肢体疼痛，肝脾淋巴结、中枢神经系统、皮肤、睾丸、胸腺、心脏、肾及唾液腺浸润症状）等是儿童 ALL 重要的临床特征。

（二）实验室检查

1. 骨髓细胞形态学标准：按照 WHO 2016 诊断标准，骨髓中原始及幼稚淋巴细胞比例≥20%。

2. 若幼稚细胞比例<20%，必须有分子诊断确定 ALL 致病基因，如 *ETV*6－*RUNX*1。

三、鉴别诊断

1. 类白血病反应：可有肝脾大、血小板减少，末梢血象中偶见中晚幼粒及有核红细胞，但本病往往存在感染灶，当原发病控制后，血象即恢复。

2. 传染性单核细胞增多症：EBV 感染所致，有肝、脾、淋巴结增大，发热，血清嗜异凝集反应阳性，EBV 抗体阳性，白细胞计数增高并出现异型淋巴细胞，但血红蛋白及血小板计数正常，骨髓检查无白血病改变。

3. 再生障碍性贫血：出血、贫血、发热和全血细胞减少与白血病低增生表现有相似点，但本病不伴有肝、脾、淋巴结增大，骨髓细胞增生低下，无幼稚细胞增生。

4. 风湿性与类风湿性关节炎：风湿性与类风湿性关节炎常见发热，关节痛为游走性及多发性，轻者仅有关节痛而无局部关节红、肿、热，这与首发症状为关节痛而无明显血液学改变的 ALL 易混淆，遇不典型病例应争取尽早行骨髓检查。

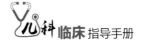

四、临床危险度分层

临床危险度应该结合初诊危险度和治疗反应综合判断，一般将 ALL 分为 3 组：低危组、中危组、高危组。危险度分层标准如下。

1. 低危（low risk，LR），符合以下所有条件。

（1）年龄≥1 岁且<10 岁。

（2）白细胞计数<$50×10^9$/L。

（3）诱导化疗 d15～19 骨髓 M1（原淋+幼淋<5%），或诱导化疗 d33～45 骨髓 M1。

（4）微小残留病灶（MRD）的 LR 标准：诱导治疗 d15～33 MRD<$1×10^{-2}$（1%）和巩固治疗前 MRD<$1×10^{-4}$（0.01%）。

2. 中危（intermediate risk，IR），符合以下任何 1 项或多项。

（1）年龄≥10 岁。

（2）初诊最高 WBC≥$50×10^9$/L。

（3）CNS2、CNSL（CNS3）和（或）睾丸白血病（TL）。

（4）t（1；19）（$E2A-PBX1$）。

（5）d15～19 骨髓 M2（5%≤原淋+幼淋<20%），且 d33～45 骨髓 M1。

（6）费城染色体（Ph）$^+$ ALL。

（7）Ph 样 ALL。

（8）iAMP 21。

（9）急性 T 细胞淋巴瘤（T-ALL）。

（10）MRD 的 IR 标准：诱导治疗 d15～19，$1×10^{-3}$≤

MRD$<1\times10^{-1}$；或诱导治疗后（d33～45），$1\times10^{-4}\leqslant$MRD$<$ 1×10^{-2}；或巩固治疗前，MRD$<1\times10^{-4}$。

3. 高危（high risk，HR），符合以下任何 1 项或多项。

（1）d15～19 骨髓 M3（原淋＋幼淋≥20%）。

（2）d33～45 骨髓未完全缓解 M2 及 M3（原淋＋幼淋 ≥5%）。

（3）t（4；11）（*MLL*－*AF*4）或其他 *MLL* 基因重排 阳性。

（4）低二倍体（≤44）或 DNA 指数（DI）<0.8。

（5）*IKZF* 阳性。

（6）*MEF*2*D* 重排。

（7）*TCF*3－*HLF*/*t*（17；19）（q22；p13）。

（8）诱导治疗后（d33～45）评估纵隔瘤灶没有缩小到最 初肿瘤体积的 1/3，评为高危，巩固治疗前仍存在瘤灶者列入 高危。

（9）符合 MRD 的 HR 标准：诱导治疗 d15～19 MRD≥ 1×10^{-1}，或诱导治疗后（d33～45）MRD$\geqslant1\times10^{-2}$，或巩固 治疗前，MRD$\geqslant1\times10^{-4}$。

五、治疗措施

（一）系统化疗

1. 化疗原则：主要治疗方法是化学药物治疗，简称化疗。 早期、足量、按型、联合用药，髓外白血病的预防及化疗个体 化，已成为公认的白血病化疗原则。当前，在国际先进的儿童 白血病治疗研究中心，儿童 ALL 5 年无事件生存率达 80%～ 90%，使得儿童 ALL 成为可以治愈的恶性肿瘤。

2. 化疗前准备：询问病史、专科体检、实验室检查、了解营养状态和机体状况、行外周中心静脉导管（PICC）或化疗泵植入、控制感染等。

3. 化疗前的血象、肝功能要求：疗程已到预定时间且符合以下所有条件，WBC 达（1.5～2.0）×10^9/L、ANC 达（0.5～0.8）×10^9/L、血小板达（50～80）×10^9/L、TBIL<34μmol/L、DBIL<24μmol/L、ALT<正常高限 5 倍。

（二）化疗方案

1. 诱导期治疗。VDLP、VDLD 或 CVDLD 方案，具体用药如下：环磷酰胺（CTX）每次 1000mg/m²，1 次，静脉滴注（T－ALL 可考虑 CVDLD 方案）。长春新碱（VCR）每次 1.5mg/m²，每周 1 次，共 4 次，每次最大剂量不超过 2mg。无长春新碱可用长春地辛替代，长春地辛（VDS）每次 3mg/m²，每周 1 次，共 4 次。柔红霉素（DNR）每次 30mg/m²，每周 1 次，共 2～4 次。左旋门冬酰胺酶（L－Asp）每次 5000～10000U/m²，共 8～10 次；或培门冬酶（PEG－Asp）每次 2000～2500U/m²，d9、d23，肌内注射。泼尼松（PDN，VDLP 方案应用）45～60mg/（m² · d），d1～28，d29～35 递减至停。地塞米松（DXM，VDLD 方案应用）6～8mg/（m² · d），d8～28，d29～35 递减至停。

2. 早期强化治疗。CAM 或 CAML 方案，根据危险度不同给予 1～2 个疗程，具体药物见下。

环磷酰胺（CTX）750～1000mg/（m² · d），1 次，静脉滴注；阿糖胞苷（Ara－C）每次 75～100mg/m²，7～8d，每日 1～2 次静脉滴注（如每日一次，Ara－C 可每周 5d，连续两周共 10d）。6－巯基嘌呤（6－MP）50～75mg/（m² · d），

7~14d，空腹口服。培门冬酶（PEG－Asp，CAML 方案）2000～2500U/（m^2·d），d2，1 次，肌内注射。或者在 CAML 基础上加用 DXM 口服 8mg/（m^2·d），d1~7。

3. 缓解后巩固治疗。预防髓外白血病，常用方法如下。

（1）三联鞘内注射法（TIT）：常用 MTX、Ara－C、Dex 3 种药物联合鞘内注射。

（2）大剂量氨甲蝶呤－四氢叶酸（HDMTX－CF）疗法：14d 1 个疗程，每个疗程 MTX 剂量为每次 2～5g/m^2，每 2 周 1 次，共 4 次；其中 1/10～1/6 量（＜500mg）作为突击量，在 30min 内快速静脉滴注，余量 12～24h 内匀速静脉滴注。突击量 MTX 滴注后 0.5～2.0h 内行 TIT 1 次。开始静脉滴注 MTX 36h 后用四氢叶酸钙（CF）解救，剂量为每次 15mg/m^2，q6h，共 3～8 次，HDMTX 治疗前后 3d 需要"水化、碱化"，使尿 pH 值＞7.0，保证足够尿量。不同协作组对各亚型 ALL 所采用的 MTX 剂量不同，为 2～5g/m^2，而且高危组常联合多药"强化疗"。由于 MTX 5g/m^2 不良反应较大，应常规监测血药浓度，并根据监测结果调整 CF 的解救剂量和次数。

4. 延迟强化治疗。推荐 VDLD（或 VDLA）方案和 CAM（或 CAML）方案，中危组患儿在继续治疗后可选择重复一次上述方案。

（1）VDLD 或 VDLA 方案：VCR 每次 1.5mg/m^2，每周 1 次，共 3～4 次，每次最大量不超过 2mg 静脉推注。或者 VDS 每次 3mg/m^2，每周 1 次，共 3～4 次，静脉推注。DXM 8～10mg/（m^2·d），d1~7，d15~21，口服。L－Asp 每次 6000～10000U/m^2、共 4～10 次或 PEG－Asp，每次 2000～2500U/m^2、共 2 次（间隔 14d），肌内注射。DNR 或阿霉素（ADR）

每次 25～30mg/m²，每周 1 次，静脉滴注，共 2～4 次（VDLD 方案）。Ara-C 每次 2000mg/m²，静脉滴注，12h 1 次，d1～2，共4次（VDLA 方案）。

（2）CAM 或 CAML 方案：根据危险度不同给予 1～2 个疗程；具体为 CTX 750～1000mg/(m²·d)，静脉滴注，1 次。Ara-C 每次 75～100mg/m²，7～8d，每日 1～2 次静脉滴注（如每日 1 次，Ara-C 可每周 5d，连续两周共 10d）。6-MP 50～75mg/(m²·d)，7～14d，空腹口服。培门冬酶（PEG-Asp，CAML 方案）2000～2500U/(m²·d)，d2，1 次，肌内注射。

5. 继续治疗（中间治疗）。中危组可选择继续治疗，如选择则推荐以下 2 个方案。

（1）6-MP+MTX 方案：6-MP 50mg/(m²·d)，持续睡前空腹口服；MTX 每次 15～30mg/m²，每周 1 次，口服或肌内注射；共 8 周。

（2）6-MP/6-MP+MTX/6-MP+VCR+DXM/Dex+DNR+VCR+6-MP+PEG-Asp 方案交替。

①用量：6-MP 25～50mg (m²·d)，d1～7，睡前空腹口服；MTX 25mg/(m²·d)，d1 口服；DXM 8～12mg/(m²·d)，d1～5。VCR 1.5mg/m²，d1。DNR 25mg/m²，d1，静脉滴注。PEG-Asp 每次 2000～2500U/m²，d2，肌内注射。

②具体用法：低危组第 1 周、第 4 周、第 13 周采用 6-MP+VCR+Dex 治疗且每周 TIT 1 次，第 2 周、第 3 周、第 5 周、第 6 周、第 10 周、第 11 周、第 12 周、第 10 至 16 周采用 6-MP+MTX 治疗。中高危组第 1 周、第 4 周、第 7 周、第 10 周、第 13 周采用 Dex+DNR+VCR+6-MP+PEG-

Asp，第 2 周、第 3 周、第 5 周、第 6 周、第 11 周、第 12 周、第 14 至 16 周采用 6－MP 治疗。

6. 维持期治疗。重复延迟强化后进入维持治疗，可选择以下 2 个方案之一。

（1）6－MP＋MTX 方案：6－MP 50mg/（m^2·d），持续睡前空腹口服；MTX 每次 15～30mg/m^2，每周 1 次，口服或肌内注射，持续至终止治疗（男性 2.5～3.0 年，女性 2.0～2.5 年）。根据白细胞计数调整方案中的药物剂量。

（2）6－MP＋MTX/VD 方案（6－MP＋MTX 方案期间每 4～8 周插入）：VCR 每次 1.5mg/m^2，1 次，静脉推注，每次最大量不超过 2mg；DXM 6～8mg/（m^2·d），d1～7，口服。

ALL 患儿化疗总疗程：低危组男女孩均为 2 年，中危组女孩 2 年、男孩 2.5 年，高危组男女孩均为 2.5 年。

7. CNSL 的防治。初诊时为合并 CNSL 的患儿取消放疗，在进行全身化疗的同时，采用 TIT，诱导治疗期间每周一次直至脑脊液肿瘤细胞消失，之后在不同治疗阶段鞘内注射。

8. TL 放疗。初诊时合并 TL，在全身化疗的巩固治疗结束后，B 超检查仍有病灶者进行活检，若确定白血病细胞残留者需睾丸放疗，或在全身化疗骨髓缓解的患儿出现 TL 复发，也需放疗。一般做双侧睾丸放疗，剂量 20～26Gy，对年龄较小的幼儿采用 12～15Gy。

（三）造血干细胞移植

符合下列指征之一。

1. 诱导缓解治疗失败（d33 骨髓形态未达到缓解）。

2. d45 骨髓评估 MRD≥1×10^{-2}。

3. 具有 t（9；22）/BCR－ABL1、MLL 重排、EPT－

ALL、iAMP21 的患儿 12 周 MRD≥$1×10^{-4}$。

（四）放疗

初诊合并 CNSL，如果治疗反应良好，可不予放疗。否则，可在完成延迟强化治疗后、维持治疗前接受颅脑放疗。<2 岁不建议放疗，≥2 岁剂量为 12~18Gy。

睾丸放疗见本节前述。

（五）分子靶向药物治疗

在细胞分子水平上，针对已经明确的致癌位点设计相应的治疗药物，药物进入体内会特异性地选择致癌位点结合发生作用，使肿瘤细胞特异性死亡。对 Ph 阳性患儿使用甲磺酸伊马替尼和其他 ABL 激酶抑制剂治疗是白血病分子治疗的典范。

（六）细胞免疫治疗

嵌合型抗原受体 T（CAR-T）细胞治疗是一种具有特异性杀伤功效、不良反应可控的抗肿瘤免疫治疗新技术，是目前除放化疗以外可选择的杀伤肿瘤的方法。

六、随访

1. 停药 2 年内：每月行 1 次血常规检查，每年行全面体格检查，重点检查淋巴结、肝、脾及睾丸。

2. 停药 3 年及以后：每 6 个月行 1 次血常规检查及每年行正常儿童体格检查。出现复发症状随时复诊。

【参考文献】

国家卫生健康委办公厅. 儿童急性淋巴细胞白血病诊疗规范（2018 版）[Z]，2018.

第九章　免疫系统疾病

第一节　过敏性紫癜

一、概述

过敏性紫癜（Henoch-Schönlein purpura，HSP）是以小血管炎为主要病变的系统性血管炎。临床特点为血小板不减少性紫癜，常伴关节肿痛、腹痛、便血、血尿和蛋白尿。

二、诊断要点

1. 诊断标准。

（1）皮肤紫癜：分批次出现的可触性紫癜，或下肢明显的瘀点，无血小板减少。

（2）腹痛：急性弥漫性腹痛，可出现肠套叠或胃肠道出血。

（3）组织学检查：以 IgA 免疫复合物沉积为主的白细胞碎裂性血管炎，或以 IgA 免疫复合物沉积为主的增殖性肾小球肾炎。

（4）关节炎或关节痛：①关节炎，急性关节肿胀或疼痛伴有活动障碍。②关节痛，急性关节疼痛不伴有关节肿胀或活动障碍。

（5）肾受累：①蛋白尿，＞0.3g/24h，或晨尿样本白蛋白/肌酐＞30mmol/mg。②血尿，红细胞管型，每高倍视野红细胞＞5个，或尿潜血≥＋＋，或尿沉渣见红细胞管型。

上述第（1）条为必要条件，加上（2）～（5）中的至少1条即可诊断为过敏性紫癜。

2. 辅助检查：尚无特异性诊断试验，以下试验有助于了解病程和并发症。

（1）血象：白细胞正常或增加，中性和嗜酸性粒细胞可增高。除非严重出血，一般无贫血。血小板计数正常甚至升高，出血和凝血时间正常，血块退缩试验正常，部分患儿毛细血管脆性试验阳性。

（2）尿常规：可有红细胞、蛋白、管型，重症有肉眼血尿。

（3）大便潜血试验阳性。

（4）红细胞沉降率轻度增快，血清 IgA 升高，IgG 和 IgM 正常，亦可轻度升高，C3、C4 正常或升高，抗核抗体及类风湿因子（RF）阴性。

（5）腹部超声检查有利于早期诊断肠套叠，头颅 MRI 对有中枢神经系统症状者可予确诊，肾症状较重和迁延者可行肾穿刺以了解病情并给予相应治疗。

三、鉴别诊断

1. 原发免疫性血小板减少症：以自发性皮肤和黏膜出血为表现，多为针尖大小的皮内或皮下出血，分布不均匀，四肢为多，在易碰撞的部位更多见，血常规可见血小板计数明显降低。

2. 细菌感染：脑膜炎、败血症和亚急性细菌性心内膜炎患儿都可出现紫癜样皮疹，但可能出现中心部位坏死，一般情况危重，血培养为阳性。

3. 外科急腹症：在皮疹出现前有急性腹痛者需鉴别。急腹症一般压痛明显，位置较固定，有明显腹肌紧张和反跳痛，辅助检查血象会明显升高。

四、治疗措施

1. 一般治疗：卧床休息，积极寻找和去除致病因素，如控制感染、补充维生素。有荨麻疹或血管神经性水肿时，应用抗组胺药物和钙剂。腹痛时应用解痉剂。消化道出血时应禁食，可静脉滴注西咪替丁 $20\sim40mg/(kg \cdot d)$，必要时输血。如果明显感染，应给予有效抗生素。注意寻找和避免接触过敏原。

2. 糖皮质激素和免疫抑制剂：单独皮肤和关节病变时，无需使用糖皮质激素。有严重消化道病变，如消化道出血时可使用泼尼松 $1\sim2mg/(kg \cdot d)$，分次口服，或用地塞米松、甲基泼尼松龙 $5\sim10mg/(kg \cdot d)$，静脉滴注，症状缓解后即可停用。表现为肾病综合征者，可使用泼尼松 $1\sim2mg/(kg \cdot d)$，不低于 8 周。急进性肾炎者可用甲基泼尼龙冲击治疗，激素治疗无效者，可加用免疫抑制剂如环磷酰胺、硫唑嘌呤等。

3. 抗凝治疗。

（1）阻止血小板聚集和血栓形成的药物：阿司匹林，$3\sim5mg/(kg \cdot d)$ 或 $25\sim50mg/d$，每日 1 次，口服。双嘧达莫 3

~5mg/（kg·d），分次服用。

（2）肝素：每次 0.5～1.0mg/kg，首日 3 次，次日 2 次，以后每日 1 次，持续 7d。

4. 其他：钙通道阻滞剂，如硝苯地平每日 0.5～1.0mg/kg，分次服用。非甾体抗炎药如吲哚美辛，2～3mg/（kg·d），分次服用，有利于血管恢复。中成药如贞芪扶正冲剂、复方丹参片、银杏叶片，口服 3～6 个月，可补肾益气和活血化瘀。对于病情严重者可用大剂量丙种球蛋白冲击治疗，剂量为 400mg/（kg·d），静脉滴注，连用 2～3d。

五、疾病注意事项

1. 病程一般为 1～2 周至 1～2 个月，预后一般良好。本病的远期预后取决于肾是否受累及受累程度。

2. 肾病变常迁延，可持续数月或数年，少数病例发展为持续性肾病，甚至肾功能不全。

3. 出院后第 1 个月每周查一次尿常规，第 2 个月至半年内每月查一次尿常规，肾专科随诊。

【参考文献】
中华医学会儿科学分会免疫学组，《中华儿科杂志》编辑委员会. 儿童过敏性紫癜循证诊治建议［J］. 中华儿科杂志，2013，51（7）：502－507.

第二节 幼年型特发性关节炎

一、概述

幼年型特发性关节炎（juvenile idiopathic arthritis，JIA）指 16 岁以前发病，持续 6 周或 6 周以上的单关节炎或多关节炎，并除外其他已知原因。

二、诊断要点

1. JIA 的亚型诊断要点如下。

（1）全身型 JIA：弛张型高热是此型的特征，发热至少 2 周以上，持续至少 3d，伴有关节炎，同时伴有以下至少一项症状。

①短暂的、非固定的红斑样皮疹。

②淋巴结肿大。

③肝脾大。

④浆膜炎：如胸膜炎及心包炎。

（2）多关节型 JIA：发热最初 6 个月有 5 个及以上关节受累，类风湿因子阴性/阳性。

（3）少关节型 JIA：发热最初 6 个月有 1~4 个关节受累。

（4）与附着点炎症相关的关节炎：关节炎合并附着点炎症或关节炎或附着点炎症，伴有以下至少两项表现。

①骶髂关节压痛或炎症性腰骶部及脊柱疼痛，而不是局限在颈椎。

②HLA－B27 阳性。

③8 岁以上的男性患儿。

④家族史中一级亲属有 HLA－B27 相关的疾病（强直性脊柱炎、与附着点炎症相关的关节炎、急性前葡萄膜炎或骶髂关节炎）。

（5）银屑病关节炎：1 个或多个关节炎合并银屑病，或关节炎合并以下至少 2 项。

①指（趾）炎。

②指（趾）甲凹陷或指（趾）甲脱落。

③家族史中一级亲属有银屑病。

（6）未分化的 JIA：不符合上述任何一项或符合上述 2 项以上类别的关节炎。

2. 辅助检查，JIA 是排除性诊断，任何的检查项目都不具备确诊价值。

（1）实验室检查：三大常规、肝肾功、电解质、CRP、红细胞沉降率，在疾病的急性期 CRP、红细胞沉降率等标志物会明显上升。术前四项、肿瘤标志物、免疫球蛋白、淋巴细胞亚群、HLA－B27 抗核抗体、CCP 抗体、类风湿因子、细胞因子（对于 HLA－B27 阳性，可进一步精确 JIA 分型，指导治疗方案；CCP 抗体、类风湿因子阳性的患者提示治疗难度大，预后不佳）。进行支原体抗体、EBV 抗体、结核相关检查，骨髓穿刺检查，以进一步排除感染性疾病及血液肿瘤疾病。

（2）影像学检查：裂隙灯检查查看眼底有无虹膜睫状体炎；胸部 CT 平扫评估肺间质有无受累，评估病情的严重程度；进行关节 X 线、关节超声、关节 MRI 等检查评估受累关节滑膜增厚、关节积液、骨髓水肿、骨质破坏等病变的严重程度。

三、鉴别诊断

1. 全身感染：如败血症、结核、病毒感染等。根据持续性或不规则发热、特异抗原检测阳性、血培养等鉴别。

2. 化脓性关节炎：感染急性期持续高热、关节红肿热痛症状明显、血象明显升高，关节液检测可见大量白细胞，部分可培养出阳性病原菌。

3. 白血病：全身消耗症状明显，病程中会伴随间断发热、消瘦、盗汗等，病情进展会出现骨痛等，完善骨髓穿刺检查可明确诊断。

四、治疗措施

治疗原则：控制病变活动度，减轻或消除关节肿痛，预防感染和关节炎症加重，预防关节功能不全和残疾，恢复关节功能及生活与劳动能力。

1. 一般治疗：除急性发热外，不建议过多卧床休息，可进行适当的运动。定期进行裂隙灯检查。

2. 药物治疗。

（1）非甾体抗炎药：JIA 急性期需要使用非甾体抗炎药，但只能控制症状，不能改善病程。用药 4 周无效时建议换另一种药物，不建议两种药物同时使用。

常用药物：①肠溶阿司匹林，60～90mg/(kg·d)，分 4～6 次口服；②萘普生，10～15mg/(kg·d)，分 2 次口服；③布洛芬，50mg/(kg·d)，分 2～3 次口服；④双氯芬酸钠，

1.5~3.0mg/(kg·d)，分 2~3 次口服。

（2）改善病情抗风湿药：对于 JIA 患儿，一经确诊需立即加用改善病情抗风湿药；氨甲蝶呤一般为首选药物，其他药物也有疗效，要根据患儿的药物反应及病情缓解情况调整药物的使用。常用药物：①羟氯喹，5~6mg/(kg·d)，分 1~2 次口服；②柳氮磺吡啶，30~50mg/(kg·d)；③来氟米特，10~15mg/d；④氨甲蝶呤，10~15mg/m²，每周 1 次顿服；⑤环孢素 A，2~3mg/(kg·d)，分 2 次口服。

（3）肾上腺皮质激素：对于全身型 JIA 和多关节型 JIA，在疾病控制不佳及发生虹膜睫状体炎时可加用小剂量激素口服，对于少关节型 JIA、银屑病关节炎不建议行全身激素治疗。糖皮质激素不作为首选或单独使用的药物。对于发生巨噬细胞活化综合征的患儿需静脉使用大剂量激素。常用药物为泼尼松，0.5~1.0mg/(kg·d)，一次顿服或分次服用。

五、疾病注意事项

1. JIA 是一种慢性结缔组织病，病程长，在病情严重程度、病程、预后方面存在异质性。

2. 总体预后较好，并发症主要是关节功能丧失和虹膜睫状体炎所致的视力障碍。

3. 坚持药物治疗，定期专科随诊，定期眼科行裂隙灯检查。

【参考文献】

中华医学会儿科学分会免疫学组，《中华儿科杂志》编辑委员会. 幼年特发性关节炎（多/少关节型）诊疗建议［J］. 中华儿科杂志，2012，50（1）：20-26.

第三节　系统性红斑狼疮

一、概述

系统性红斑狼疮（systemic lupus erythematosus，SLE）是由于外界环境因素作用于有遗传易感性的个体，激发机体免疫功能紊乱及免疫调节障碍，从而累及全身多个系统和脏器的自身免疫性疾病。青年女性发病率高，在儿科多见于 7 岁以上女孩，男女比例约为 1∶4。病变可累及皮肤、肌肉、关节、内脏系统、血液系统和神经系统。年龄越小累及肾的可能性越大。

二、诊断要点

1. 病史采集：询问患儿发病的诱因，有无发热，有无皮肤、肌肉、关节、内脏系统、血液系统、神经系统损害的表现；既往史；个人史；家族中有无结缔组织病患者。

2. 体格检查：体格检查时注意有无皮肤、肌肉、关节、内脏系统、血液系统、神经系统损害的表现。特别注意以下几个特异性的体征。

（1）面部蝶形红斑。一般局限于双面颊部和鼻梁部位，表现为不规则水肿性红斑，色泽鲜红或紫红，边缘清楚或模糊，表面光滑，看上去形似蝴蝶，故称蝴蝶形红斑，简称蝶形红斑，有时可见鳞屑，严重时伴糜烂、水疱和结痂，可持续数小时至数周。病情缓解时，红斑消退，遗留棕黑色色素沉着，较少出现萎缩现象。

（2）盘状狼疮。其特征是浸润性、暗红色、边界清楚、大小不一的鳞屑性斑片，也就是红斑表面会有一种黏着性的鳞屑，预后常会留下萎缩性的瘢痕和色素改变。面部是最常受累的部位，其次可以发生在头皮、耳部、鼻、腿、躯干部。

（3）雷诺现象。在寒冷刺激、情绪激动，以及多种疾病影响下，机体发生肢端动脉阵发性痉挛，血流暂时减少或中断，呈现手足皮肤颜色间歇性变化（即肢端缺血）的一种现象。"苍白-发绀-潮红-正常"是典型的皮色演变过程。

3. 辅助检查：常规检查，包括血常规、CRP、红细胞沉降率、补体等，补体水平低下提示 SLE 病情进展；自身抗体检查，抗核抗体、抗双链 DNA 抗体、抗 Sm 抗体、抗磷脂抗体等相关检查；肾活检；其他检查，评估脏器受累。自身抗体检查及肾活检对疾病的诊断及预后判断有重要意义，以下介绍几个重要的自身抗体。

（1）抗核抗体。是一组针对多种细胞核成分（核被膜、染色质、核仁与核基质）的自身抗体的总称，目前多采用间接免疫荧光法检测。灵敏度较高、特异度较低，是 SLE 的最佳筛查试验，不能单独作为 SLE 的诊断标准。

（2）抗双链 DNA 抗体。是 SLE 的标志性抗体，对 SLE 诊断的特异度较高。如果患者血清中有过多的游离 DNA 抗原，与相应抗体结合，也可能导致抗体滴度低，故阴性不能除外 SLE。

（3）抗 Sm 抗体。Sm 抗原为核抗原，在异质性核 RNA 向成熟信使 RNA 的转化中起重要作用。抗 Sm 抗体阳性率在 SLE 患者中有 30% 左右，对 SLE 的诊断有高度特异度。

（4）抗磷脂抗体。靶抗原为带负电荷的阴离子磷脂，该类抗体包括狼疮抗凝物质、抗心磷脂抗体，后者更为常见。抗心磷脂抗体在 90% 左右的 SLE 患者中出现，阳性提示动静脉血栓形成风险高。

4. 诊断标准：满足以下诊断标准中 4 项或 4 项以上即可诊断为 SLE。

（1）蝶形红斑。

（2）盘状狼疮。

（3）光过敏。

（4）口腔溃疡。

（5）关节炎。

（6）浆膜炎：胸膜炎或心包炎。

（7）肾病变：蛋白尿＞0.5g/24h 或持续＋＋＋，红细胞、颗粒或混合管型。

（8）神经系统异常：抽搐或精神症状（除外药物或其他原因）。

（9）血液学异常：溶血性贫血；白细胞＜4.0×10^9/L 至少 2 次以上；淋巴细胞＜ 1.5×10^9/L；血小板＜100×10^9/L。

（10）免疫学异常：抗双链 DNA 抗体效价增高；抗 Sm 抗体阳性；抗磷脂抗体阳性。

（11）抗核抗体阳性。

（12）皮肤狼疮带试验或肾活检阳性。

（13）补体 C3 降低。

此外，还涉及病情活动判断、病情分型判断、狼疮肾炎诊断依据、临床分型诊断、病理分型诊断，以及肾脏病理学检查活动性病变的判断，此处不再陈述。

三、鉴别诊断

1. 皮肌炎：除具有 SLE 症状外，常见四肢近端肌力低下，出现肌萎缩。眼睑出现紫红色水肿性红斑。周围血中白细胞计数降低，血清 Mi－1 抗体、Mi－2 抗体阳性，呈高 γ 球蛋白血症，补体低于正常水平，血清肌酸激酶、醛缩酶等增高，较少累及肾，24h 尿肌酸排出增高。

2. 幼年型特发性关节炎：除具有 SLE 症状外，多见类风湿结节、侵袭性关节炎和关节畸形，补体多正常，较少累及肾。

3. 混合结缔组织病：同时或先后出现 SLE、皮肌炎、硬皮病的表现。抗核糖核蛋白（RNP）抗体阳性，滴度 >1∶1000，抗 Sm 抗体阴性。补体多不降低，较少累及肾。

四、治疗措施

1. 治疗应注意三个方面。

（1）主要器官或系统损伤的诊断和功能评价，特别是肾功能和神经精神损伤。

（2）治疗方案的确定（近期、远期及联合化疗），应强调个体化。

（3）注意治疗的并发症，以及治疗给儿童到成人过渡这一阶段可能带来的健康问题。

2. 治疗原则。

（1）力争短期内抑制自身免疫反应及其炎症。

（2）恢复和维护损伤脏器的功能。

（3）消除感染及其诱因。

（4）促使免疫调节功能的恢复。

3. 一般治疗：注意适当休息，给予高维生素饮食，预防和及时控制感染，避免日光照射、受寒及精神刺激，避免疫苗接种和外科手术，慎用可诱发或加重 SLE 的药物。

4. 药物治疗。

（1）非甾体抗炎药：水杨酸制剂、萘普生、布洛芬及双氯芬酸钠（扶他林），适用于关节痛、肌痛及轻度浆膜炎。

（2）抗疟药物：羟氯喹 5~6mg/（kg·d），分 2 次口服，连服 3 个月，也可达 2 年以上，长期应用应注意视网膜毒性，适用于皮肤病变，应及早调整，必要时可两种药物联合应用。

（3）肾上腺皮质激素：为治疗 SLE 主要药物。泼尼松，1~2mg/（kg·d），口服。甲基泼尼松龙冲击治疗指征包括肾功能恶化、狼疮危象、神经精神狼疮、狼疮肺炎及肺出血综合征。剂量为 15~30 毫克/（千克·次），最大剂量 1 克/剂，qd，连用3d，必要时可重复。

（4）免疫抑制剂：环磷酰胺（CTX），对各类 SLE 有效；氨甲蝶呤；环孢素 A；吗替麦考酚酯；他克莫司；硫唑嘌呤等。

（5）大剂量免疫球蛋白静脉滴注：主要用于狼疮危象；常规剂量的激素和（或）免疫抑制剂治疗无效；联合治疗；并发严重感染；顽固血小板减少的长期治疗。每次 400mg/kg，qd，连用 2~5d。

（6）抗凝治疗：对重症 SLE 患儿，尤其是有肾病变的患儿，加用肝素或抗血小板药物可获得一定的疗效。

5. 其他治疗：靶向生物制剂、血液净化、干细胞移植等。

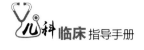

五、疾病注意事项

儿童 SLE 发病急、病情重、进展快、受累器官多，预后较成人差。SLE 常见的死因为疾病活动、血栓形成和感染。经治疗缓解后，一定要定期复查，密切注意各脏器有无受损，切不可自行换药或停药。

【参考文献】

［1］中华医学会儿科学分会免疫学组，中华儿科杂志编辑委员会. 中国儿童系统性红斑狼疮诊断与治疗指南［J］. 中华儿科杂志，2021，59（12）：1009－1024.

［2］中华医学会儿科学分会风湿病学组，中国医师协会风湿免疫科医师分会儿科学组，海峡两岸医药卫生交流协会风湿免疫病学专业委员会儿童学组，等. 儿童系统性红斑狼疮临床诊断与治疗专家共识（2022 版）［J］. 中华实用儿科临床杂志，2022，37（9）：641－652.

第四节　原发性免疫缺陷病

一、概述

原发性免疫缺陷病（primary immunodeficiency diseases，PID）是由于免疫系统先天性发育异常所致免疫功能不全的一组疾病。多与遗传有关。PID 共同临床特点：

①具有遗传性，常染色体显性或隐性遗传、X 染色体连锁隐性遗传。

②反复严重的细菌或病毒感染。

③可有反复的低钙惊厥、自身免疫性疾病、淋巴瘤、溶血病贫血、血小板减少等。

④预防接种，特别是活病原体疫苗接种后可发生疫苗病。

二、诊断要点

1. 病史采集：询问患儿有无反复严重的感染、低钙惊厥、贫血、出血、过敏性疾病、自身免疫性疾病等；有无进行过扁桃体切除术、脾切除术、淋巴结切除术，有无接受过放射治疗或免疫抑制剂治疗，有无输血或接受血制品治疗，当时有无不良反应；个人史，预防接种史与接种后反应；家族中有无类似患者，父母是否为近亲婚配。

2. 体格检查：注意有无特殊面容，发育迟缓，淋巴结、肝、脾大，各器官感染体征等。

3. 辅助检查。行胸部 X 线检查了解有无胸腺及胸腺发育情况。行颈部侧位 X 线检查了解腺样体大小。

实验室检查主要包括以下几项。

（1）T 细胞检测：血常规中淋巴细胞减少提示细胞免疫缺陷。皮肤迟发型超敏反应如结核菌素试验、链激酶－链道酶试验、植物血凝素试验等呈阴性反应提示细胞免疫缺陷。可进行 T 细胞及其亚群数量测定、细胞因子及其受体测定、染色体核型分析等，淋巴细胞转化试验结果降低提示细胞免疫缺陷。

（2）B 细胞检测：骨髓检查缺乏浆细胞提示体液免疫缺陷。免疫球蛋白测定了解 IgG、IgM、IgA、IgE 水平，用单克隆抗体 CD19、CD20 进行 B 细胞数量测定，还可进行同族血型凝集素测定、B 细胞活化增殖功能测定等。

（3）吞噬细胞检测：可进行外周血中性粒细胞计数与形态

学观察、硝基四氮唑蓝还原试验、白细胞趋化试验、化学发光试验、NK 细胞活性测定等。

(4) 补体检测：可进行血清补体 C3、C4，B 因子和 D 因子测定，补体旁路活性、补体功能测定。

4. 诊断要点：下列为几种常见 PID 类型的诊断要点。

(1) X 连锁无免疫球蛋白血症（Bruton 病）。

①男孩，多在 4~8 月龄后起病，有反复细菌感染史。

②易发生过敏性和自身免疫性疾病。

③血清总 Ig＜2.5g/L、IgG＜2g/L、IgA＜0.1g/L，IgM 极少，无抗血型 A 或 B 抗体。

④血中 B 细胞缺如。骨髓检查缺乏浆细胞，但前 B 细胞正常。

⑤血 T 细胞及其亚群数量正常或升高，皮肤迟发型超敏反应正常。

⑥X 染色体的 Bruton 酪氨酸激酶基因突变。

(2) 婴儿暂时性低免疫球蛋白血症。

①生后 3 个月后有反复细菌感染史，2~4 岁自行痊愈。

②血清总 Ig＜4g/L、IgG＜2.5g/L，2~4 岁其含量才达到正常水平。有低水平抗血型 A 或 B 抗体。

③血中 B 细胞数量正常。骨髓检查浆细胞正常。

④血 T 细胞亚群中，CD4$^+$细胞数量暂时性减少。

(3) 选择性 IgA 缺乏症。

①患儿可无症状，或婴幼儿期反复呼吸道、胃肠道和泌尿道感染。

②可有自身免疫性疾病、过敏性疾病、肠吸收不良。

③血清 IgA＜0.05g/L，分泌型 IgA 缺乏，IgG、IgM 正

常或升高，部分患儿 IgG_2、IgG_4 缺乏。

④血 T 细胞亚群正常，B 细胞数量正常，IgA 阳性 B 细胞缺乏。

（4）严重联合免疫缺陷。

①出生后反复细菌、真菌、病毒等感染。有皮肤病变、血细胞减少、慢性脑病、发育迟缓、营养不良。

②不能扪及淋巴结、无扁桃体，胸部 X 线检查显示胸腺不发育。

③外周血淋巴细胞 $< 1.2 \times 10^9 / L$，T 细胞数量低下，$CD3^+$ 细胞占比 $< 10\%$，皮肤迟发型超敏反应低下。B 细胞数量正常或减少，功能下降。血清 IgG、IgA、IgM 水平低下。

④染色体 Xq13 的白细胞介素 2 受体 γ 链基因突变。常染色体隐性遗传者可有 Janus 激酶 3 基因突变、重组活化基因突变。

（5）威 － 奥 综 合 征 （Wiskott － Aldrich syndrome，WAS）。

①出生后反复细菌、真菌、病毒等感染。广泛、严重、反复的湿疹。

②血小板计数减少、血小板体积变小、血小板凝集功能降低，易出血，血小板抗体可增加。

③血清 IgM 水平低下，IgA、IgE 水平升高，IgG 水平正常或稍低。血中 B 细胞数量正常，T 细胞亚群减少，$CD4^+$ 细胞减少，皮肤迟发型超敏反应低下。

④可伴自身免疫性疾病，血细胞减少，肿瘤，肝、脾、淋巴结增大。

（6）慢性肉芽肿病。

①反复细菌感染，可有肝脾大。

②中性粒细胞的硝基四氮唑蓝还原试验阳性细胞计数低下。吞噬细胞化学发光试验、NADPH 氧化酶活性低下。血清 IgG、IgA、IgM 和白细胞数量升高，皮肤迟发型超敏反应正常。

③任何器官病理学检查有吞噬细胞、巨细胞、色素性脂质形成的肉芽肿。

三、鉴别诊断

诊断 PID 须排除继发性免疫缺陷病，如获得性免疫缺陷综合征（AIDS）、营养不良、缺铁性贫血、锌缺乏症、应用免疫抑制剂、放疗、肿瘤、尿毒症、慢性感染等造成的继发性免疫缺陷病。可通过病史、实验室检查等进行区别。

四、治疗措施

（一）一般治疗

1. 严格的保护性隔离。

2. 如患儿仍有一定的抗体合成能力，可接种死疫苗。

3. 加强营养，补充蛋白质与多种维生素。

4. 除细胞免疫缺陷患儿外，应常规每 2 年进行 1 次结核菌素试验，以监测结核感染。

5. 一般不进行扁桃体或淋巴结切除术，禁止脾切除术。

（二）药物治疗

1. 抗感染：合并感染者选用抗生素，剂量与疗程应分别大于和长于免疫功能正常儿童。卡氏肺孢子菌肺炎是细胞免疫缺陷患儿的重要并发症，如 CD4$^+$ 细胞占比在 25％以下，均应口服复方磺胺甲噁唑预防。

2. 免疫球蛋白：低 IgG 血症患儿可静脉滴注大剂量免疫球蛋白 200～600mg/kg，每月 1 次。特异性高效价免疫球蛋白可用于预防特定的病原体感染。

3. 免疫促进药物：慢性肉芽肿病可用干扰素，胸腺肽可用于选择性 IgA 缺乏症。

4. 酶替代治疗：腺苷脱氨酶（ADA）缺乏病患儿可用牛ADA－多聚－乙二烯糖结合物肌内注射。

（三）其他治疗

1. 输血与血制品：选择性 IgA 缺乏症患儿忌输血与血制品，以免产生抗 IgA 抗体，出现过敏反应。细胞免疫缺陷患儿不宜输新鲜血制品，以免发生移植物抗宿主反应。必须输血时最好用库血，并先用 X 线照射。使用血制品前须筛查巨细胞病毒、HIV、肝炎病毒等，以防血源性感染。

2. 免疫重建：造血干细胞移植、胎儿胸腺移植等。

3. 基因治疗。

五、疾病注意事项

对本病目前仍无特殊治疗。PID 大多与遗传有关，应做好遗传咨询工作。嘱家长注意对患儿进行保护性隔离，出院后须门诊随访，复查免疫功能，监测感染及其他可能合并情况。

【参考文献】

[1] 中华医学会儿科学分会免疫学组，《中华儿科杂志》编辑委员会.
原发性免疫缺陷病抗感染治疗与预防专家共识 [J]. 中华儿科杂志，

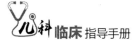

2017，55（4）：248－255.

［2］王天有，申昆玲，沈颖. 诸福棠实用儿科学［M］. 9 版. 北京：人民卫生出版社，2022.

第十章　神经系统疾病

第一节　热性惊厥

一、概述

热性惊厥（febrile seizure，FS）为一次热程中（肛温≥38.5℃，腋温≥38℃）出现的惊厥发作。无中枢神经系统感染证据及导致惊厥的其他原因，既往也没有无热惊厥史。

二、诊断要点

根据临床特征，FS分为单纯性FS和复杂性FS。单纯性FS符合以下所有条件：一次惊厥发作持续时间<15min；全面性发作；24h内仅发作一次。前述3条中任何1条不符合，考虑复杂性FS。其他常见特点包括发病年龄小于6月龄或大于5岁，发病前或发作后神经系统异常，如常见托德瘫痪等。

FS持续状态（FSE）是指FS发作时间≥30min，或反复发作、发作间期意识未恢复达30min及以上。

须排除其他病因如癫痫、脑炎等。

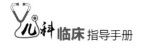

三、鉴别诊断

1. 中枢神经系统感染：如患儿出现喂养困难、激惹、复杂性 FS，或有脑炎脑膜炎体征、持续意识障碍需高度警惕，进行腰穿及头颅影像学检查以鉴别。

2. 热敏感性癫痫及癫痫综合征：一些癫痫及癫痫综合征可以 FS 起病，表现为发热易诱发，具有热敏感性或早期呈 FS 表现。可根据患儿发病年龄、发作表现、脑电图特点、病程演变及家族史等鉴别。

四、治疗措施

1. 急性发作期治疗。

（1）持续时间＜5min，不必急于止惊。应保持呼吸道通畅，防止跌落或受伤。及时清理口鼻腔分泌物，避免窒息。同时监测生命体征、保证正常心肺功能，必要时吸氧，建立静脉通路。

（2）若惊厥发作，持续时间≥5min，需要药物止惊。首选静脉缓慢注射地西泮 0.3～0.5mg/kg（≤10 毫克/次），速度 1～2mg/min，如注射过程中发作终止即停止注射。若 5min 后发作仍未控制或控制后复发，可重复一剂。如仍不能控制，按惊厥持续状态处理。如尚未建立静脉通路，可予咪达唑仑 0.3mg/kg（≤10 毫克/次）肌内注射或 100g/L 水合氯醛溶液 0.5mL/kg 灌肠。

（3）对于 FSE 患儿，需要静脉用药积极止惊，并密切监护发作后表现，积极退热，寻找并处理发热和惊厥的原因。

2. 抗惊厥药物预防。

（1）间歇性预防指征：①短时间内频繁惊厥发作（6个月内≥3次或1年内≥4次）。②发生惊厥持续状态，需止惊药物治疗才能终止发作者，在发热开始即给予地西泮口服，每8h口服0.3mg/kg，≤3次大多可有效防止惊厥发生。有报道左乙拉西坦间歇性用药可预防FS复发。

（2）长期预防：单纯性FS远期预后良好，不推荐长期预防。FSE、复杂性FS等有复发或存在继发癫痫高危因素的患儿，建议到儿科神经专科进一步评估。

五、疾病注意事项

1. 健康指导：为减轻患儿家长对发作的焦虑、恐惧，避免不必要甚至不恰当的过度医疗，应重视对家长进行健康教育和指导。

2. FS通常发生于发热24h内，如发热≥3d后，出现惊厥发作，应注意寻找其他导致惊厥发作的原因。

3. 使用地西泮时应注意静脉注射速度，过快可能导致呼吸、心搏抑制和血压降低。

4. 留观或住院指征。

（1）有嗜睡等神经系统症状或异常体征者。

（2）首次发作年龄＜18月龄，尤其是已使用抗生素治疗者。

（3）FS的感染原因不明或感染较为严重者。

（4）复杂性FS或FSE者。

（5）无明确家族史，但有反复发作或病史不明确需要住院明确病因者。

【参考文献】

[1] 中华医学会儿科学分会神经学组. 热性惊厥诊断治疗与管理专家共识（2016）[J]. 中华儿科杂志，2016，54（10）：723-727.

[2] 中华医学会儿科学分会神经学组. 热性惊厥诊断治疗与管理专家共识（2017实用版）[J]. 中华实用儿科临床杂志，2017，32（18）：1379-1382.

第二节 病毒性脑炎

一、概述

病毒性脑炎是指病毒直接侵犯中枢神经系统引起脑实质炎症，导致以意识改变、发热、癫痫、神经功能缺损、脑脊液细胞增多、神经影像学和脑电图异常等为特征的综合征。

二、诊断要点

1. 临床表现：依其侵犯部位可出现如下表现。

（1）头痛、呕吐、颈部僵硬（合并脑膜炎时）。

（2）意识障碍。

（3）行为异常或人格改变。

（4）幻觉。

（5）学习能力变差或记忆力减退。

（6）癫痫发作或不自主运动。

（7）肢体无力或感觉异常。

（8）脑干功能失调，如呼吸、心搏减弱，血压不稳。

（9）自主神经功能失调，如血糖上升、心率加速、血压上升、大小便失禁等。

2. 脑脊液检查：病毒性脑炎患儿脑脊液葡萄糖正常，蛋白轻度或中度升高，白细胞轻度或中度增多，以单个核细胞为主。少部分患儿脑脊液正常或白细胞计数、蛋白明显升高。根据需要可进一步完善脑脊液 HSV、肠道病毒 PCR 等检查，也可同时做外周血或脑脊液相关病毒抗体检测。对于诊断不明确或病情危重者，可考虑脑脊液病原宏基因组二代测序。

3. 影像学检查：CT 和 MRI 是评价病毒性脑炎的常用手段。HSV 脑炎可能出现颞叶异常信号，如双颞叶受累基本可确诊为 HSV 脑炎。

4. 脑电图检查：约 78% 病毒性脑炎患者脑电图异常，通常早于影像学表现。脑电图异常包括非特异性弥漫性高幅慢波、颞叶棘波活动、单侧周期性痫样放电等。

三、鉴别诊断

病变未累及脑实质的细菌性脑膜炎、病毒性脑膜炎、真菌性脑膜炎、结核性脑膜炎，脑脓肿和其他形式颅内化脓性感染，感染相关性脑病等疾病与本病表型相似，结合详细的病史采集、影像学及脑脊液特点可以鉴别。

四、治疗措施

1. 抗病毒药物：推荐抗病毒药物（阿昔洛韦）作为一线治疗药物。阿昔洛韦使用方法为静脉注射，每次 10mg/kg，q8h，持续 10d。对于 HSV 引起的儿童（3 月龄至 12 岁）脑炎患者，推荐更高剂量和更长疗程的阿昔洛韦治疗，每次 20mg/kg，q8h，持续 21d。对于巨细胞病毒及人疱疹病毒－

6 型引起的脑炎，可使用更昔洛韦或膦甲酸钠。

2. 免疫抑制剂：对于 HSV、EBV 或水痘－带状疱疹病毒（varicella－zoster virus，VZV）引起的脑炎，可联合糖皮质激素治疗，常用地塞米松注射液，推荐剂量为 0.15mg/(kg·d)，q6h，持续 2～4d。

3. 丙种球蛋白：丙种球蛋白可作为肠道病毒等感染引起的病毒性脑炎的支持治疗（总量 2g/kg，2～5d）。

4. 抗惊厥治疗：静脉注射抗惊厥药物如苯巴比妥钠控制惊厥发作，惊厥发作频繁者可以考虑应用丙戊酸钠、奥卡西平等药物。惊厥持续状态者可静脉注射咪达唑仑等药物治疗。

5. 外科干预：可能发生脑疝的颅压增高是本病的手术指征。部分 HSV 脑炎手术案例已证实这种干预措施可改善预后。

五、疾病注意事项

1. 康复治疗：早期康复治疗对预防功能障碍和残疾有效，尤其是对有肢体瘫痪、意识障碍时间长、颅神经麻痹和脑电图高度异常等表现的患者。

2. 疫苗接种：可用于预防病毒性脑炎，包括脊髓灰质炎病毒、狂犬病毒、麻疹病毒、流行性腮腺炎病毒、风疹病毒、流感病毒、VZV 和一些嗜神经黄病毒，如日本脑炎病毒和虫媒脑炎病毒。

3. 病毒性脑炎发病率和死亡率较高，其治疗除阿昔洛韦外，大部分是经验性和支持性治疗，需要开发新型预防病毒感染和抑制病毒复制的疗法。

第三节　细菌性脑膜炎

一、概述

细菌性脑膜炎又称化脓性脑膜炎，是由各种化脓性细菌感染引起的以脑膜炎症为主的中枢神经系统感染性疾病。

二、诊断要点

1. 临床表现：多急性起病，常出现感染中毒貌、颅压增高症状和脑膜刺激征，表现为发热、头痛、呕吐、意识障碍、抽搐、脑膜刺激征阳性。

2. 脑脊液检查：外观浑浊或脓样，压力增高，蛋白明显升高（常 $>1g/L$），血糖低（常 $<1.1mmol/L$）或脑脊液与外周血糖比值下降。白细胞计数增多，常高于 $500 \times 10^6/L$，但也可低于 $100 \times 10^6/L$，分类以多核细胞为多。

3. 外周血培养：血培养对于确定细菌性脑膜炎致病菌和筛选敏感抗菌药物有重要意义，如果检查前已使用抗菌药物，总体阳性率可显著下降。

4. 外周血血常规及炎性标志物：外周血白细胞计数增高、分类以多核细胞为主。CRP 和降钙素原（PCT）水平明显升高有助于区分细菌性与病毒性脑膜炎。

5. 影像学检查：颅脑 CT 及 MRI 平扫＋弥散及增强扫描有助于了解颅内病变情况，发现并发症。必要时可行鼻窦及颅底高分辨率 CT、脊髓 MRI 平扫增强扫描，有助于明确是否合并其他基础疾病，如脑脊液鼻漏及耳漏、局部窦道、骨质破坏、中耳胆脂瘤、脊髓内胆脂瘤合并感染等。

三、鉴别诊断

1. 病毒性脑膜炎：起病急，散发，初始常有呼吸道、消化道感染，脑脊液白细胞计数为 $10^6 \sim 10^8/L$，早期以多核细胞为主，后期以淋巴细胞为主，血糖、氯化物正常，蛋白轻度增高。

2. 结核性脑膜炎：起病缓慢，有结核接触史，结核中毒症状，结核菌素试验可阳性，多有原发结核感染灶。脑脊液外观呈毛玻璃状，白细胞计数达 $100 \times 10^6/L$（淋巴细胞为主），血糖、氯化物明显降低，蛋白明显升高。

四、治疗措施

1. 抗菌药物治疗。

（1）使用时机：疑似细菌性脑膜炎时，建议入院后 1h 内静脉应用足剂量、易透过血脑屏障、具有杀菌作用的抗菌药物。及时完成血和脑脊液培养。如果有任何原因使腰椎穿刺延迟，即使尚未明确诊断，在行血培养后，对疑似细菌性脑膜炎患儿均应立即进行经验性抗菌药物治疗。

（2）疗程：对所有细菌性脑膜炎患儿应坚持足疗程抗菌药物治疗，儿童社区获得性细菌性脑膜炎的抗菌药物治疗方案见表 10－3－1。当致病菌不明时，结合临床疗效建议至少治疗 2 周。足疗程治疗后效果不满意者，应分析原因，注意排查其他部位病灶及并发症，视情况决定是否延长疗程或调整治疗方案。细菌性脑膜炎常用抗菌药物推荐剂量见表 10－3－2。

表10-3-1 儿童社区获得性细菌性脑膜炎的抗菌药物治疗方案

细菌类型	常见人群	药敏结果	标准治疗	替代治疗	疗程 (d)
肺炎链球菌	>3月龄	青霉素敏感	青霉素或阿莫西林	头孢曲松或头孢噻肟	10~14
		青霉素耐药头孢菌素敏感	头孢曲松或头孢噻肟三代	美罗培南或头孢吡肟	10~14
		头孢菌素不敏感	万古霉素+头孢噻肟或利福平(或)头孢曲松和(或)头孢曲松和万古霉素+头孢噻肟松和(或)头孢噻肟+利福平	利奈唑胺和(或)万古霉素+莫西沙星	10~14
脑膜炎奈瑟菌	6岁以上	青霉素敏感	青霉素或阿莫西林	头孢曲松或头孢吡肟	7
		青霉素耐药	头孢曲松或头孢噻肟	头孢吡肟、美罗培南、氯霉素或环丙沙星	7
李斯特菌	免疫功能低下或>6岁	无	阿莫西林或氨苄西林	复方磺胺甲噁唑、莫西沙星、美罗培南或利奈唑胺	至少21
流感嗜血杆菌	3~6岁	β-内酰胺酶阴性	阿莫西林或氨苄西林	头孢曲松或头孢噻肟	7~10
		β-内酰胺酶阴性且氨苄西林耐药	头孢曲松或头孢噻肟+美罗培南	环丙沙星	7~10
		β-内酰胺酶阳性	头孢曲松或头孢噻肟	头孢吡肟、氯霉素或利福平、磷霉素	7~10

续表

细菌类型	常见人群	药敏结果	标准治疗	替代治疗	疗程 (d)
金黄色葡萄球菌	3~6岁	甲氧西林敏感	氟氯西林、萘夫西林或苯唑西林	万古霉素、利奈唑胺或利福平、磷霉素	至少14
		甲氧西林耐药	万古霉素	复方磺胺甲噁唑、利奈唑胺或利福平、磷霉素	至少14
		万古霉素耐药	利奈唑胺	利福平、磷霉素或达托霉素	至少14
大肠埃希菌	新生儿、1~3月龄婴儿	三代头孢菌素敏感	头孢曲松或头孢噻肟	头孢吡肟、美罗培南或氨曲南、复方磺胺甲噁唑	至少21
		头孢菌素不敏感	美罗培南	阿米卡星、氨曲南、复方磺胺甲噁唑	至少21
无乳链球菌	新生儿	无	青霉素G或氨苄西林	头孢曲松、头孢噻肟或阿米卡星	—

表 10-3-2 儿童细菌性脑膜炎常用抗菌药物推荐剂量

抗菌药物	剂量	用法
头孢曲松钠	100mg/(kg·d)，最大剂量 4g/d	q12h
头孢噻肟	300mg/(kg·d)，最大剂量 8~12g/d	q6h
万古霉素	60mg/(kg·d)，实现 10~15mg/L 的谷浓度	q6h
青霉素 G	30 万~40 万 U/(kg·d)，最大剂量 2400 万 U/d	q4~6h
氨苄西林	200~300mg/(kg·d)，最大剂量 12g/d	q4~6h
美罗培南	120mg/(kg·d)，最大剂量 12g/d	q6~8h
阿米卡星	15~30mg/(kg·d)，最大剂量 1.5g/d	q8h
利福平	20mg/(kg·d)，最大剂量 600mg/d	q12h
利奈唑胺	30mg/(kg·d)，≥12 岁 600mg/d	q8h，≥12 岁 q12h

注：最大剂量不超过成人剂量。

（3）停药指征：按标准疗程完成治疗并满足以下条件可停用抗菌药物：症状体征消失、体温正常 1 周以上；脑脊液压力正常，细胞数低于 20 个且均为单个核细胞，蛋白和糖正常，脑脊液培养阴性；没有神经系统并发症。

2. 一般治疗：对所有细菌性脑膜炎患儿均应密切监测生命体征，维持水、电解质平衡，防治脓毒性休克、呼吸或循环衰竭，当出现惊厥发作应积极抗惊厥治疗。

3. 抗脑水肿、颅高压：临床常用高渗性脱水剂，如 20% 甘露醇每次 0.5~1.0g/kg 静脉注射（15min 以上），q4~6h，使用时需要监测 24h 出入水量、电解质水平、肾功能。需正确处理缺氧、水电解质紊乱、高碳酸血症、惊厥和脑疝危象。

4. 糖皮质激素：根据细菌性脑膜炎的病原菌和病情严重程度决定是否早期应用糖皮质激素。对伴有液体复苏失败的脓毒症休克的脑膜炎推荐使用。常用地塞米松，推荐剂量 0.15mg/(kg·d)，q6h，2～4d，应在抗菌治疗开始前或同时使用，在开始抗菌治疗后 4h 内仍可应用。

五、疾病注意事项

1. 病情变化监测和治疗策略调整：适当抗菌药物治疗 48～72h 后，如果病情未好转，应评估下列因素并及时处理：诊断有无错误、治疗是否合理、是否存在并发症、是否存在基础疾病、是否二重感染。

2. 细菌性脑膜炎可以发生多种并发症，及时发现并合理处理可缩短病程、改善预后。如遇积液量多的硬膜下积液、积血、积脓时可外科干预，脑室管膜炎抗菌药物疗程延长至 6～8 周或必要时行侧脑室穿刺引流，部分患儿可出现脑梗死、静脉窦血栓形成、脑脓肿、精神或行为障碍、视力障碍、轻度瘫痪等长期后遗症，应注意监测和处理。

3. 完善疫苗接种，如流脑、肺炎球菌、流感嗜血杆菌疫苗等可减少细菌性脑膜炎的发病。

【参考文献】
中华医学会儿科学分会神经学组. 儿童社区获得性细菌性脑膜炎诊断与治疗专家共识 [J]. 中华儿科杂志，2019，57（8）：584－591.

第四节　特发性面神经麻痹

一、概述

特发性面神经麻痹又称 Bell 麻痹，是常见的颅神经单神经炎，可能与病毒感染和炎症反应有关。

二、诊断要点

1. 起病急，病情多在 3d 左右达高峰。

2. 单侧周围性面瘫：受累侧闭目、皱眉、鼓腮、示齿、闭唇无力，口角向对侧歪斜，伴或不伴耳后疼痛，部分出现舌味觉减退、听觉过敏、泪液或唾液分泌异常等症状。

3. 排除继发原因。

三、鉴别诊断

面神经损伤：面神经损伤的常见原因是颅中窝岩骨部及乳突部骨折，可引起继发性面神经麻痹。

四、治疗措施

1. 糖皮质激素：醋酸泼尼松 0.5～1.0mg/kg，每日早晨顿服，连用 5d，随后 5d 内逐步减量至停药。儿童获益尚不明确。

2. 抗病毒治疗：急性期患者可根据病情尽早联合使用抗病毒药物及糖皮质激素，抗病毒药物可使用阿昔洛韦。

3. 营养神经药物：B 族维生素，如甲钴胺、维生素 B_1 等。

五、疾病注意事项

1. 眼部保护：眼部闭合不全患者可适当给予眼部保护，减少角膜损伤及眼部感染风险。

2. 可尽早开展面部肌肉康复治疗。

3. 大部分患者在 2~4 周开始恢复，3~4 个月可完全恢复，部分患者可遗留面肌无力、面肌联带运动、面肌痉挛等现象。

4. 详细询问病史及仔细检查体格是排除其他继发原因的主要方法。检查时应特别注意确认临床症状出现的急缓。注意寻找是否存在神经系统其他部位的表现（特别是脑桥小脑脚区和脑干），如眩晕、复视、共济失调、锥体束征、听力下降等。明确是否存在耳科疾病。注意询问既往史（如糖尿病、脑卒中、外伤等）、特殊感染病史和接触史。

【参考文献】

中华医学会神经病学分会，中华医学会神经病学分会神经肌肉病学组，中华医学会神经病学分会肌电图与临床神经电生理学组. 中国特发性面神经麻痹诊治指南［J］. 中华神经科杂志，2016，49（2）：84−86.

第五节　吉兰-巴雷综合征

一、概述

吉兰-巴雷综合征（Guillain Barré syndrome，GBS）是

一类免疫介导的急性炎性周围神经病，表现为多发神经根及周围神经损害，呈单时相自限性疾病，脑脊液可有蛋白－细胞分离现象。

二、诊断要点

1. 发病前 4 周常有呼吸道感染或腹泻。

2. 临床表现：迟缓性肢体肌肉无力。常由下向上发展，可有肌张力降低、腱反射减弱或消失，部分患者可出现面部肌肉无力，重者有呼吸肌无力。

3. 可伴有感觉功能异常和自主神经功能障碍。

4. 脑脊液有蛋白－细胞分离现象。

5. 肌电图提示运动神经传导远端潜伏期延长、传导速度减慢、F 波异常、传导阻滞、异常波形离散等周围神经脱髓鞘改变。

6. 部分患者血清或脑脊液抗神经节苷脂 GM1、GD1a 抗体阳性。

7. 病程有自限性。

三、鉴别诊断

1. 急性横纹肌溶解症：可见肌肉疼痛、压痛、肿胀及无力等肌肉受累的情况，血清肌酸激酶水平明显升高。

2. 脊髓灰质炎：脊髓灰质炎病毒为嗜神经病毒，主要症状是发热、全身不适，严重时肢体疼痛，发生分布不规则和轻重不等的弛缓性瘫痪，血清学和大便病毒分离阳性可确诊。

四、治疗措施

1. 一般治疗。

（1）心电监护：有明显自主神经功能障碍者。

（2）呼吸道管理：对有明显呼吸困难和延髓支配肌肉麻痹者注意防止气道阻塞及误吸。

（3）营养支持：对有吞咽困难、饮水呛咳者需鼻饲。

（4）其他对症治疗：对尿潴留者可留置导尿管，合并感染者需抗感染治疗。

2. 免疫治疗。

（1）静脉注射免疫球蛋白（IVIg）：400mg/（kg·d），连续3～5d。

（2）血浆交换。

3. 神经营养：维生素 B_1、维生素 B_{12}、维生素 B_6 等。

4. 康复治疗。

五、疾病注意事项

1. 对发病 2 周内，病情较重或有明显加重趋势者，应尽快给予 IVIg 或血浆置换治疗。

2. 对自主神经功能障碍者，出现直立性低血压、高血压、房室传导阻滞、窦性停搏时，需对症处理。

3. GBS 死亡率大约为 3%，主要死因为呼吸衰竭、感染、低血压、严重心律失常等，需严密观察。

【参考文献】

中华医学会神经病学分会，中华医学会神经病学分会周围神经病协作组，中华医学会神经病学分会肌电图与临床神经电生理学组，等. 中国吉兰－巴雷综合征诊治指南 2019［J］. 中华神经科杂志，2019，52（11）：877－882.

第六节　肌营养不良

一、概述

肌营养不良是一组遗传性、进行性肌肉变性疾病，表现为进行性加重的肌肉萎缩和无力，早期受累肌群可表现出假性肥大，无神经源性的运动、感觉障碍。其中，杜氏进行性肌营养不良（Duchenne muscular dystrophy，DMD）是最常见的 X 连锁隐性遗传性肌病。

二、诊断要点

（一）临床特点

多在 2~5 岁出现症状，最初的症状常被忽视。起病时，通常表现为近端肌无力、上阶梯困难、不能从地面站起，随着病程进展，肢体近端肌、骨盆肌、背部肌及股四头肌无力，造成患儿特殊姿势与步态，似"鸭步"，蹲下后难以站起。腱反射减退或消失。一般 7~13 岁不能独自行走，卧床不起。

（二）辅助检查

1. 血清学检测：肌酸激酶（CK）、乳酸脱氢酶（LDH）、羟丁酸脱氢酶（HBD）、天冬氨酸转氨酶（AST）、丙氨酸转氨酶（ALT）、肌红蛋白（Myo）可达正常上限的 20~200 倍。

2. 肌电图：可表现为典型的肌源性损害表现，股四头肌、三角肌静止时可出现纤颤波及正锐波，收缩时运动单位电位降低、时程缩短、多向波增多。

3. 肌肉活检：可出现肌原纤维肿胀、萎缩和玻璃样变等；通过免疫组化或免疫荧光染色，可以发现肌膜上 Dys 蛋白表达完全或部分缺失。可用于鉴别炎性肌病、代谢性肌病等。

4. 基因检测：可发现抗肌萎缩蛋白的致病性变异，包括基因片段缺失和基因点突变。不仅可以明确诊断，对于产前诊断也是必需的。

三、鉴别诊断

1. 多发性肌炎：无遗传性，女性多见，进展快。常出现肌无力，肌肉关节部疼痛、酸痛、压痛，主要侵犯颈肌，罕见假性肥大。

2. 脊髓性肌萎缩症（spinal muscular atrophy，SMA）：表现为四肢近端肌萎缩和肌无力进行性加重，多在 1 岁内发病，重症可见全身肌肉萎缩。但 SMA 患者血清 CK 正常或仅轻度升高，肌电图呈广泛性脊髓前角细胞损害。

四、治疗措施

本病尚无特殊疗法。

1. 糖皮质激素：对于确诊 DMD 的患者，建议在 3 岁后、运动功能下降前开始规范口服激素治疗，可延长生命、改善生活质量。口服泼尼松（或等效价泼尼松龙）0.75mg/（kg・d），早饭后一次顿服，长期应用。

2. 艾地苯醌：可以改善和延缓患者呼吸功能减退，减少呼吸系统并发症及抗生素的使用，每日用量为 450～900mg。

3. 新型疾病基因修正治疗：可以增加功能性抗肌萎缩蛋白的合成，有望改善这些疾病的遗传基础。

4. 康复治疗：需要多学科管理，尽可能保持肌肉功能，防止肌肉萎缩和关节挛缩。

5. 外科手术治疗：监测脊柱侧弯和其他并发症，必要时应进行外科干预。

五、疾病注意事项

1. 锻炼：独走期或不能独走早期的 DMD 患者应参加定期亚极量（即轻柔）有氧锻炼，以避免失用性肌萎缩、活动能力减退、体重过度增加及社交孤立。

2. 健康维护：对 DMD 患儿务必注意营养，维持骨骼健康，预防骨折和跌倒，进行生长和内分泌管理，以及常规免疫接种，改善健康状况和生活质量。

3. DMD 治疗前应对肌肉、心肺功能等进行全面评估。

4. 对已有家族史、孕妇血清 CK 明显增高、胎儿为男性者，及时进行遗传咨询。

【参考文献】
中华医学会医学遗传学分会遗传病临床实践指南撰写组. 杜氏进行性肌营养不良的临床实践指南 [J]. 中华医学遗传学杂志，2020，37（3）：258－262.

第七节 抽动障碍

一、概述

抽动障碍（tic disorder，TD）是一种起病于儿童时期、

以抽动为主要表现的神经精神疾病,分为短暂性 TD、慢性
TD 和 Tourette 综合征（Tourette syndrome，TS）3 种,表
现为运动性抽动和发声性抽动。

1. 运动性抽动:头、颈、肩、躯干及肢体不自主、无目
的、快速刻板的肌肉收缩,常由面部肌肉开始,逐渐波及头、
颈、肩、躯干及肢体。

2. 发声性抽动:口鼻、咽喉及呼吸肌群的收缩,通过鼻、
口腔、咽喉的气流而发声。

二、诊断要点

1. 短暂性 TD。

（1）一种或多种运动性抽动和（或）发声性抽动。

（2）病程短于 1 年。

（3）18 岁前起病。

（4）排除药物或其他内科疾病所致。

（5）排除慢性 TD 及 TS。

2. 慢性 TD。

（1）一种或多种运动性抽动和（或）发声性抽动,病程中
只有 1 种抽动形式出现。

（2）首次发病后,频率可增加或减少,病程大于 1 年。

3. TS。

（1）具有多种运动性抽动及一种或多种发声性抽动,两者
不一定同时出现。

（2）首次发病后,频率可增加或减少,病程大于 1 年。

所有诊断均基于 18 岁前起病,需排除药物或其他内科疾
病所致。

三、鉴别诊断

1. 继发性 TD：遗传因素、感染因素（链球菌、梅毒螺旋体等）、中毒因素（汞、蜂毒等）、药物因素（哌甲酯、苯巴比妥、拉莫三嗪等）及其他因素（外伤、发育障碍、脑卒中等）所致 TD。

2. 癫痫：癫痫发作的临床表现复杂多样，可表现为发作性运动、感觉、自主神经、意识及精神障碍，完整的病史采集及脑电图可鉴别。

四、治疗措施

1. 确定治疗的靶症状（对患儿日常活动、学习或社交影响最大的症状）。

（1）轻度 TD：主要是心理疏导，密切观察。

（2）中重度 TD：药物治疗和心理疏导并重。

（3）必要时需精神科等多学科参与制订治疗方案。

2. 药物治疗：常用多巴胺受体阻滞剂硫必利。

（1）起始剂量 50～100mg/d，治疗剂量 100～150mg/d，一般从最低剂量开始，1～2 周增加 1 次剂量至治疗剂量。

（2）病情控制后需继续治疗剂量强化治疗 1～3 个月。

（3）强化治疗后病情控制良好，需继续维持治疗 6～12 个月，剂量一般为强化治疗的 1/3～1/2。

（4）经维持剂量治疗后，病情完全控制，可逐渐减停药物，至少 1～3 个月。

（5）用药总疗程为 1～2 年，若症状复发或加重，应恢复剂量或加大剂量。

3. 心理行为治疗：包括习惯逆转训练和效应预防暴露。

4. 教育干预。

五、疾病注意事项

1. 对难治性 TD 患儿，需寻求多学科协作，及时转诊至儿童精神科或功能神经外科治疗。

2. 约半数患儿共患 1 种或多种行为障碍，包括注意缺陷多动障碍（attention deficit and hyperactive disorder，ADHD）、学习困难（learning difficulty，LD）、强迫症（obsessive－compulsive disorder，OCD）、情绪障碍（emotional disorder，ED）、自伤行为（self－injurious behavior，SIB）、睡眠障碍（sleep disorder，SD）等。其中 ADHD 最常见，其次为 OCD，共患病越多，病情越严重。

3. 抽动严重程度可采用耶鲁综合抽动严重程度量表（YGTSS）进行量化评定：总分<25 分，轻度；25 分≤总分≤50 分，中度；总分>50 分，重度。

4. 常见加重抽动的因素包括紧张、焦虑、生气、惊吓、兴奋、疲劳、感染、经人提醒等；常见减轻抽动的因素包括放松、注意力集中、情绪稳定等。

5. 诊断 TD 需排除肌张力障碍、风湿性舞蹈病、肝豆状核变性、心因性抽动及其他锥体外系疾病。

【参考文献】

中华医学会儿科学分会神经学组. 儿童抽动障碍诊断与治疗专家共识（2017 实用版）[J]. 中华实用儿科临床杂志，2017，32（15）：1137－1140.

第十一章　遗传内分泌系统疾病

第一节　先天性肾上腺皮质增生症

一、概述

先天性肾上腺皮质增生症（congenital adrenal hyperplasia，CAH）是一组由肾上腺皮质类固醇合成通路各阶段各类催化酶缺陷引起的以皮质类固醇合成障碍为主要特点的常染色体隐性遗传病。CAH 中以 21－羟化酶缺乏症（21－hydroxylase deficiency，21－OHD）最常见，占 90%～95%。21－OHD 由 CYP21A2 基因突变引起。

二、诊断要点

（一）临床表现

1. 失盐表现：出生后早期出现低钠血症、高钾血症、低血容量性休克，伴或不伴低血糖。失盐危象一般由应激诱发。非危象起病者可出现软弱无力、恶心呕吐、喂养困难、腹泻、慢性脱水和体格生长迟滞。

2. 高雄激素血症：女性患儿出生时性别模糊，外阴可出现不同程度男性化，幼儿期呈现异性性早熟。轻度阴蒂肥大，严重者酷似阴囊型完全性尿道下裂伴隐睾的男性。男性患儿新生儿期和婴儿期无阴茎增大，幼儿期呈现外周性性早熟，阴茎增大，伴或不伴阴毛早生。5 岁起两性均可转化为中枢性性早熟。女性还可有第二性征发育不良和原发性闭经，成年身高受损。

3. 其他表现：皮肤和黏膜色素增深，以乳晕和外阴明显，部分患儿可无此改变。

（二）辅助检查

1. 新生儿足跟血滤纸干血斑初筛、复查 17 羟基孕酮（17−OHP）均增高。17−OHP 是 21−OHD 的特异性诊断指标和主要治疗监测指标。应早晨空腹、服药前采血（不迟于早 8：00）。按基础 17−OHP 测量值划分 3 个区段指导诊断和分型。

（1）> 300nmol/L（10000ng/dL）时考虑为典型 21−OHD。

（2）6～300nmol/L（200～10000ng/dL）时考虑为非典型 21−OHD。

（3）<6nmol/L（200ng/dL）时不支持 CAH 或为非典型先天性肾上腺皮质增生症（NCAH）。

如属第（1）（2）种情况，临床疑似诊断，进行促肾上腺皮质激素（ACTH）激发试验。

2. 基础血清皮质醇和 ACTH：典型患儿血清皮质醇水平低下伴 ACTH 升高。NCAH 患儿两种激素基本在正常范围。

3. 雄激素：雄激素升高显著程度由高到低依次为雄烯二酮、睾酮、脱氢表雄酮、硫酸脱氢表雄酮。雄烯二酮与 17−

OHP 有较好的相关性。

4. 血浆肾素和醛固酮：失盐型患儿血浆肾素和醛固酮水平升高。

5. 失盐的生化改变：低钠血症和高钾血症。

6. 影像学检查：子宫、肾上腺 B 超，肾上腺 CT，骨龄等。

7. 染色体和基因诊断。

三、鉴别诊断

1. 21-OHD 以外的 CAH：有多种类型 CAH 都有皮质醇合成缺陷，但血清、血浆指标异常不一，包括 17-OHP 升高的 CAH、17-OHP 正常的 CAH，通过生化、激素和基因检测可以鉴别。

2. 肾上腺皮质肿瘤：儿童肾上腺皮质肿瘤（尤其是婴儿）常以高雄激素血症的临床表现起病（伴或不伴皮质醇分泌增多），甚至有 17-OHP 显著升高，但 ACTH 水平明显低下。影像学检查可证实占位病变。

四、治疗措施

1. 糖皮质激素治疗。

（1）治疗原则：新生儿筛查确诊后应立即治疗，需终身治疗。尽可能以最低糖皮质激素剂量抑制雄激素、维持正常生长，避免不良反应。

（2）药物及剂量：选用氢化可的松片剂。新生儿或小婴儿（失盐型）开始氢化可的松的剂量 $25\sim50\text{mg}/(\text{m}^2 \cdot \text{d})$，数日至 1 周后待临床症状好转、电解质正常后尽快减少氢化可的松剂量至维持量，婴儿期维持量为 $6\sim12mg/(m^2\cdot d)$，婴儿期后根据临床表现及检测指标调节剂量。一般每日氢化可的松平均分 3 次口服，或根据疗效调整早上或睡前剂量。

（3）应激状态处理：在发热超过 38.5℃、肠胃炎伴脱水、全麻手术、严重外伤等应激或危重情况下，可增加氢化可的松剂量至 $50\sim100mg/(m^2\cdot d)$。对需要手术的患者，可根据手术情况调整静脉用药时间和剂量。

2. 盐皮质激素治疗：选用 $9\alpha-$氟氢化可的松 $0.1\sim0.2mg/d$，分 2 次口服，通常治疗数日后电解质水平趋于正常，维持量为 $0.05\sim0.10mg/d$。应激状态下，通常不需要增加 $9\alpha-$氟氢化可的松的剂量。

3. 补充氯化钠：失盐型患儿在婴儿期对失盐耐受差，另需每日补充氯化钠 $1\sim2g$。

4. 急性肾上腺皮质功能危象处理。

（1）纠正脱水及电解质紊乱：失盐型患儿多为轻、中度脱水，严重脱水可在前 2h 内静脉滴注 5% 葡萄糖生理盐水 20mL/kg 扩容，之后根据脱水纠正情况适当补液纠正。

（2）糖皮质激素：静脉滴注大剂量氢化可的松 $50\sim100mg/(m^2\cdot d)$，分 2 次，电解质及血气恢复正常后，可改为口服氢化可的松，2 周左右减量至维持量。

5. 外生殖器矫形治疗：对阴蒂肥大明显的女性患儿，在代谢紊乱控制后，应尽早在生后 $3\sim12$ 个月时，由泌尿外科医生行阴蒂整形。

五、疾病注意事项

CAH 治疗后需定期随访，及时调整治疗方案，以最低药物剂量达到良好的代谢控制，避免或减少药物不良反应，改善成年终身高。

1. 随访时间：治疗初期，每 2 周至 1 个月随访 1 次；代谢控制后，≤2 岁者每 3 个月 1 次，>2 岁者每 3~6 个月 1 次。

2. 随访内容。

（1）生长速率及骨龄：每 3~6 个月测 1 次身高，每 6~12 个月评估 1 次骨龄。

（2）定期监测 17－OHP、雄烯二酮、睾酮、电解质、血压、肾素活性等。

（3）药物不良反应监测：每半年至 1 年检测血常规、尿常规，肝肾功能，钙磷，血糖及糖化血红蛋白。

【参考文献】

[1] 中华预防医学会出生缺陷预防与控制专业委员会新生儿筛查学组，中国医师协会青春期医学专业委员会临床遗传学组，中华医学会儿科学分会内分泌遗传代谢学组. 先天性肾上腺皮质增生症新生儿筛查共识［J］. 中华儿科杂志，2016，54（6）：404－409.

[2] 中华医学会儿科学分会内分泌遗传代谢病学组. 先天性肾上腺皮质增生症 21－羟化酶缺陷诊治共识［J］. 中华儿科杂志，2016，54（8）：569－576.

第二节　先天性甲状腺功能减低症

一、概述

先天性甲状腺功能减低症（congenital hypothyroidism,

CH）是甲状腺激素产生不足或其受体缺陷所致的先天性疾病，如果出生后未及时治疗，将导致生长发育迟缓和精神发育迟缓。

二、诊断要点

1. 新生儿期：出生时多无特异性临床症状，少数可有黄疸较重或者黄疸消退延迟、嗜睡、少哭、哭声低下、纳呆、吸吮力差、面部臃肿、便秘、腹胀、脐疝等。

2. 临床主要表现为精神发育迟缓和体格发育迟缓。患儿常有严重的身材矮小，可有特殊面容（眼距宽、塌鼻梁、唇厚舌大、面色苍黄）、皮肤粗糙、黏液性水肿、反应迟钝、脐疝、腹胀、便秘、心功能及消化功能低下、贫血等表现。

3. 实验室检查：血促甲状腺素（thyroid stimulating hormone，TSH）增高、游离甲状腺素（FT4）降低者，可诊断为 CH。TSH 增高、FT4 正常者，可诊断为高 TSH 血症。

4. 其他辅助检查。

（1）甲状腺 B 超：可评估甲状腺发育情况。

（2）甲状腺球蛋白（thyroglobulin，Tg）测定：Tg 可反映甲状腺组织的存在和活性，甲状腺发育不良患儿 Tg 水平明显低于正常对照。

（3）抗甲状腺抗体测定：有自身免疫性甲状腺疾病，可伴有抗甲状腺球蛋白抗体或过氧化物酶抗体阳性。

（4）基因学检查：有家族史或其他检查提示存在某种基因缺陷的 CH 时，进行 $TTF-1$、$TTF-2$、$PAX8$ 等基因的相关检查。

三、鉴别诊断

新生儿生理性黄疸：新生儿生理性黄疸不伴其他临床症状。CH患儿不仅黄疸消退延迟，且伴腹胀、反应迟钝等症状，血甲状腺激素测定有助诊断。

四、治疗措施

1. 治疗首选左甲状腺素（L－T4），新生儿期甲状腺功能减低症初始治疗剂量 $10\sim15\mu g/(kg \cdot d)$，qd，口服，尽早使FT4、TSH恢复正常。对于伴有严重先心病的患儿，初始治疗剂量应减少。治疗后2周复查甲状腺功能，根据血FT4、TSH浓度调整治疗剂量。

2. 在随访中，甲状腺激素维持剂量需个体化。血FT4应维持在平均值至正常上限范围内，TSH应维持在正常范围内。L－T4治疗剂量应随静脉血FT4、TSH水平调整，婴儿期一般在 $5\sim10\mu g/(kg \cdot d)$，1~5岁为 $5\sim6\mu g/(kg \cdot d)$，5~12岁为 $4\sim5\mu g/(kg \cdot d)$。

五、疾病注意事项

1. CH伴甲状腺发育异常者需要终身治疗，其他患儿可在正规治疗2~3年后尝试停药1个月，复查甲状腺功能、甲状腺B超或者甲状腺放射性核素显像后决定是否继续治疗。

2. 需定期复查患儿血FT4、TSH浓度，以调整L－T4治疗剂量。治疗后2周首次进行复查。部分高TSH血症患儿在随访过程中可发现血FT4增高，需逐步降低L－T4剂量，直至停药观察。

3. 新生儿筛查只能检出 CH 和高 TSH 血症，无法检出中枢性甲状腺功能减低症、TSH 延迟升高。

4. 药物过量患儿可有颅缝早闭和甲状腺功能亢进的临床表现，如烦躁、多汗等，需及时减量，4 周后再次复查。

【参考文献】

[1] 中华医学会儿科学分会内分泌遗传代谢学组，中华预防医学会儿童保健分会新生儿疾病筛查学组. 先天性甲状腺功能减低症诊疗共识[J]. 中华儿科杂志，2011，49（6）：421-424.

[2] 赵正言，顾学范. 新生儿遗传代谢病筛查[M]. 2 版. 北京：人民卫生出版社，2015.

第三节　高苯丙氨酸血症

一、概述

高苯丙氨酸血症（hyperphenylalaninemia，HPA）是由于苯丙氨酸羟化酶（phenylalanine hydroxylase，PAH）缺乏或其辅酶四氢生物蝶呤（BH4）缺乏，导致血苯丙氨酸（Phe）增高的一组常见的氨基酸代谢病，为常染色体隐性遗传病。血 Phe>120μmol/L（>2mg/dL）及血 Phe 与酪氨酸（Tyr）比值（Phe/Tyr）>2.0 统称为 HPA。

二、诊断要点

1. 临床表现：新生儿期多无临床症状。生后 3~4 个月逐渐表现为头发由黑变黄，皮肤颜色浅淡，尿液、汗液鼠臭味，精神发育落后明显，小头畸形，癫痫发作，也可出现行为、性格、神经认知等异常。

2. 辅助检查：血 Phe≥1200μmol/L 诊断为经典型 HPA；血 Phe 360～1200μmol/L 诊断为中度 HPA；血 Phe 120～360μmol/L 诊断为轻度 HPA。

3. 基因诊断：HPA 病因的确诊方法。检测 PAH 和 BH4 相关基因。

三、鉴别诊断

本病应与其他原因所致的继发性血 Phe 增高，如酪氨酸血症、希特林蛋白缺乏症等疾病相鉴别。

四、治疗措施

1. PAH 缺乏症治疗。

（1）治疗指征：血 Phe＞360μmol/L 的苯丙酮尿症（phenylketonuria，PKU）患儿均应在完成鉴别诊断试验后立即治疗，越早治疗越好，提倡终身治疗。轻度 HPA 可暂不治疗，但需定期检测血 Phe 浓度，如血 Phe 浓度持续 2 次＞360μmol/L 应给予治疗。

（2）饮食治疗：低苯丙氨酸饮食治疗仍是目前 PAH 缺乏症的主要治疗方法。由于患儿 PAH 活性不同，对 Phe 耐受量存在个体差异，需个体化治疗。根据每日蛋白质需要量、血 Phe 浓度、Phe 的耐受量、饮食嗜好等调整治疗方法。

2. BH4 缺乏症治疗：经新生儿筛查诊断的患儿多无临床症状，难以判断严重型与轻型。诊断明确后可按不同病因给予 BH4 或无 Phe 的特殊饮食及神经递质前体治疗，提倡终身治疗。

（1）BH4 或特殊饮食治疗：6－丙酮酰四氢生物蝶呤合成酶（6－pyruvoyl tetrahydropterin synthase，PTPS）缺乏症、鸟苷三磷酸环化水解酶（guanosine triphosphate cyclohydrolase，GTPCH）缺乏症及蝶呤－4α－二甲醇胺脱水酶（PCD）缺乏症患儿在正常饮食下，补充 BH4 1～5mg/(kg·d)，分 2 次口服，使血 Phe 浓度控制到正常水平。二氢生物蝶啶还原酶（dihydropteridine reductase，DHPR）缺乏症及 BH4 治疗困难的患儿采用低 Phe 特殊奶粉或饮食治疗（同 PAH 缺乏症治疗），使血 Phe 浓度控制到接近正常水平（120～240μmol/L）。

（2）神经递质前体等治疗：绝大多数 PTPS 缺乏症及 DHPR 缺乏症都需要神经递质前体多巴（左旋多巴）及 5－羟色氨酸联合治疗。轻型 PTPS 缺乏症者可不服用神经递质前体。左旋多巴、5－羟色氨酸宜从 1mg/(kg·d) 开始，每周递增 1mg/(kg·d)。DHPR 缺乏症患儿需补充四氢叶酸（亚叶酸钙）5～20mg/d。

五、疾病注意事项

1. 本病需长期专科门诊随访。

2. 加强宣传及心理指导，提高治疗依从性，配合饮食及教育指导。

3. 有神经系统异常表现者建议完善脑电图、头颅 CT、MRI 等检查。

4. 注意药物不良反应：左旋多巴可能出现胃肠道反应或药物不耐受；5－羟色氨酸可引起腹泻；BH4 无明显不良反

应，少数可有头痛、咽痛、腹泻。

【参考文献】

[1] 中华医学会儿科学分会内分泌遗传代谢学组，中华预防医学会出生缺陷预防与控制专业委员会新生儿筛查学组. 高苯丙氨酸血症的诊治共识 [J]. 中华儿科杂志，2014，52（6）：420－425.

[2] 顾学范. 临床遗传代谢病 [M]. 北京：人民卫生出版社，2015.

第四节　儿童 1 型糖尿病

一、概述

1 型糖尿病（type 1 diabetes mellitus，T1DM）是一种代谢紊乱综合征，其特征是由于胰岛素绝对缺乏引起的高血糖。

二、诊断要点

1. 空腹血糖≥7.0mmol/L。

2. 口服糖耐量负荷后 2h 血糖≥11.1mmol/L（葡萄糖 1.75g/kg，最大剂量 75g）。

3. 糖化血红蛋白（HbA1c）≥6.5%（测定标准需美国国家糖化血红蛋白标准化计划认证）。

4. 随机血糖≥11.1mmol/L，且伴糖尿病症状体征。

符合上述标准，但无症状者建议随后 1d 重复检测以确认诊断。血糖 5.6～6.9mmol/L 为空腹血糖受损；口服葡萄糖耐量试验 7.8～11.0mmol/L 为糖耐量受损。

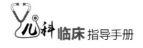
三、鉴别诊断

1. 2型糖尿病（type 2 diabetes mellitus，T2DM）：起病偏慢，酮症酸中毒少见，起病初期C肽正常或增高，自身抗体通常阴性，超重或肥胖，常伴黑棘皮病。

2. 混合型糖尿病：为酮症倾向性T2DM，起病初期患有严重胰岛素缺乏和糖尿病酮症酸中毒（DKA），缓解后不需要胰岛素治疗，90%的患者10年内会再次出现DKA。

四、治疗措施

1. 胰岛素开始治疗的时间：新发T1DM应尽快开始胰岛素治疗，尿酮体阳性者应6h内使用胰岛素。当糖尿病无法分型、伴有DKA、随机血糖浓度13.9mmol/L以上和（或）HbA1c 8.5%以上，初始治疗也应使用胰岛素。

2. 胰岛素治疗方法：新发T1DM胰岛素总量一般为0.5～1.0U/（kg·d），3岁以下建议0.5U/（kg·d），蜜月期通常<0.5U/（kg·d），青春期前为0.7～1.0U/（kg·d），青春期为1.0～1.5U/（kg·d）。

3. 胰岛素剂量分配：以病情需要及个体化为基础，需充分与家长沟通，从每日2次到每日多次（MDI），直至持续胰岛素皮下注射（CSⅡ）治疗。

（1）每日两次胰岛素注射：早餐前短效或速效＋中效，晚餐前短效或速效＋中效。中效占每日总量的40%～60%，初次使用短效或速效与中效比约为1∶2。起始剂量分配为早餐前约占每日总量2/3，晚餐前约占1/3，根据血糖酌情增减。

（2）MDI方案：即餐时＋基础方案，常用三餐前短效胰岛素＋睡前中效胰岛素，或三餐前速效胰岛素＋睡前长效胰岛素，以短效胰岛素作为餐时胰岛素，其比例可达每日总量的70％左右（早、中、晚三餐前等量分配，视血糖调整），睡前中效胰岛素约占 30％。以速效胰岛素作为餐时胰岛素，其比例可达每日总量的 50％～70％（早、中、晚三餐前等量分配，视血糖调整），长效胰岛素占 30％～50％，初始使用建议 30％以预防夜间低血糖。

五、疾病注意事项

1. 血糖监测与随访：初发患儿每日三餐前、餐后 2～3h、睡前和夜间 2：00～3：00、加餐前后共监测指尖血糖 6～10次；剧烈运动前、中、后需加测；有低血糖症状就诊后及时复测。

2. HbA1c：建议每 3 个月监测 1 次。

3. 低血糖：糖尿病患儿血糖＜3.9mmol/L 需临床干预。低血糖且意识清醒，给予葡萄糖 10～15g，15min 后仍有低血糖需重复上述剂量。如使用持续胰岛素皮下注射（CSⅡ）后血糖＜2.0mmol/L，需暂停胰岛素泵。严重低血糖不伴昏迷给予 10％葡萄糖溶液（GS）2mL/kg。严重低血糖伴抽搐昏迷给予 10％GS 4mL/kg；反复低血糖者给予 10％GS 2～5mg/（kg·min），治疗过程中需监测血糖及有无其他症状。

4. 需长期监测有无糖尿病相关并发症发生，如糖尿病肾病、糖尿病眼病、糖尿病神经病等。建议首次确诊糖尿病时，筛查异常者血糖控制 6 个月内复查；首次筛查正常者，可每年筛查 1 次。

5. 胰岛素种类。

（1）速效类似物：天冬胰岛素、赖脯胰岛素、谷赖胰岛素。

（2）中效类似物：中性鱼精蛋白锌胰岛素。

（3）长效类似物：甘精胰岛素，地特胰岛素。

（4）短效胰岛素：常规胰岛素。

【参考文献】

中华医学会儿科学分会内分泌遗传代谢学组，中华儿科杂志编辑委员会.
　　中国儿童1型糖尿病标准化诊断与治疗专家共识（2020版）［J］. 中
　　华儿科杂志，2020，58（6）：447－454.

第十二章 儿童急重症及相关技术

第一节 呼吸心搏骤停与心肺复苏

一、概述

儿童呼吸心搏骤停是指由于严重缺氧、心脏器质性疾病、严重酸中毒、电解质紊乱等原因导致的突发自主呼吸停止、心脏活动停止、心脏泵血功能停止的状态。

儿童呼吸心搏骤停的病因相比成人来说，更多是严重缺氧，如能及时进行高质量的心肺复苏（CPR），自主循环恢复的机会较大。因此，尽早识别潜在的呼吸、循环功能的恶化，一旦发生呼吸心搏骤停立即进行高质量的心肺复苏，对于提高复苏成功率、改善预后就显得尤为重要。

二、快速识别

（一）呼吸功能的评估

不同年龄段儿童正常呼吸频率见表 12－1－1。

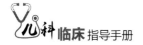

表 12-1-1　不同年龄段儿童正常呼吸频率

年龄	呼吸频率（次/分）
婴儿（<1 岁）	30~60
幼儿（1~3 岁）	24~40
学龄前期儿童（4~5 岁）	22~34
学龄期儿童（6~12 岁）	18~30
青少年（13~18 岁）	12~14

（二）心血管功能的评估

1. 心率：对低氧血症的反应中，新生儿常表现为心动过缓，年长儿最初反应常是心动过速。当心动过速不能维持足够组织氧合时，继发的组织缺氧和高碳酸血症引起酸中毒和心动过缓。小儿因心肺衰竭而发生心动过缓是非常危重的情况，表明即将呼吸心搏骤停。不同年龄段儿童正常心率见表 12-1-2。

表 12-1-2　不同年龄段儿童正常心率

年龄	清醒时心率（次/分）	平时心率（次/分）	睡眠时心率（次/分）
<3 月龄	85~205	140	80~160
3 月龄至 2 岁	100~190	130	75~160
2~10 岁	60~140	80	60~90
>10 岁	60~100	75	50~90

2. 血压：血压取决于心输出量和体循环阻力。心动过速和心肌收缩力增加将维持正常心输出量。低血压是晚期和失代

偿的体征。因此，即使轻度低血压也应快速积极治疗。低血压标志着失代偿，即将发生呼吸心搏骤停。各年龄段儿童正常血压值见表12－1－3。低于年龄段收缩压第5百分位视为低血压，相关标准见表12－1－4。

表12－1－3 各年龄段儿童正常血压值

年龄	收缩压（mmHg）	舒张压（mmHg）
出生12h（体重<1kg）	39～59	16～36
出生12h（体重3kg）	50～70	25～45
新生儿	60～90	20～60
婴儿（<6月龄）	87～105	53～66
婴幼儿（6月龄至2岁）	95～105	53～66
学龄期儿童	97～112	57～71
青少年	112～128	66～80

表12－1－4 各年龄段低血压标准

年龄	收缩压（mmHg）
足月新生儿	<60
婴儿（1月龄至1岁）	<70
儿童（1～10岁）	<70＋年龄（年）×2
儿童（>10岁）	<90

3. 体循环灌注：早期代偿性休克的辨别需要评估血流量的间接体征和体循环阻力，可通过外周脉搏搏动情况和充盈度及器官灌注与功能状况进行评估。

（1）脉搏：心输出量降低时，脉搏变纤细，最终不能触及。中央脉搏搏动消失是临终体征，应当作心搏骤停治疗。

（2）皮肤：皮肤灌注减少是休克的早期体征。皮肤花纹、苍白，毛细血管再充盈时间延长和外周发绀常表明皮肤灌注差，但有时新生儿和多血症患儿指端发绀也可能是正常情况。

（3）大脑：当缺血性脑损害发生时，有些神经受损表现先于意识丧失，可出现肌张力消失、全身性惊厥、瞳孔散大。意识改变可表现为意识模糊、烦躁或嗜睡。

（4）肾：在无肾疾病的患儿中，每小时尿量<1mL/kg是肾灌注差或低血容量的表现。

三、急救步骤

1. 评估施救环境是否安全。

2. 判断是否需要心肺复苏，检查患儿反应、呼吸。

3. 开始胸外按压。高质量心肺复苏要求：①胸外按压频率及深度合适，频率100～120次/分，深度≥1/3胸廓前后径；②每次按压后允许胸廓完全回弹；③尽量减少胸外按压过程中断次数；④每2min轮换一次按压人员，如感觉疲劳可提前轮换；⑤按压通气比例，单人复苏时为30∶2，双人及以上复苏时为15∶2；⑥如有高级气道，应持续按压，并每2～3s给予一次人工呼吸；⑦避免过度通气。

4. 开放气道给予通气。对婴儿进行人工呼吸，应使用口对口鼻通气法；对儿童，可使用口对口通气法。确保人工呼吸有效，如有胸廓起伏，每次呼气大约1s。若已建立高级气道，每2～3s予以一次人工通气。

5. 除颤。尽快识别是否为可除颤心律［心室颤动（VF）/无脉室性心动过速（pVT）］，电除颤后观察心电变化或立即继续胸外按压。首次电击能量 2J/kg，第二次电击能量 4J/kg，之后可≥4J/kg，但须＜10J/kg。

6. 药物治疗。尽快给予肾上腺素静脉/骨髓内注射 0.01mg/kg，或气道内给药 0.1mg/kg，每 3～5min 重复 1 次。除颤无法纠正的 VF/pVT，可予胺碘酮 5mg/kg 推注，可重复最多 3 次，或利多卡因负荷量 1mg/kg 推注。

四、复苏后支持

复苏后心脑肺保护和血流动力学稳定。

1. 体温管理：心肺复苏后 48h 内尽量早期控制核心温度低于 36℃，以利于脑保护。有条件者可使用亚冬眠疗法，控制体温在 32～36℃，维持 24～48h。

2. 通气支持：监测血气，调节呼吸机参数，避免通气过度，血氧饱和度维持在 95％～99％。

3. 血流动力学稳定：持续监测血压，保证血容量充足，必要时使用血管活性药物、正性肌力药物维持血流动力学稳定，保证心脑肺组织有效灌注。

4. 维持内环境稳定：监测血气和电解质、乳酸变化，及时纠正电解质和酸碱紊乱。

心肺复苏术的具体操作见表 12－1－5。

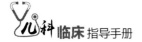

表 12-1-5 心肺复苏术的具体操作

内容	青少年	儿童 (1岁至青春期)	婴儿 (≤1岁,新生儿除外)
现场安全	确保现场对抢救者和患儿均是安全的		
识别心搏骤停	检查患儿有无反应,无呼吸或仅是喘息(即呼吸不正常),不能在10s内明确感觉到脉搏(10s内可同时检查呼吸和脉搏)		
启动应急反应系统	如您是独自一人且没有手机,则离开患儿启动应急反应系统并取得 AED,然后开始心肺复苏;或者请其他人去,自己则立即开始心肺复苏。在 AED 可用后尽快使用	给予 2min 的心肺复苏,离开患儿去启动应急反应系统,并获得 AED,回到患儿身边并继续行心肺复苏,在 AED 可用后尽快使用	
没有高级气道的按压通气比	1名或2名施救者,30:2	1名施救者,30:2; 2名及以上施救者,15:2	
有高级气道的按压通气比	以 100~120 次/分的速率持续按压,每 2~3s 给予 1 次人工呼吸		
按压速率	100~120 次/分		
按压深度	至少 5cm	至少为胸廓前后径的1/3,大约 5cm	至少为胸廓前后径的1/3,大约 4cm
手的位置	将双手放在胸骨的下半部	将双手或一只手(对于很小的儿童可用)放在胸骨的下半部	1名施救者,将 2 根手指放在婴儿胸部中央,乳线正下方;2名及以上施救者,将双手拇指环绕放在婴儿胸部中央,乳线正下方
胸廓回弹	每次按压后使胸廓充分回弹;不可在每次按压后倚靠在患儿胸上		
尽量减少中断	中断时间限制在 10s 以内		

注:AED,自动体外除颤器。

【参考文献】

[1] Topjian AA，Raymond TT，Atkins D，et al. Part 4：Pediatric basic and advanced life support：2020 american heart association guidelines for cardiopulmonary resuscitation and emergency cardiovascular care [J]. Circulation，2020，142（Suppl 2）：S469－S523.

[2] 朱翠平. 儿科急症救治临床指引［M］. 北京：人民卫生出版社，2018.

第二节　呼吸衰竭

一、概述

　　呼吸衰竭（respiratory failure，RF）是由于各种原因引起肺通气或换气功能障碍，导致缺氧和二氧化碳潴留，从而引起一系列生理功能和代谢紊乱的临床综合征。呼吸衰竭有急性和慢性之分，儿童以急性多见。

二、诊断要点

（一）临床表现

　　除原发疾病的临床表现外，主要是缺氧和二氧化碳潴留所引起的脏器功能紊乱。

　　1. 呼吸系统：中枢性呼吸衰竭时，出现呼吸节律及频率的改变，早期即可出现潮式呼吸，晚期可出现间歇性、吸气样、抽泣样呼吸。周围性呼吸衰竭表现为呼吸急促、费力、鼻翼扇动、点头样呼吸、三凹征、发绀、呼吸音消失等。

　　2. 神经系统：神经系统症状早期表现为焦虑、烦躁不安、谵妄甚至抽搐，此时肌张力增高、颈项强直、腱反射亢进、病理神经反射阳性。晚期出现中枢神经系统抑制症状，表现为嗜睡、意识模糊甚至昏迷、肌张力减退、腱反射消失。急性呼吸衰竭如合并脑水肿，则可引起颅压增高甚至脑疝的表现。

3. 循环系统：循环系统症状早期可有心率增快、血压增高。严重或长期缺氧，心率、血压下降，心音低钝，最后导致循环衰竭、心律失常、心室颤动，甚至心搏骤停。

4. 消化系统：消化系统可出现消化道出血。严重缺氧亦可引起肝细胞变性坏死、肝功能损害，或出现黄疸。

5. 泌尿系统：泌尿系统症状可出现肾功能损害，表现为血尿素氮及非蛋白氮升高，尿中出现红细胞、白细胞、管型和蛋白，甚至出现尿毒症，临床可见少尿或无尿。

（二）分型

根据动脉血气分析，呼吸衰竭可分为以下两种类型。

1. Ⅰ型呼吸衰竭：有低氧血症而无高碳酸血症，以换气功能障碍为主。PaO_2 小于 60mmHg，$PaCO_2$ 正常或降低。

2. Ⅱ型呼吸衰竭：低氧血症伴高碳酸血症，以通气功能障碍为主。PaO_2 小于 60mmHg，$PaCO_2$ 大于 50mmHg。

根据发病机制，呼吸衰竭可分为通气性呼吸衰竭和换气性呼吸衰竭。

根据病因，呼吸衰竭可分为肺衰竭和泵衰竭。

根据原发部位，呼吸衰竭可分为中枢性呼吸衰竭和周围性呼吸衰竭。

三、治疗措施

以治疗原发病和诱因、改善呼吸功能为原则，纠正缺氧、二氧化碳潴留、酸碱及电解质紊乱，维持脏器功能，防治并发症。

1. 保持呼吸道通畅：清除呼吸道分泌物，湿化、雾化气道及吸痰。缓解支气管痉挛和水肿。必要时建立人工气道。

2. 氧疗：输氧原则以缓解缺氧，又不抑制颈动脉窦和主动脉体对低氧血症的敏感性为准。吸氧浓度以能维持 PaO_2 在 $65\sim85mmHg$ 为佳，一般为 $30\%\sim50\%$。

3. 增加通气量：对呼吸道通畅、呼吸浅表无力、早期呼吸衰竭患儿或呼吸节律不齐的中枢性呼吸衰竭者，可使用呼吸兴奋剂。经吸氧、清理气道、应用呼吸兴奋剂等处理后呼吸状况无改善者，可建立人工气道。

4. 纠正水、酸碱及电解质紊乱。

5. 维持脑功能及心血管功能。

6. 降低颅压，控制脑水肿。适当选用血管活性药或强心剂。

7. 病因治疗。

【参考文献】

[1] 中华人民共和国国家健康委员会，国家中医药局. 儿童社区获得性肺炎诊疗规范（2019 年版）[J]. 中华临床感染病杂志，2019，12（1）：6-13.

[2] 邹映雪，张旭冉. 儿童重症肺炎生物标志物研究及应用进展 [J]. 中国实用儿科杂志，2022，37（2）：92-96.

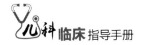

第三节　机械通气

一、概述

机械通气（mechanical ventilation，MV）是为各种原因导致呼吸衰竭的患者给予呼吸支持。机械通气的生理目标主要包括改善或维持动脉氧合、支持肺泡通气、维持或增加肺容积及减少呼吸做功。

二、适应证

1. 中枢性呼吸衰竭者。
2. 周围性呼吸衰竭者。
3. 神经肌肉麻痹者。
4. 心胸大手术后需减少呼吸做功者。
5. 颅压增高及新生儿持续胎儿循环需控制性过度通气者。
6. 惊厥持续状态，使用大剂量止惊药物需呼吸支持者。
7. 窒息、心肺复苏者。
8. 循环衰竭者。

三、相对禁忌证

机械通气没有绝对禁忌证，但对于部分特殊疾病，应提前做必要的处理才能进行机械通气，或采用特殊机械通气手段。

具体疾病主要如下。

1. 张力性气胸或气胸。

2. 大咯血或严重误吸引起的窒息性呼吸衰竭。

3. 伴肺大疱的呼吸衰竭。

4. 严重心力衰竭继发呼吸衰竭。

四、常用通气方式

呼吸机常用通气模式：容量控制模式（CMV）、压力控制模式（PCV）、同步间歇指令通气模式（SIMV）、容量控制SIMV模式、压力控制SIMV模式、自主通气模式［持续气道正压通气（CPAP）、压力支持通气（PSV）、自主呼吸（SPONT）、肺表面活性物质（PS）/持续气道正压通气］等。

1. 容量控制模式下潮气量稳定，但气道压力是变化的，气道阻力升高或肺顺应性降低时，气道峰值压力和平台压力升高，易导致气压伤。

2. 压力控制模式采用减速气流，降低吸气早期的呼吸功，同时吸气早期流速较高，有助于使塌陷的肺泡复张。气道压力可限制在一定水平，减少气压伤发生。但其存在潮气量不稳定，非镇静患儿耐受性差等不足。

3. 同步间歇指令通气模式是呼吸机强制指令通气与患儿自主呼吸相结合的通气模式。该通气模式既能保证指令通气，又使患儿不同程度地通过自主呼吸做功，是常用的撤机手段。

4. 持续气道正压通气指通过按需阀或持续气流，在气道内形成持续正压，以增加肺容积、改善氧合。持续气道正压通气完全依靠患儿自主呼吸。

五、实施步骤

1. 明确患儿是否具备机械通气指征。

2. 判断患儿是否具有机械通气的相对禁忌证并进行必要处理。

3. 根据病情确定患儿需要控制呼吸或辅助呼吸。

4. 根据患儿情况预设呼吸参数，调整适当报警限，部分呼吸机还需调整吸气流速、气流模式。

5. 检查管理连接，湿化器是否加水、是否打开，温度是否适宜。

6. 将呼吸机与模肺连接，检查呼吸机运行情况，确认无误后方可连接患儿。

7. 听诊双肺呼吸音，拍摄胸部 X 线片了解气管插管位置及通气情况。

8. 机械通气 30~60min 后测定动脉血气分析，根据血气分析结果调整参数。

9. 长期机械通气时，应注意更换、消毒管道系统，预防呼吸机相关性肺炎发生。

六、撤机指征

1. 需机械通气的原发病因已消除或基本控制。

2. 患儿清醒，自主呼吸频率正常或接近正常，无呼吸费力，分泌物减少，咳嗽有力。

3. 血流动力学稳定。

4. 血气分析指标：吸氧浓度 $<40\%$，$PaO_2>60mmHg$，$PaCO_2<50mmHg$，pH 值处于正常范围。

七、拔管注意事项

1. 保持静脉开放。

2. 拔管前 30min 静脉给予地塞米松或氢化可的松，防治喉头水肿。

3. 拔管前 4h 禁食。

4. 拔管前 4h 停用镇静剂和肌松剂。

5. 准备好再插管用具。

6. 拔管前充分拍背吸痰，充分通气及氧合下拔管。

7. 拔管后继续禁食 4~8h，防止误吸。

8. 拔管后 1~2h 复查动脉血气分析。

9. 使患者处于有利于维持呼吸通畅的体位。

10. 拔管后给予加温湿化或雾化吸氧，或无创辅助通气，持续监测生命体征。

儿童社区获得性肺炎（重度）的呼吸机治疗流程见图 12-3-1。

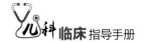

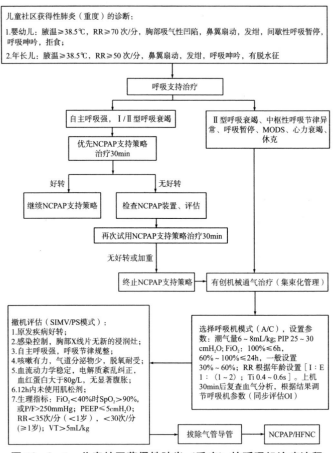

图 12-3-1 儿童社区获得性肺炎（重度）的呼吸机治疗流程

注：RR：呼吸频率；MODS：多器官功能障碍综合征；NCPAP：经鼻持续气道正压通气；PIP：气道峰压；FiO_2：吸入气氧浓度；Ti：吸气时间；OI：氧合指数；SpO_2：经皮血氧饱和度；P/F：动脉血氧分压/吸入氧浓度；PEEP：呼气末正压；VT：潮气量；HFNC：经鼻高流量氧疗。

【参考文献】

[1] 中华人民共和国国家健康委员会，国家中医药局．儿童社区获得性肺炎诊疗规范（2019 年版）［J］．中华临床感染病杂志，2019，12（1）：6－13．

[2] 朱翠平．儿科急症救治临床指引［M］．北京：人民卫生出版社，2018．

第四节　儿童急性呼吸窘迫综合征

一、概述

儿童急性呼吸窘迫综合征（pediatric acute respiratory distress syndrome，pARDS）是儿童重症监护室常见且病死率较高的综合征。急性肺损伤（acute lung injury，ALI）/ARDS 是由于弥漫性肺泡－毛细血管膜损伤导致的以非心源性肺水肿和炎症为病理特征的急性呼吸衰竭，ARDS 是 ALI 的严重阶段。肺内、肺外多种病因均可诱发，肺部感染尤其是病毒感染是 pARDS 最常见的病因，其临床特点是低氧血症、通气血流比例失调、肺内分流、死腔增加及肺顺应性下降。

二、诊断要点

自 1967 年 ARDS 概念被提出以来，国际上已先后制订多个诊断标准。目前，2012 年柏林标准在成人患者中应用广泛。美国儿科急性肺损伤委员会（PALICC）联合多个国家的重症医学会制订了 pARDS 诊断标准，并于 2015 年发布（表 12－4－1）。

表 12-4-1 pARDS 诊断标准（2015 版）

项目		内容
年龄		新生儿期至青春期，除外围生期相关性肺病
发病时间		临床上具有已知危险因素，7d 内起病
肺水肿原因		不能完全用心力衰竭或液体超负荷解释的呼吸衰竭
胸部影像学		发现与急性肺实质病变一致的新的渗出影
无创机械通气氧合		全面罩双水平气道正压通气（BiPAP）或持续气道正压通气（CPAP）≥5cmH$_2$O 条件下，P/F≤300mmHg；S/F≤264
有创机械通气氧合		轻度 ARDS：4≤OI<8；5≤OSI<7.5
		中度 ARDS：8≤OI<16；7.5≤OSI<12.3
		重度 ARDS：OI≥16；OSI≥12.3
特殊疾病人群	发绀型心脏病	符合上述年龄、发病时间、肺水肿原因及胸部影像学的标准，并且急性氧合功能障碍不能用潜在的心脏疾病解释
	慢性肺疾病	符合上述年龄、发病时间、肺水肿原因及胸部影像学的标准，并且氧合水平从患者自身基线水平有明显下降，符合上述氧合标准
	左心功能障碍	符合上述年龄、发病时间、肺水肿原因及胸部影像学的标准，并且氧合障碍不能用左心功能障碍解释

注：①氧合指数（OI）=（Paw×FiO$_2$×100）/PaO$_2$；氧饱和度指数（OSI）=（Paw×FiO$_2$×100）/SpO$_2$；P/F：动脉血氧分压/吸入氧浓度；S/F：SpO$_2$/FiO$_2$；Paw：平均气道压。②SpO$_2$滴定到88%～97%。

三、治疗流程

pARDS 治疗流程见图 12-4-1。

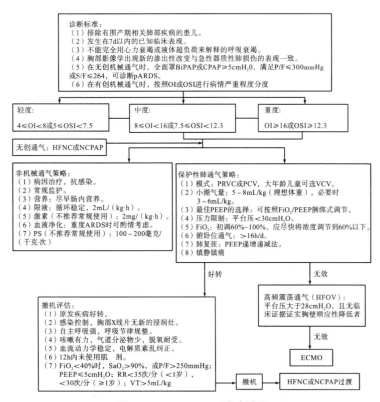

图 12-4-1　pARDS 治疗流程

注：HFNC：经鼻高流量氧疗；NCPAP：经鼻持续气道正压通气；PS：肺表面活性物质；PRVC：压力调节容量控制通气；PCV：压力控制通气模式；VCV：容量控制通气模式；RR：呼吸频率；VT：潮气量；PEEP：呼气末正压；HFOV：高频震荡通气；ECMO：体外膜肺氧合。

【参考文献】

[1] 钱素云，杨梅，曾健生．儿童急性呼吸窘迫综合征诊治进展及思考 [J]．中华急诊医学杂志，2020，29（6）：747－750．

[2] 陈扬，陆国平．影响急性呼吸窘迫综合征预后的危险因素 [J]．中国小儿急救医学，2019，26（6）：406－411．

第五节　脓毒性休克

一、概述

脓毒症（sepsis）是指感染（可疑或证实）引起的全身炎症反应综合征，以器官功能障碍为临床特征。脓毒性休克（septic shock）是指脓毒症诱导的组织低灌注和心血管功能障碍。

二、诊断要点

（一）脓毒症或严重脓毒症诊断标准

1. 感染（可疑或证实）伴以下情况时考虑脓毒症或严重脓毒症。

1）一般指标。

（1）体温变化：肛温大于 38.5℃ 或低于 35℃。

（2）心动过速：超过正常年龄相关值的 2 个标准差，婴儿低体温者可无心动过速。

（3）伴有至少一个脏器功能异常：意识改变、低氧血症、血乳酸升高或洪脉。

2）炎性指标。

（1）白细胞计数＞12×10^9/L 或＜4×10^9/L，白细胞计数正常、未成熟白细胞比例＞10％。

（2）CRP 超过正常值的 2 个标准差。

（3）PCT 超过正常值的 2 个标准差。

3）血流动力学指标：主要为低血压，低于正常年龄正常值的2个标准差。

4）器官功能障碍指标。

（1）低氧血症：PaO_2/FiO_2＜300mmHg。

（2）急性少尿：经液体复苏后尿量＜0.5mL/(kg·h)，持续至少 2h。

（3）血肌酐＞44.2μmol/L（0.5mg/dL）。

（4）凝血功能异常：国际标准化比值（INR）＞1.5 或活化部分凝血活酶时间（APTT）＞60s。

（5）肠梗阻：肠鸣音消失。

（6）血小板减少：血小板＜100×10^9/L。

（7）高胆红素血症：血浆总胆红素＞70μmol/L（4mg/dL）。

5）组织低灌注表现。

（1）高乳酸血症（乳酸＞1mmol/L）。

（2）毛细血管再充盈时间（CRT）延长（≥3s）或有花斑纹。

2. 脓毒症诊断：发热（肛温＞38.5℃）或低体温（肛温＜35℃），心动过速（婴儿低体温者可以无心动过速），伴至少一个器官功能障碍：意识改变、低氧血症、血乳酸增高或洪脉。

3. 严重脓毒症诊断：脓毒症诱导的组织低灌注或器官功能障碍。

（二）脓毒性休克诊断标准

脓毒症患者出现组织低灌注和心血管功能障碍即诊断为脓毒性休克。

1. 低血压：血压<该年龄组第 5 百分位，或收缩压<该年龄组正常值 2 个标准差以下。

2. 需用血管活性药物才能维持血压位于正常范围〔多巴胺>5μg/(kg·min) 或任何剂量的多巴酚丁胺、去甲肾上腺素、肾上腺素〕。

3. 具备下列组织低灌注表现中的 3 条及以上。

（1）心率、脉搏变化：外周动脉搏动细弱，心率、脉搏增快，见表 12-5-1。

表 12-5-1 各年龄组儿童心率变量

年龄组	心率（次/分）	
	心动过速	心动过缓
≤1 周	>180	<100
1 周至 1 个月	>180	<100
1 个月至 1 岁	>180	<90
1~6 岁	>140	<60
6~12 岁	>130	<60
12~18 岁	>110	<60

注：低值取第 5 百分位，高值取第 95 百分位。

（2）皮肤改变：面色苍白或苍灰，湿冷，大理石样花斑。

如暖休克可表现为四肢温暖、皮肤干燥。

（3）CRT 延长（>3s）（需除外环境温度影响），暖休克时 CRT 可以正常。

（4）意识改变：早期烦躁不安或萎靡，表情淡漠。晚期意识模糊，甚至昏迷、惊厥。

（5）液体复苏后尿量仍<0.5mL/（kg·h），持续至少 2h。

（6）乳酸性酸中毒（除外其他缺血缺氧及代谢因素等），动脉血乳酸>2mmol/L。

（三）脓毒性休克分期

1. 代偿期：儿童脓毒性休克的诊断与成人的不同之处在于不一定具备低血压。当患儿感染后出现上述 3 条及以上组织低灌注表现，此时如果血压正常则诊断脓毒性休克代偿期。

2. 失代偿期：代偿期组织低灌注表现加重伴血压下降，则进展为失代偿期。

（四）脓毒性休克分型

1. 冷休克：低排高阻型休克或低排低阻型休克，除意识改变、尿量减少外，表现为皮肤苍白或花斑纹，四肢凉，外周脉搏快、细弱，CRT 延长。

2. 暖休克：高排低阻型休克，可有意识改变、尿量减少或代谢性酸中毒等，但四肢温暖，外周脉搏有力，CRT 正常，心率增快，血压降低。

三、诊治流程图

脓毒性休克诊治流程图见图 12－5－1。

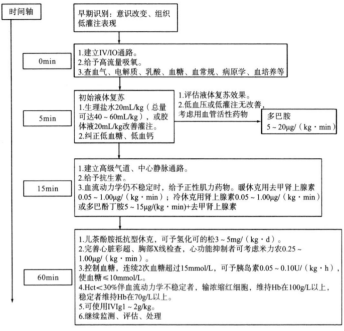

图 12-5-1　脓毒性休克诊治流程图

【参考文献】

［1］ Weiss SL，Peters MJ，Alhazzani W，et al. Surviving Sepsis Campaign International Guidelines for the management of septic shock and sepsis－associated organ dysfunction in children［J］. Pediatric Critical Care Medicine，2020，21（2）：e52－e106.

［2］ 中华医学会儿科学分会急救学组，中华医学会急诊医学分会儿科学组，中国医师协会儿童重症医师分会. 儿童脓毒性休克（感染性休克）诊治专家共识（2015 版）［J］. 中华儿科杂志，2015，53（8）：576－580.

第六节　糖尿病酮症酸中毒

一、概述

糖尿病酮症酸中毒（diabetic ketoacidosis，DKA）为可危及生命的糖尿病常见并发症，是胰岛素相对或绝对不足导致的代谢紊乱。临床表现为呕吐、腹痛、呼吸深大或急促、多尿、疲劳、意识模糊、昏迷等轻重不同症状。实验室检查有代谢性酸中毒（pH 值＜7.3，HCO_3^-＜15mmol/L），酮体增高（血 β－羟基丁酸＞3mmol/L，尿酮体阳性），高血糖（血糖＞11.1mmol/L）。DKA 症状一旦出现常快速进展，脑水肿是最常见的死亡原因，少数死于低钾血症和吸入性肺炎。早期识别、及时救治是降低死亡率的关键。

二、诊断要点与鉴别诊断

（一）DKA 诊断标准

1. 高血糖：血糖＞11.1mmol/L。
2. 代谢性酸中毒：pH 值＜7.3，或 HCO_3^-＜15mmol/L。
3. 酮体增高：血 β－羟基丁酸＞3mmol/L，尿酮体阳性。

如果血糖显著升高，酸中毒不严重，应注意和高渗性高血糖状态进行鉴别。

（二）高渗性高血糖状态诊断标准

1. 显著高血糖：血糖＞33.3mmol/L。
2. 轻微酸中毒：pH 值＞7.25，或 HCO_3^-＞15mmol/L。

3. 无酮症或轻度酮症。

4. 血清渗透压显著升高：有效渗透压>320mOsm/L。

5. 意识改变或癫痫发作。

DKA 诊断及治疗前后需随时评估是否存在脑水肿，并及时处理。

（三）糖尿病酮症酸中毒脑水肿诊断标准

1 个诊断标准，或 2 个主要标准，或 1 个主要标准+2 个次要标准（灵敏度为 92%）即可诊断。

1. **诊断标准。**

（1）对疼痛的异常运动或言语反应。

（2）去皮质或去大脑僵直。

（3）颅神经麻痹（特别是第Ⅲ、Ⅳ和Ⅵ对颅神经）。

（4）神经源性呼吸异常（呼噜声、呼吸急促、潮式呼吸、呼吸暂停）。

2. **主要标准。**

（1）精神状态改变、混乱，意识水平波动。

（2）与血容量/睡眠状态不相称的持续心率减慢（下降 20 次/分）。

（3）与年龄不符的尿失禁。

3. **次要标准。**

（1）呕吐。

（2）头痛。

（3）嗜睡或不易唤醒。

（4）舒张压>90mmHg。

（5）年龄<5 岁。

三、治疗措施

床旁监测血糖、血气、电解质，监测生命体征和意识状态，同时给予以下处理，以 6h 内好转为目标。

1. 呼吸支持：意识模糊和昏迷患儿立即予面罩、头罩、高流量吸氧，随时准备气管插管。

2. 呕吐、昏迷患儿及早插胃管，抽空胃内物。

3. 液体复苏：生理盐水快速扩容（具体见"脓毒性休克"章节），每 15~30min 评估心率、肢端温度、尿量、CRT 等情况，可重复 2~3 次，直到循环改善。无好转时考虑使用血管活性药物，注意除外脓毒症，早期使用抗生素。

4. 静脉用胰岛素：根据血糖情况，一般液体治疗后 1h 开始使用，胰岛素加入生理盐水，按照 0.05~0.10U/(kg·h) 持续静脉滴注，可先使用 4~6h。血糖降低速度以 4~5mmol/(L·h) 为宜。血糖降低速度>5mmol/(L·h) 或者血糖降至 17mmol/L 以下，改为 5％葡萄糖/生理盐水或者双通道，一组给 5％葡萄糖，一组给生理盐水，使血糖维持在 8~12mmol/L。血糖反弹至>17mmol/L，胰岛素剂量增加 25％。血糖<8mmol/L 或者下降过快，葡萄糖补液浓度增加至 10％以上。血糖<4mmol/L，不停胰岛素，推 10％葡萄糖 2mL/kg，并提高葡萄糖静脉滴注速度。pH 值>7.3、血糖 8~12mmol/L 且已开始输注含糖液体，可减少胰岛素剂量，但不低于 0.05U/(kg·h)。

5. 脑水肿治疗：如有明显颅高压危象，立即用 3％氯化钠 3~5mL/kg 快速输注，或者 20％甘露醇 5mL/kg 静脉输注，可在 2h 后重复，或者二者交替使用。边脱边补，注意循环情

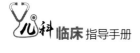

况，并监测生命体征及瞳孔变化。

6. 维持补液：清醒能口服的患儿尽量口服补充，因呕吐不能口服或意识状态差的患儿需静脉补充生理维持量，一般先按 48h 计算总量，再算出每小时补液量，每 4～6h 给 1 组，具体参见表 12－6－1 和表 12－6－2，两种方案均可。

表 12－6－1　补液具体方案 1

体重（kg）	输注速度［mL/(kg·h)］
4～9	6
10～19	5
20～39	4
40～59	3.5
60～80	3

表 12－6－2　补液具体方案 2

体重（kg）	生理需要量（mL/24h）	DKA：生理需要量＋累积损失量 ≈［5％×体重（kg）×1000ml］/24h	
		mL/24h	mL/h
4	325	530	22
5	405	650	27
6	485	790	33
7	570	920	38
8	640	1040	43
9	710	1160	48
10	780	1280	53

续表

体重（kg）	生理需要量 （mL/24h）	DKA：生理需要量＋累积损失量 ≈[5％×体重（kg）×1000ml]/24h	
		mL/24h	mL/h
11	840	1390	58
12	890	1490	62
13	940	1590	66
14	990	1690	70
15	1030	1780	74
16	1070	1870	78
17	1120	1970	82
18	1150	2050	85
19	1190	2140	89
20	1230	2230	93
22	1300	2400	100
24	1360	2560	107
26	1430	2730	114
28	1790	2890	120
30	1560	3060	128
32	1620	3220	134
34	1680	3360	140
36	1730	3460	144
38	1790	3580	149

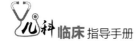

体重（kg）	生理需要量 （mL/24h）	DKA：生理需要量＋累积损失量 ≈[5％×体重（kg）×1000ml]/24h	
		mL/24h	mL/h
40	1850	3700	154
45	1980	3960	165
50	2100	4200	175
55	2210	4420	184
60	2320	4640	193
65	2410	4820	201
70	2500	5000	208
75	2590	5180	216
80	2690	5380	224

7. 碳酸氢钠：一般不推荐在紧急处理中使用，没有证据显示对儿童 DKA 有好处，且存在潜在风险。持续酸中毒不易纠正，可能与液体复苏不足、胰岛素剂量及作用不够、脓毒症存在有关，应重新评估后继续扩容或增加胰岛素剂量至 0.15U/(kg·h)，或加用抗生素。

如动脉血气分析 pH 值<7.1，存在心肌抑制、难以纠正的休克时可补碳酸氢钠。先给 5％碳酸氢钠 2mL/kg，30～60min 静脉滴注。或者根据 BE 值计算，先给半量，根据血气结果再决定用量。每 1～2h 监测血气、pH 值变化，随时调整，一旦 pH 值>7.2，则停止补碱。

8. 低钾血症治疗：如存在明显低钾血症或心律失常，立即静脉补钾。无明显低钾者，液体复苏后应尽早补充生理需要量的钾。

9. 低钠血症治疗：高血糖所致血浆渗透压升高可出现血钠下降，高血脂时加重血钠变化。一般不需特别处理，血糖下降后血钠可回升。理论上血糖每下降 5.5mmol/L，血钠可升高 2mmol/L。如血钠不能回升，或者继续下降，注意评估液体张力，警惕脑水肿发生，及时调高钠浓度。

10. 临床表现好转，酸中毒纠正，神志清醒，可耐受口服补液者，应于内分泌专科指导下，皮下滴注胰岛素 30～60min 后才可停止胰岛素滴注，使用胰岛素泵者至少 60min 后才可停止。

【参考文献】

Wolfsdorfa JI, Glaserb N, Agus M, et al. Diabetic ketoacidosis and hyperglycemic hyperosmolar state: a consensus statement from the international society for pediatric and adolescent diabetes [J]. Diabetes, 2018, 41 (9): 2026-2044.

第七节 严重过敏反应

一、概述

严重过敏反应（anaphylaxis）是指机体在接触过敏原后突发严重的可危及生命的全身性过敏反应。其主要临床特征为快速出现威胁生命的呼吸系统和（或）循环系统问题，大部分情况下会出现皮肤黏膜系统症状。

二、诊断要点

以下三项全部符合则高度疑诊患儿发生了急性严重过敏反应。

1. 急性发作。

2. 皮肤黏膜改变（充血/荨麻疹/血管性水肿）。但应注意，仅仅皮肤黏膜改变不足以诊断严重过敏反应。

3. A、B、C任一改变。

（1）A指气道的改变：声嘶、喘鸣、喉头水肿、咳嗽等上呼吸道梗阻表现，需与喉异物、喉炎等进行鉴别。

（2）B指呼吸系统的改变：胸闷、气短、呼吸困难、喘鸣、支气管痉挛、发绀、呼气流速峰值下降、呼吸停止等表现，需与哮喘急性发作进行鉴别。

（3）C指循环系统的改变：血压下降或相应的终末器官功能障碍，如肌张力减退、晕厥、大小便失禁等，需与心源性休克、脓毒性休克进行鉴别。

以下两项有助于诊断。

1. 接触已知过敏物。

2. 胃肠道症状：如腹痛、恶心、呕吐等。

三、治疗措施

1. 常规处理：一旦确诊或高度疑诊严重过敏反应，立即进行以下处理，并密切监测生命体征。

（1）去除过敏原：如静脉用药过程中出现严重过敏反应，立即停止给药并更换输液管；昆虫叮咬者，拔除毒针；食物过敏者，催吐或洗胃等，但不可因此耽误主要治疗。

（2）调整体位：平卧或头侧位，同时抬高下肢。呼吸困难者也可取半坐位。

（3）呼吸支持：面罩或头罩吸氧。

2. 紧急用药（肾上腺素肌内注射）。

（1）一线用药：肾上腺素原液（浓度 1：1000，无需稀释）0.01mg/kg（最大不超过 0.5mL，即半支）肌内注射（大腿中部外侧）。

（2）体重不清楚者，按年龄分段。

①≥12 岁（成人）：0.5mg。

②6～12 岁：0.3mg。

③<6 岁：0.15mg。

（3）不推荐皮下给药，避免静脉推注，除非是已发生或即将发生心搏和（或）呼吸骤停者（浓度 1：10000）。

（4）无好转者 5min 后重复给药，并建立静脉通路，必要时骨穿，给予肾上腺素维持 0.05～1.00μg/（kg·min），同时给予扩容。

3. 液体复苏：用 0.9％氯化钠快速扩容，可 2～3 次重复使用，仍无好转，考虑血管活性药物，如去甲肾上腺素 0.1～2.0μg/（kg·min）。

4. 雾化吸入：有上气道梗阻症状者可使用肾上腺素雾化，有哮喘样症状者可用沙丁胺醇雾化。雾化吸入药物均非一线用药，需在肌内注射肾上腺素的基础上应用，且 5min 后可重复雾化，若无效，应尽早利用气管插管呼吸机辅助通气。

5. 糖皮质激素：非一线药物，对急性症状缓解无明显效果，可能会降低发生双相反应或迟发相反应的风险。可选用甲泼尼龙或氢化可的松。

6. 抗组胺药：二线药物，主要用于缓解皮肤黏膜症状，不作为抢救药物使用。

7. 双相反应观察：严重过敏反应者经救治脱离危险后，应当在医院监护至少 4h，过敏性休克者至少 24h，监测心率、血压、呼吸、血氧饱和度和尿量。

8. 药品不良反应上报：上报所有药源性严重过敏反应病例，上报内容包括可疑过敏原、发作症状描述（包括接触过敏原到发作的间隔时间）、抢救措施与转归，具体参见《药品不良反应报告和监测管理办法》。

【参考文献】

[1] 向莉，万伟琳，曲政海，等. 中国儿童严重过敏反应诊断与治疗建议 [J]. 中华实用儿科临床杂志，2021，36（6）：410－416.

[2] 李晓桐，翟所迪，王强，等.《严重过敏反应急救指南》推荐意见 [J]. 药物不良反应杂志，2019，21（2）：85－91.

[3] Tse Y，Rylance G. Emergency management of anaphylaxis in children and young people：new guidance from the resuscitation council（UK）[J]. Archives of Disease in Childhood，2009，94（4）：97－101.

第八节　弥散性血管内凝血

一、概述

弥散性血管内凝血（disseminated intravascular coagulation，DIC）是在许多疾病基础上，致病因素损伤微血管体系，导致凝血活化、全身微血管血栓形成、凝血因子大量消耗并继发纤溶亢进引起的以出血及微循环衰竭为特征的临床综合征。

二、诊断要点

（一）临床表现

1. 出血：自发性、多部位（皮肤、黏膜、伤口及穿刺部位）出血，严重者可危及生命。

2. 休克或微循环衰竭：休克不能用原发病解释，顽固不易纠正，早期即出现肾、肺、脑等器官功能不全。

3. 微血管栓塞：累及浅层皮肤、消化道黏膜微血管，根据受累器官差异可表现为顽固性休克、呼吸衰竭、意识障碍、颅高压、多器官功能衰竭。

4. 微血管病性溶血：较少发生，表现为进行性加重的贫血，贫血程度与出血量不成比例，偶见皮肤、巩膜黄染。

（二）实验室检查

1. 反映凝血因子消耗的指标：血小板计数、凝血酶原时间、活化部分凝血活酶时间、纤维蛋白原浓度。

2. 反映纤溶系统活化的指标：纤维蛋白降解产物、D-二聚体、血浆鱼精蛋白副凝固试验。

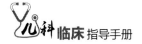

（三）中国弥散性血管内凝血诊断积分系统（CDSS）
（表 12-8-1）

表 12-8-1 中国弥散性血管内凝血诊断积分系统（CDSS）

积分项	分数（分）
存在导致 DIC 的原发病	2
临床表现	
不能用原发病解释的严重或多发出血倾向*	1
不能用原发病解释的微循环障碍或休克	1
广泛性皮肤、黏膜栓塞，灶性缺血性坏死，脱落及溃疡形成，不明原因的肺、肾、脑等脏器功能衰竭	1
实验室指标	
血小板计数	
非恶性血液病	
$\geqslant 100 \times 10^9/L$	0
（80~100）$\times 10^9/L$	1
$< 80 \times 10^9/L$	2
24h 内下降≥50%	1
恶性血液病	
$< 50 \times 10^9/L$	1
24h 内下降≥50%	1
D-二聚体（DD）	
$< 5\mathrm{mg/L}$	0
5~9mg/L	2

积分项	分数（分）
≥9mg/L	3
凝血酶原时间（PT）及活化部分凝血活酶时间（APTT）延长	
PT 延长＜3s 且 APTT 延长＜10s	0
PT 延长≥3s 或 APTT 延长≥10s	1
PT 延长≥6s	2
纤维蛋白原（FIB）	
≥1.0g/L	0
＜1.0g/L	1

注：非恶性血液病：每日计分1次，≥7分时可诊断 DIC；恶性血液病：临床表现第一项"＊"不参与评分，每日计分1次，≥6分时可诊断 DIC。

三、鉴别诊断

1. 血栓性血小板减少性紫癜（thrombotic thrombocytopenic purpura，TTP）：主要临床特征包括微血管病性溶血性贫血、血小板减少、神经精神症状、发热和肾受累。遗传性 TTP 系 *ADAMTS*13 基因突变导致酶活性降低或缺乏；特发性 TTP 系患者体内存在抗 ADAMTS13 自身抗体；继发性 TTP 由感染、药物、肿瘤、自身免疫性疾病等因素引起。

2. 溶血尿毒综合征（hemolytic uremic syndrome，HUS）：以微血管内溶血性贫血、血小板减少和急性肾功能衰竭为特征的综合征。实验室检查见尿中大量蛋白、红细胞、白细胞、管型、含铁血黄素及尿胆素，肾功能损害严重，血小板计数一般正常，血涂片破碎红细胞较少，血浆 ADAMTS13 活性无降低。

四、治疗措施

（一）基础疾病治疗

清除病因和诱因，扩容，稳定循环，治疗原发病，防治感染，控制出血性休克和多器官功能衰竭。

（二）抗凝治疗

1. 普通肝素。

（1）禁忌证：手术后或损伤创面未经良好止血；近期有活动性出血；严重凝血因子缺乏。

（2）用法：每次 60～125U/kg（1mg＝125U），静脉注射，q6h；或每次 30～60U/kg，皮下注射，q12h。

（3）监测：APTT 为正常值的 1.5～2.0 倍为合适肝素剂量。

（4）鱼精蛋白 1mg 可中和肝素 100U。

2. 低分子量肝素：每次 75U/kg，皮下注射，q12h。

（三）替代治疗

（1）新鲜冰冻血浆：含稳定的 II、VII、IX、X 因子及不稳定的 V、VIII 因子，每次 10～25mL/kg。

（2）冷沉淀：每单位冷沉淀含 80U VIII 因子、200～300mg 纤维蛋白原和 XIII 因子、血管性血友病因子和纤维连接蛋白，每次 2～4U/10kg（2U＝50mL）。

（3）凝血酶原复合物：含 II、VII、IX、X 因子，每次

10～20U/kg。

（4）血小板：机采血小板 1 个治疗量≈200mL，每次 20mL/kg，以能耐受的最快速度输入。

（5）人纤维蛋白原：纤维蛋白原＜1g/L 时，每次 15～20mg/kg，20min 内输入。

【参考文献】

中华医学会血液学分会血栓与止血学组. 弥散性血管内凝血诊断中国专家共识（2017 年版）［J］. 中华血液学杂志，2017，38（5）：361－363.

第九节　急性肾损伤

一、概述

急性肾损伤（acute kidney injury，AKI）是指多种原因造成的肾功能急性受损、肾小球滤过率下降，使尿素氮及其他代谢产物蓄积体内，同时伴细胞外容量异常、电解质紊乱的一组综合征，是影响多器官、多系统的临床重症。病因包括肾前性、肾性、肾后性。

二、诊断要点

（一）AKI 的定义

（1）48h 内血肌酐（SCr）上升至 $\geqslant 26.5\mu mol/L$（$\geqslant 0.3mg/dL$）。

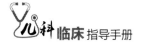

（2）7d 内 SCr 上升至≥1.5 倍基线值。

（3）连续 6h 尿量＜0.5mL/（kg・h）。

（二）AKI 的分级（表 12－9－1）

表 12－9－1　AKI 的分级

分级	SCr	尿量
1	基线水平的 1.5～1.9 倍；或 SCr 上升至 ≥ 26.5μmol/L（≥0.3mg/dL）	连续 6～12h 尿量＜0.5mL/（kg・h）
2	基线水平的 2.0～2.9 倍	连续 12h 以上尿量＜0.5mL/（kg・h）
3	基线水平的 3 倍以上；或 SCr 上升至 ≥ 353.6μmol/L（≥4.0mg/dL），或开始肾替代治疗；或＜18 岁，估算* GFR＜35mL/（min・1.73m²）	连续 24h 以上尿量＜0.3mL/（kg・h）；或连续 12h 以上无尿

注：如果 SCr 和尿量的分级不一致，应采纳较重的分级；* GFR：肾小球滤过率，近年来科学家开发了大量基于 SCr 和 Cys C 的 GFR 评估公式，如 Schwartz 公式、Counahan－Barratt 公式、肾脏病饮食改良（MDRD）简化公式等，尚无统一估算标准。

AKI 的分级对于诊疗和预后有积极意义。AKI 等级越高，即使在症状上得到治愈，远期的慢性肾病、心血管疾病及死亡的风险也都会有所增加。

（三）AKI 的临床表现

1. 少尿或无尿：如未严格控制水分摄入量，可导致水肿、高血压、肺水肿、心力衰竭等，部分患儿可以无少尿或无尿的临床表现。

2. 氮质血症：由于蛋白质代谢产物蓄积体内，导致各种系统症状，如恶心、呕吐、乏力、意识障碍、抽搐、昏迷、出血倾向等。

3. 电解质紊乱及代谢性酸中毒：可出现高钾、高镁、高磷和低钠、低钙、低氯等，其中低钠血症、高钾血症、代谢性酸中毒最危险，高钾血症常表现为烦躁、嗜睡、心律失常、心电图 T 波高尖等。

4. 恢复期可出现多尿，由于排尿及排钠、排钾增多，可出现低钠血症、低钾血症。

三、治疗措施

1. 积极治疗原发病：肾前性 AKI 主要是补充液体，纠正脱水及容量不足，改善肾血流量；肾后性 AKI 主要是解除泌尿系统梗阻。

2. 液体管理：限制液体入量，量入为出，每日液量＝尿量＋不显性失水＋异常丢失－内生水，每日体重减轻 1％～2％。

3. 营养及热量供给：供给足够的热量，30～50kcal/（kg·d），早期以碳水化合物为主，优质蛋白 0.5～1.0g/（kg·d），低钠、低钾、低磷饮食。

4. 纠正高钾血症：限制钾的摄入，避免使用库血，控制感染和酸中毒。降血钾的措施包括碱化血液、注入葡萄糖＋胰岛素（促进钾向细胞内转移）、利尿、血液净化等。

5. 纠正低钠血症：低钠大多为稀释性，主要措施是严格控制水的入量，当血钠＜120mmol/L 时，可予 3％氯化钠纠正。

6. 肾替代治疗。

（1）血液净化：当患儿出现危及生命的水、盐、电解质失衡时，应该开始血液净化，而不应拘泥于血尿素氮（BUN）或 SCr。血液净化的适应证如下。

①AKI 分级 2 级及以上。

②容量超负荷>10％可行血液净化，>20％应行血液净化。

③血钠>160mmol/L 或<115mmol/L、血钾>6.5mmol/L、难以纠正的酸中毒（pH 值<7.1 或 HCO_3^-<12mmol/L）。

④利尿剂治疗无效的肺水肿、尿毒症累及终末器官（脑病、心内膜炎等）。

（2）腹膜透析：为儿童 AKI 肾替代治疗的另一种方式。研究表明，在所有年龄段的儿童 AKI 患者中，其治疗效果与连续性肾替代治疗（continuous renal replacement therapy, CRRT）无异。下列情况下更适合选用腹膜透析治疗。

①低出生体重的婴儿，血液导管置管困难或体重低于 CRRT 设备低限。

②小婴儿心脏手术后。

③严重出血倾向，中心静脉置管出血风险高。

【参考文献】

Nourse P, Cullis B, Finkelstein F, et al. ISPD Guidelines for peritoneal dialysis in acute kidney injury: 2020 update (paediatrics) [J]. Peritoneal Dialysis International, 2021, 41 (2): 139-157.

第十节　中毒

一、概述

中毒（poisoning）是指有毒性作用的物质进入人体后，引起器官或组织的器质性或功能性损害。

二、诊断要点

1. 遇有下列情况应怀疑中毒。

（1）集体同时或前后发病，患儿症状相似。

（2）临床遇到病史不明、症状与体征不符，或各种表现不能用一种病解释的患儿。

（3）起病急骤，突然出现多器官受累或意识明显变化而诊断不明确者。

（4）患儿经过"认为是有效的治疗"而无应有效果时。

（5）患儿具有某种中毒的迹象。

（6）有自杀动机或既往有自杀史，或家长曾训斥患儿。

2. 病史询问：详细询问患儿发病经过，有无毒物接触史、家中有无慢性病患者长期服药等。应取得毒物名称、产品或药品说明，明确摄入量及摄入时间，发现中毒后的处理。口服中毒者应询问是否发生呕吐、呕吐距服毒时间、呕吐量等。对疑似中毒的大龄儿童，需注意患儿可能隐藏病史或服用多种药物却只说一种。

3. 临床表现：多数为腹痛、呕吐、意识障碍甚至抽搐、

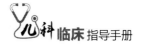

昏迷等消化或神经系统表现。

4. 体格检查：注意有诊断意义的中毒特征，同时留心衣服或皮肤上是否有毒物，口袋里是否有毒物。

常见中毒综合征见表12-10-1。

表12-10-1　常见中毒综合征

中毒综合征	临床表现
胆碱能药物（有机磷、氨基甲酸酯、毛果芸香碱）	腹泻、出汗、排尿、瞳孔缩小、心动过速、支气管分泌物、呕吐、流泪、嗜睡、流涎
抗胆碱能药物（抗组胺药、三环类抗抑郁药、阿托品、甲磺酸苯扎托品、吩噻嗪类、东莨菪碱、山莨菪碱）	高热、脸红、皮肤干燥、瞳孔散大、谵妄、幻觉、心动过速、尿潴留
拟交感神经药（可卡因、苯丙胺类、麻黄碱、伪麻黄碱）	瞳孔散大、心动过速、高血压、高热、惊厥
阿片类药物（海洛因、吗啡、可待因、美沙酮、芬太尼）	瞳孔缩小、心动过缓、低血压、低通气、昏迷
戒断表现	腹泻、瞳孔散大、立毛肌收缩、心动过速、流泪、高血压、哈欠、痛性痉挛、幻觉、惊厥（乙醇和苯二氮䓬类戒断）
盐碱	瞳孔散大、心动过速、无力、震颤、肌束震颤、惊厥、嗜睡

5. 辅助检查。

（1）毒物筛查：对怀疑中毒患儿，可留血液、呕吐物、灌洗液和尿液做毒物筛查。由于毒物代谢产物在吸收后48~72h持续从尿液排出，送检尿液做毒物筛查更具有价值。

（2）毒物或药物血清浓度：监测毒物或药物血清浓度变化，有助于判断疗程和疗效。

（3）其他血液检查：全血细胞计数、凝血酶原时间、血电解质、BUN、肌酐、肝功、血糖、血气分析、血清渗透压等。

（4）影像学检查：胸部 X 线、头颅 CT/MRI 检查，了解肺部吸入及脑水肿情况。

三、治疗措施

1. 救治原则。

（1）迅速脱离中毒环境并清除未被吸收的毒物。

（2）迅速判断患儿的生命体征，及时处理威胁生命的情况。

（3）促进入血毒物的清除。

（4）应用解毒药物。

（5）对症治疗及并发症处理。

（6）器官功能支持与重症管理。

2. 清除未被吸收的毒物：救治中毒患儿时，首先需脱离中毒环境及清除未被吸收的毒物，对患儿及施救者均十分重要，但对于重症患儿，不能因此延误对生命体征的维护。

（1）对接触中毒的处理：立即脱去污染衣物，用肥皂和清水清洗被污染皮肤，特别注意毛发和指甲部位。毒物溅入眼内，应以室温生理盐水或清水冲洗至少 5min，然后送眼科处理。

（2）对吸入中毒的处理：移离有毒场所，保持气道通畅，必要时吸氧或人工通气。

（3）对口服中毒的处理。

①催吐：简单快捷，但易导致吸入性肺炎甚至窒息，需掌握适应证、禁忌证。

适应证：院外发现摄入毒物，无条件立即进行洗胃者，或者胃内残留毒物呈固体块状，堵塞胃管，无法洗胃。

禁忌证：强酸强碱中毒；汽油、煤油及油脂类毒物；惊厥、昏迷及没有呕吐反射的患儿；麻醉剂、镇静剂中毒；心血管功能不稳定或严重心血管疾病患儿；最近有上消化道出血或食管胃底静脉曲张病史；6月龄以内的婴儿中毒。

②洗胃：是我国清除胃内毒物的常用方式，越早越好（1h内最佳），但有些毒物或有胃排空障碍的中毒患儿也可延长至4~6h，对无特效解毒治疗的急性中毒，即使已超过6h，仍可考虑洗胃；对于农药中毒，如有机磷、百草枯要积极洗胃；对于药物过量，洗胃则趋于保守。洗胃可导致较多并发症（包括吸入性肺炎、急性胃扩张、胃肠道穿孔、上消化道出血、窒息、呼吸心搏骤停等）。国外循证医学表明，经口服急性中毒患者，多数未从洗胃中获益，反而增加其发生并发症的风险。

禁忌证：口服强酸、强碱及其他腐蚀剂者。食管与胃出血、穿孔者，如食管静脉曲张、近期胃肠外科手术等。易挥发有机酯或石油提取物如汽油、煤油等容易经呼吸道吸入，洗胃应权衡利弊。

常用洗胃液：一般采用生理盐水。有机磷农药中毒可用1‰碳酸氢钠或1∶5000高锰酸钾，但敌百虫、硫代磷酸酯类禁用；百草枯中毒可用2‰碳酸氢钠；氨基甲酸酯类农药（呋喃丹等）可用2‰~3‰碳酸氢钠，禁用高锰酸钾溶液。

③吸附剂：活性炭是最常用和最有效的胃肠道净化剂。应尽早使用，1h内作用最大（1g/kg）。对于某些药物（如卡马

西平、三环类抗抑郁药、茶碱、苯巴比妥、地高辛、水杨酸盐等），可多次给予活性炭，促进进入肠肝循环药物的清除。肠梗阻是活性炭治疗的禁忌。对于腐蚀性毒物及部分重金属，可通过口服鸡蛋清保护胃黏膜，减少或延缓毒物吸收。

④导泻：不推荐单独使用。常用导泻药有甘露醇、山梨醇、硫酸镁、复方聚乙二醇电解质散等。

适应证：口服中毒者；在洗胃和（或）灌入吸附剂后使用导泻药物。

禁忌证：小肠梗阻或穿孔；近期肠道手术；低血容量性休克；腐蚀性物质中毒。

⑤全肠灌洗：尤其适用于口服重金属中毒、缓释药物中毒、肠溶药物中毒及消化道藏毒者。经口或胃管快速注入大量聚乙二醇溶液，从而产生液性粪便。

⑥灌肠：经导泻或全肠灌洗仍无排便，可灌肠。视病情及是否排便可多次灌肠。

3. 稳定生命体征。一般原则：按 A（气道）、B（呼吸）、C（循环）步骤进行复苏治疗。昏迷患儿除上述一般原则还需建立静脉通道，测血糖；对怀疑阿片类中毒患儿可考虑纳洛酮静脉注射；实施心电监护，并进行心电图检查；除外其他导致昏迷的原因。

4. 促使已被吸收的毒物排除。

（1）利尿：适用于以原形从肾排泄的毒物，需循环和肾功能良好。方法是根据电解质情况快速大量补液后静脉注射呋塞米 0.5~1.0mg/kg。

（2）改变尿液酸碱度：碱化尿液可促进弱酸性毒物的排泄，如水杨酸盐、苯巴比妥、百草枯等，用碳酸氢钠静脉滴注，使尿 pH 值达 8.0。酸化尿液可促进弱碱性毒物如苯丙胺、士的宁、苯环己哌啶等排除。可静脉输注维生素 C 使尿 pH 值 <5.0。

（3）血液净化疗法：血液灌流、血浆置换、连续性血液净化。

5. 特效解毒药：应尽早应用。

（1）有机磷农药中毒：碘解磷定或氯解磷定，每次 15～30mg/kg，静脉输注，严重者 2h 后可重复给药。同时使用阿托品：严重中毒，首剂 0.05～0.10mg/kg，静脉输注，以后每次 0.05mg/kg，5～10min 一次。静脉输注至瞳孔开始散大、肺水肿消退，改为每次 0.02～0.03mg/kg，皮下注射，15～30min 一次。至意识恢复改为每次 0.01～0.02mg/kg，皮下注射，30～60min 一次。

（2）鼠药（氟乙酰胺类）中毒：每日乙酰胺 0.1～0.3g/kg，分 2～4 次肌内注射，可连续 5～7d。

（3）鼠药（抗凝血型）中毒：维生素 K_1。

（4）煤气（CO）中毒：氧气，100％纯氧吸入，高压氧疗效最好。

（5）对乙酰氨基酚中毒：口服蛋氨酸（<6 岁，1g/4h，共 4 次；≥6 岁，2.5g/4h，共 4 次），或静脉输注乙酰半胱氨酸 300mg/kg，20h 内分 3 次给药。第 1 次：150mg/kg，加入 3mL/kg 的 5％葡萄糖，60min 内输入；第 2 次：50mg/kg，加入 7mL/kg 的 5％葡萄糖，4h 内输入；第 3 次：100mg/kg，加入 14mL/kg 的 5％葡萄糖，16h 内输入。

（6）阿司匹林及其他水杨酸制剂中毒：静脉输注碳酸氢钠，纠正酸中毒的同时碱化尿液。

（7）吗啡及其他阿片类药物中毒：纳洛酮 $10\mu g/kg$ 静脉推注，效果欠佳时 $2\sim3min$ 可重复给药。

（8）苯二氮䓬类药物中毒：氟马西尼，每次 $0.01mg/kg$，缓慢静脉推注，如需要，$1min$ 后可重复给药，最大累积剂量 $1mg$。

（9）亚硝酸盐、苯胺、硝基苯等引起高铁血红蛋白血症：亚甲蓝（美兰），每次 $1\sim2mg/kg$ 静脉推注或每次 $2\sim3mg/kg$ 口服，$1h$ 后可重复给药，同时吸氧。

6. 氧疗：急性中毒常因毒物的毒理作用而抑制呼吸及气体交换，有的抑制组织细胞呼吸造成组织缺氧，或导致氧饱和度降低，此时均可氧疗。高压氧疗法适用于各种原因所致全身或局部缺氧缺血性疾病及其相关病损，如 CO 中毒。

【参考文献】

［1］中国医师协会急诊医师分会，中国毒理学会中毒与救治专业委员会. 急性中毒诊断与治疗中国专家共识［J］. 中华急诊医学杂志，2016，25（11）：1361－1375.

［2］王天有，申昆玲，沈颖. 诸福棠实用儿科学［M］. 9版. 北京：人民卫生出版社，2022.

第十一节　心力衰竭

一、概述

心力衰竭（heart failure）是多种原因导致的心脏结构和（或）功能的异常改变，使心室收缩和（或）舒张功能发生障碍，心输出量不能满足机体的需求，同时引起神经内分泌调节障碍，对心脏及全身各器官造成影响的一组复杂临床综合征。它由四部分组成：心功能障碍、运动耐力下降、肺体循环充血及后期的心律失常等。临床上心力衰竭是危急重症，特别是急性心力衰竭，起病急，进展快，如不及时诊断和处理，则将严重威胁患儿的生命。

二、诊断要点

1. 小儿心力衰竭的诊断标准。

（1）具备以下 4 项考虑心力衰竭。

①呼吸急促：婴儿＞60 次/分，幼儿＞50 次/分，儿童＞40 次/分。

②心动过速：婴儿＞160 次/分，幼儿＞140 次/分，儿童＞120 次/分。

③心脏扩大：体检、X 线或超声心动图检查证实。

④烦躁、喂养困难、体重增加、尿少、水肿、多汗、发绀、呛咳、阵发性呼吸困难（2 项以上）。

（2）具备以上 4 项加以下 1 项或以上 2 项加以下 2 项，可确诊心力衰竭。

①肝大：婴幼儿在肋缘下≥3cm，儿童在肋缘下＞1cm；进行性肝大或伴触痛更有意义。

②肺水肿。

③奔马律。

2. 心力衰竭的类型：临床上心力衰竭的分类多样，按起病的急缓，可分为急性心力衰竭和慢性心力衰竭；按受累部位，可分为左心衰竭、右心衰竭和全心衰竭；按心输出量，可分为高输出量心力衰竭和低输出量心力衰竭；按心脏收缩或舒张功能损伤，可分为收缩功能衰竭和舒张功能衰竭。判断小儿心力衰竭的类型，对临床干预极有帮助。

3. 心功能分级：纽约心脏病学会（NYHA）提出一项心脏病患者的心功能分级方案，根据病史、临床表现及体力活动耐受情况，可将心功能分为四级。目前国内也普遍使用该方案评估患者心功能。Ⅰ级：体力活动不受限制。一般活动不引起过度的乏力、呼吸困难或心悸。Ⅱ级：体力活动轻度受限。休息时无症状，一般活动即可引起乏力、心悸、呼吸困难或心绞痛。Ⅲ级：体力活动明显受限。休息时无症状，小于平时一半的活动即可引起上述症状。Ⅳ级：不能从事任何体力活动。休息时仍有心力衰竭症状，任何体力活动后加重。

上述心功能分级适用于成人及儿童，对婴儿不适用。对婴儿心功能评估按以下分级：0级：无心力衰竭症状。Ⅰ级：轻度心力衰竭，指征为每次哺乳量＜105mL，或哺乳时间＞30min，呼吸困难，心率＞150次/分，可有奔马律，肝肋缘下≥2cm。Ⅱ级：中度心力衰竭，指征为每次哺乳量＜90mL，或哺乳时间＞40min，呼吸＞60次/分，呼吸形式异常，心率＞170次/分，有奔马律，肝肋缘下＞3cm。Ⅲ级：重度心力衰竭，指征为每次哺乳量＜75mL，或哺乳时间＞40min，呼吸＞60次/分，呼吸形式异常，心率＞160次/分，有奔马律，肝肋缘下2~3cm，并有末梢灌注不良。

另外，临床上也有采用改良 Ross 评分进行心功能分级，见表12-11-1。

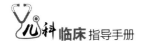

表 12-11-1　改良 Ross 评分

项目	计分		
	0 分	1 分	2 分
出汗	头部	头部和躯干（活动）	头部和躯干（安静）
呼吸过快	偶尔	较多	常有
呼吸	正常	吸气凹陷	呼吸困难
呼吸次数			
0~1 岁	<50 次/分	50~60 次/分	>60 次/分
2~6 岁	<35 次/分	35~45 次/分	>45 次/分
7~10 岁	<25 次/分	25~35 次/分	>35 次/分
11~14 岁	<18 次/分	18~28 次/分	>28 次/分
心率			
0~1 岁	<160 次/分	160~170 次/分	>170 次/分
2~6 岁	<105 次/分	105~115 次/分	>115 次/分
7~10 岁	<90 次/分	90~100 次/分	>100 次/分
11~14 岁	<80 次/分	80~90 次/分	>90 次/分
肝大（肋缘下）	<2cm	2~3cm	>3cm

注：总分 0~2 分，无心力衰竭；3~6 分，轻度心力衰竭；7~9 分，中度心力衰竭；10~12 分，重度心力衰竭。

三、鉴别诊断

年长儿典型心力衰竭容易诊断。婴儿心力衰竭应与毛细支气管炎、支气管肺炎相鉴别。婴儿心力衰竭时由于哭吵、肺部干湿啰音，加上心动过速，常影响心脏听诊效果。很多心力衰竭表现和肺部感染的特征也相似，这些易导致判断困难，应小心鉴别。

四、治疗措施

1. 一般治疗：病因及诱因治疗，容量管理。
2. 药物治疗见表 12－11－2 至表 12－11－5。

表 12－11－2　急性心力衰竭患儿常用正性肌力药物的用法及剂量

药物	用法及剂量
洋地黄制剂	
地高辛	洋地黄化量（饱和量）：口服剂量为早产儿 0.01～0.02mg/kg，足月儿 0.02～0.03mg/kg，＜2 岁 0.03～0.04mg/kg，≥2 岁 0.02～0.03mg/kg。静脉剂量为口服剂量的 75%。 洋地黄化：首剂给予洋地黄化量的 1/2，余量分 2 次给予，每次间隔 6～8h；洋地黄化后 12h 开始维持量（维持量为每日给予，剂量是洋地黄化量的 1/4，分 2 次）
西地兰	洋地黄化量（饱和量）：早产儿和足月儿或肾功能减退、心肌炎患儿 0.02mg/kg；＜2 岁，0.03mg/kg；≥2 岁，0.04mg/kg。 洋地黄化：首次用洋地黄化量的 1/3～1/2，余量分 2～3次，每次间隔 6～8h

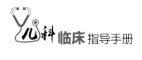

续表

药物	用法及剂量
肾上腺素能受体激动剂	
多巴胺	静脉持续滴注：$<5\mu g/(kg \cdot min)$，激动多巴胺受体，扩张肾血管。$5 \sim 10\mu g/(kg \cdot min)$，激动心脏 β_1 受体，正性肌力作用。$>10\mu g/(kg \cdot min)$，激动心脏 β_1 受体、外周血管 α 受体。最大剂量为 $20\mu g/(kg \cdot min)$
多巴酚丁胺	静脉持续滴注：$2.5 \sim 10.0\mu g/(kg \cdot min)$，持续用药时间不超过 7d
肾上腺素	心搏骤停：静脉推注每次 $0.01mg/kg$，$3 \sim 5min$ 后可重复应用 低心输出量：静脉持续滴注 $0.01 \sim 1.00\mu g/(kg \cdot min)$
去甲肾上腺素	静脉持续滴注：$0.05 \sim 0.30\mu g/(kg \cdot min)$，最大剂量为 $2.0\mu g/(kg \cdot min)$
异丙肾上腺素	静脉持续滴注：$0.01 \sim 0.05\mu g/(kg \cdot min)$
磷酸二酯酶抑制剂	
米力农	静脉负荷量：$25 \sim 75\mu g/kg$，静脉注射时间 $>10min$，继以 $0.25 \sim 1.00\mu g/(kg \cdot min)$ 静脉滴注维持，一般用药时间为 $7 \sim 10d$
钙增敏剂	
左西孟旦	静脉负荷量：$6 \sim 12\mu g/kg$，静脉注射时间 $>10min$，继以 $0.05 \sim 0.20\mu g/(kg \cdot min)$ 静脉滴注维持 24h。低血压时慎用负荷量

注：18 岁以下儿童用药的安全性和有效性尚不明确。

表 12－11－3　急性心力衰竭患儿常用利尿剂的用法及剂量

药物	用法及剂量
呋塞米	口服或静脉推注：每次 0.5～2.0mg/kg，q6～24h；最大剂量 6mg/(kg·d)。 静脉持续滴注：0.05～0.40mg/(kg·h)
布美他尼	口服或静脉推注：每次 0.01～0.02mg/kg，1～2 次/日，最大剂量为 5mg/d
托拉塞米	口服：0.2～0.8mg/(kg·d)，qd。 静脉推注：每次 1～2mg/kg，单次最大剂量不超过 20mg
氢氯噻嗪	口服：6 月龄至 2 岁 1～2mg/(kg·d)，1～2 次/日，最大剂量为 37.5mg/d。 >2 岁 1～2mg/(kg·d)，1～2 次/日，最大剂量为 100mg/d
螺内酯	口服：1～3mg/(kg·d)，2～4 次/日，最大剂量为 4～6mg/(kg·d)，总剂量不超过 100mg/d
托伐普坦	口服：0.02～0.76mg/(kg·d)，qd

注：6 月龄以下婴儿避免使用；儿童慎用，尽量选择口服用药；18 岁以下儿童用药的安全性和有效性尚不明确。

表 12－11－4　急性心力衰竭患儿常用血管扩张剂的
药理作用、用法及剂量

药物	药理作用	用法及剂量
硝酸甘油	扩张小静脉及小动脉，扩张小静脉作用强于小动脉	静脉持续滴注，从小剂量 0.05μg/(kg·min) 开始，常用 0.25～5.00μg/(kg·min)

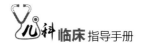

续表

药物	药理作用	用法及剂量
硝普钠	扩张小动脉及小静脉	静脉持续滴注，从小剂量 0.5μg/(kg·min) 开始，常用 2.0～4.0μg/(kg·min)，最大剂量 8.0μg/(kg·min)
酚妥拉明	扩张小动脉	静脉推注：0.5mg/kg，1～4 次/日，单次最大剂量为 10mg。静脉持续滴注：3～5μg/(kg·min)
哌唑嗪	扩张小动脉及小静脉	口服：每次 0.005～0.025mg/kg，q6～8h
奈西立肽	扩张动脉及静脉、利尿	2μg/kg 初始静脉推注，随后 0.005～0.040μg/(kg·min) 持续静脉滴注

注：18 岁以下儿童用药的安全性和有效性尚不明确。

表 12-11-5　急性心力衰竭患儿常用心肌能量代谢药物的用法及剂量

药物	用法及剂量
辅酶 Q10	口服：5～10mg/(kg·d)
左卡尼丁	口服或静脉滴注：50～100mg/(kg·d)
磷酸肌酸钠	静脉滴注：婴幼儿每次 0.5g，1～2 次/日；年长儿每次 1.0g，1～2 次/日
1,6-二磷酸果糖	静脉滴注：每次 50～150mg/kg，qd。口服：每次 0.5～1.0g，2～3 次/日

【参考文献】

[1] 封志纯，祝益民，肖昕. 实用儿童重症医学 [M]. 北京：人民卫生

出版社，2012.

[2] 中华医学会儿科学分会心血管学组，中国医师协会心血管内科医师
分会儿童心血管专业委员会，中华儿科杂志编辑委员会．儿童心力
衰竭诊断和治疗建议（2020 年修订版）[J]．中华儿科杂志，2021，
59（2）：84－94.

第十二节　儿童体外膜肺氧合

一、概述

体外膜肺氧合（extracorporeal membrane oxygenation，ECMO）作为一种可经皮置入的机械循环辅助技术，具有置入方便、不受地点限制，可同时提供双心室联合呼吸辅助和价格相对低廉等优点，近年来开始应用于常规生命支持无效的各种急性循环和（或）呼吸衰竭。

ECMO 技术根据血液回输的途径不同，主要分为静脉到静脉（veno－venous ECMO，VV－ECMO）和静脉到动脉（venous－arterial ECMO，VA－ECMO）两种形式，前者仅具有呼吸辅助作用，而后者同时具有循环辅助和呼吸辅助作用。

二、小儿呼吸 ECMO 支持（VV－ECMO）

（一）适应证

1. 持续 PaO_2/FiO_2 比值<60mmHg 或 OI>40，证明严重呼吸衰竭 [OI＝平均气道压力（cmH_2O）× FiO_2（％）/ PaO_2（mmHg）]。

2. 对常规机械通气无反应±其他形式的抢救治疗［如高频振荡通气（HFOV）、吸入一氧化氮、俯卧位］。

3. 呼吸机压力升高（如常规通气的平均气道压力＞20cmH₂O，或 HFOV 的平均气道压＞30cmH₂O，或医源性气压伤的证据）。

（二）其他考虑因素

1. 高碳酸呼吸衰竭：尽管进行了适当的呼吸机和患者管理，但严重、持续的呼吸性酸中毒（如 pH 值＜7.1）可能是 ECMO 的主要指征，或可能在缺氧和通气困难并存的患者中引发早期 ECMO。

2. 启动 ECMO 的速度：在没有能力进行快速 ECMO（＜30min)中心工作的临床医生应尽早准备，尤其是在病情迅速恶化的情况下。

3. 无禁忌证。

（三）禁忌证

1. 绝对禁忌证。

（1）致死性染色体异常（如 13－三体或 18－三体）。

（2）严重的神经损害（如颅内出血伴肿块效应）。

（3）肺浸润的异基因骨髓移植受者。

（4）不治之症。

2. 相对禁忌证。

（1）ECMO 前机械通气持续时间＞14d。

（2）最近的神经外科手术或颅内出血（在过去 1～7d 内，取决于神经外科建议）。

（3）既往慢性病，长期预后差。

3. 高危患儿。

（1）患有百日咳肺炎或播散性单纯疱疹的婴儿。

（2）巨细胞病毒感染。

（3）严重多器官衰竭。

（4）严重凝血功能障碍或血小板减少症。

（5）重复 ECMO：在相同条件下已经在 ECMO 运行中存活的患儿在后续运行中存在不良结果的高风险，后续 ECMO 运行的并发症发生率较高，长期神经发育结果和存活率可能较差。

三、儿童心力衰竭的 ECMO 支持（VA－ECMO）

（一）适应证

1. 围手术期心脏外科手术。

（1）在生理稳定性可能随着时间的推移而实现或早期手术修复可能取得成功的情况下，手术前心输出量不足的治疗。

（2）术后未能脱离体外循环或心输出量低。

（3）术后心律失常：法洛四联症伴交界性异位性心动过速，血流动力学受损，抗心律失常措施无效。

2. 其他病因引起的循环衰竭。

（1）心源性心力衰竭：心肌炎、心肌病、心搏骤停、心室功能不全、顽固性心动过速或心动过缓。

（2）肺动脉高压或肺栓塞。

（3）脓毒性休克或过敏性休克。

3. 心肺骤停：体外心肺复苏（extracorporeal cardiopulmonary resuscitation，ECPR）。

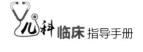

（二）禁忌证

1. 患者因素。

（1）长期心源性休克状态（超过 6h）。

（2）新生儿的相对早产或低出生体重（<34 周胎龄或出生体重<2.0kg），具有显著的并发症发病率和死亡率。

（3）极端早产或低出生体重（<32 周胎龄或出生体重<1.5kg）。

（4）严重染色体异常（如 13-三体或 18-三体）。

（5）不可逆性脑损伤或颅内出血（Ⅲ级或Ⅳ级脑室内出血）。

（6）无法控制的出血。

2. 程序因素：无法获得用于插管的血管或中央通路。

（三）特殊考虑

1. 主动脉瓣反流：VA-ECMO 血流导致左心室后负荷增加，甚至使主动脉瓣反流加重，可能需要左心减压。

2. 主动脉弓中断：在 ECMO 插管之前，需要仔细注意头和颈部血管的解剖结构（即主动脉弓中断的位置），以确保通过含氧 ECMO 流进行脑灌注。

3. 第 1 阶段姑息性手术：左心发育不全综合征第 1 阶段姑息性手术后的 ECMO 支持是新生儿最常见的术后 ECMO 指征。在第 1 阶段姑息性手术伴体肺分流的情况下，可能需要更高 ECMO 流量 [150~200mL/(kg·min)]。

4. 第 2 阶段和第 3 阶段姑息性手术：采用腔静脉肺动脉吻合术（Glenn 和 Fontan 循环）进行手术姑息治疗后的婴儿和儿童是一个复杂的生理群体，考虑到系统性静脉回流的分离，ECMO 的稳定支持可能难以建立。

四、ECMO 技术

（一）插管选择

ECMO 需要在无菌的手术室内建立，在大部分情况下，需要经胸入路进行操作。在紧急的情况下，甚至可以在复苏的同时在普通病房完成。在这个过程中，静脉插管放置于右心房的上游或直接放置在右心房，大部分情况下只需放置一根插管。动脉插管可置于体外循环后原升主动脉插管的位置，或者经右颈内动脉放置，并使血流沿主动脉弓的方向泵出。

除非术中撤停体外循环失败而需要行 ECMO 辅助，否则通常情况下，往往选择在右侧颈部进行操作。在紧急情况下，该入路可以使操作更快，由于创面更小，出血和感染并发症也更少。在手术室外紧急插管的指征包括新生儿持续性肺动脉高压，严重脓毒血症合并心肺功能衰竭。在这种情况下，静脉插管可以放置在右心房（最好放置在与下腔静脉的移行区），而动脉插管则通过颈内动脉放置在主动脉弓。通过临床、影像及超声心动图反复确认插管的位置，这一点极其重要。

（二）ECMO 的技术操作

理论上，ECMO 的流量可以定义为患者静息状态下的心输出量，由机器所代替，此数值与体表面积相关：新生儿为 $2.8L/m^2$，低龄儿童和成人为 $2.6\sim2.4L/m^2$（体重 $<10kg$ 的儿童也可以按 $130\sim150mL/kg$）。

ECMO 器官充分灌注标准见表 12-12-1。

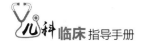

表 12-12-1　ECMO 器官充分灌注标准

指标	标准
灌注压力	新生儿平均动脉压约 40mmHg； 低龄儿童平均动脉压 45~50mmHg； 学龄儿童平均动脉压 55~60mmHg
尿量	>2mL/(kg·h)，如果尿量不足，则在体外循环中进行超滤
SvO_2	>60%（注意：房间隔缺损患者存在左向右分流，会导致数值虚高）
乳酸	<2mmol/L
外周微循环	良好
近红外光谱（NIRS）	良好
SaO_2	>95%，条件允许的情况下使 ECMO 中的吸氧浓度<40%
温度差（ΔT）	<4℃，最好为 2~3℃

注：ECMO：体外膜肺氧合；SvO_2：静脉血氧饱和度；SaO_2：动脉血氧饱和度。

（三）评估 ECMO 期间的肺功能和心输出量

利用超声心动图评估心功能，重点观察心脏在克服由离心泵所产生的后负荷时，主动脉瓣的开放情况。

（四）ECMO 期间的神经系统保护

即使使用 ECMO 的患儿最初处于深度镇静状态，神经系统的保护也尤其重要，因为这些患儿正是由于一些并发症而接受了 ECMO 治疗，而后者本身可能还会产生其他并发症。